Cortisol:
la hormona que lo cambia todo

MARTHA BOLÍVAR

Cortisol: la hormona que lo cambia todo

Grijalbo

Papel certificado por el Forest Stewardship Council®

FSC
www.fsc.org

MIXTO
Papel | Apoyando la
silvicultura responsable
FSC® C117695

Penguin
Random House
Grupo Editorial

Primera edición: mayo de 2025
Primera reimpresión: junio de 2025

Printed in Spain – Impreso en España

ISBN: 978-84-253-7061-8
Depósito legal: B-4.797-2025

Compuesto en M. I. Maquetación, S. L.

Impreso en Black Print CPI Ibérica, S. L.
Sant Andreu de la Barca (Barcelona)

GR 7 0 6 1 A

A Cala,
mi hogar, mi refugio, mi medicina

Índice

Introducción
«Oye, cortisol, tenemos que hablar»

Es verdad que has estado ahí en mis momentos de estrés más difíciles. Siempre que me meto en un lío, ahí apareces tú, cortisol, listo para la acción. Me hiciste correr muy rápido ese día que perdía mi vuelo a Mallorca, me permitiste coger veinte cosas con las manos y estirarme de piernas como nunca lo había hecho el día que se inundó el baño y me diste una fuerza descomunal cuando forcejeé con el ladrón que me quería robar en el metro. Recuperé el bolso, sí, ¡gracias, cortisol! Recuerdo, además, que después de ese chute de adrenalina se me quedó el cuerpo superrelajado y por la noche, después de una ducha calentita, dormí como nunca. ¡Ah!, ¿y qué me dices del día en que tenía que aquella presentación ante un público enorme? Sentía cómo el corazón se me salía del pecho y mi mente solo me decía: «¡Corre!». Fue ahí cuando pensé: «Cortisol, ¿de verdad eres mi amigo o me estás saboteando?». En fin, últimamente siento que te estás pasando de la raya. También es verdad que las cosas son cada vez más complicadas, la vida a veces me parece una montaña y yo ya no sé si tú me ayudas o me complicas más la vida. Te quedas demasiado tiempo haciendo de las tuyas y aunque intento dormir, no me dejas, te quedas revolucionado como una moto y yo también necesito descansar. Me estás haciendo comer más de la cuenta, se me acelera el corazón con facilidad y me noto muy cansado, pero luego no duermo bien. Tenemos que hablar y arreglar esto, por favor. Bueno, este sería un intento de hablar cara a cara con el cortisol antes de leer este libro, sin saber aún todo lo que esta hormona puede desencadenar en nuestro cuerpo. Quizá después de leerlo tengas el conocimiento, las herramientas y algún truco para que el cortisol siga haciendo su trabajo normal, el de defenderte, darte energía y tenerlo todo a punto para comenzar la jornada, y no que se quede día y noche, te inflame, te desequilibre todas las hormonas y te quite el sueño.

Al terminar este libro conocerás de cerca el cortisol, podrás cuestionarlo, reconocer sus desequilibrios y ayudarle a que recupere su rumbo en tu cuerpo. Tendrás ganas de iniciar un plan para ponerlo en su sitio. Porque, querido lector, aunque no hayas caído en la cuenta, el cortisol lleva tiempo haciendo de las suyas cada vez que el estrés hace su aparición y se queda mucho tiempo contigo. Quiero que comprendas que este compañero invisible afecta a todos los aspectos de nuestra salud: altera nuestras hormonas, nuestra digestión, cambia la microbiota, baja las defensas, cambia nuestra forma de comer, nos impide perder peso o no nos deja ganar músculo, influye en el crecimiento y caída del cabello, deteriora la calidad de la piel, roba nuestra energía, aumenta la grasa en el abdomen, nos altera el ciclo del sueño y muchas cosas más. Además, puede desencadenar enfermedades inflamatorias y autoinmunes así como otros problemas de salud que comienzan con la inflamación, un efecto muy asociado al cortisol.

Cuando hablo de estrés, no me refiero a momentos puntuales que transitamos incluso con emoción y motivación, como preparar una sorpresa, inaugurar un negocio o madrugar para un viaje. Estos pueden ser eventos estresantes pero positivos, y no afectan negativamente a la salud; al contrario, nos preparan para enfrentarnos a retos mayores. El estrés que nos enferma se relaciona con factores físicos, mentales, emocionales, socioeconómicos o ambientales que elevan los niveles de cortisol y adrenalina de modo constante, afectando a la salud y bienestar, ya que sostener durante mucho tiempo situaciones que generan malestar físico, mental y emocional nos pueden enfermar. ¿Por qué sucede esto? ¿Qué ocurre en nuestro cuerpo cuando nos estresamos durante mucho tiempo?

A lo largo de este libro podrás identificar las diferentes caras del estrés, descubrirás cuáles son los grandes estresores o las fuentes principales de estrés que afectan a tu vida, reconocerás sus efectos en tu cuerpo y aprenderás la manera de reducir su impacto en tu salud.

Eso sí, desde ya dejo claro que sin cortisol no estaríamos aquí, y que en el equilibrio está la clave. Como en todo lo relacionado con la salud, la palabra mágica es «equilibrio». No se trata de eliminar esta hormona ni de intentar controlar todo lo que hace nuestro cuerpo, porque su función es esencial para la supervivencia. Lo que sí podemos controlar, y ahí está nuestra responsabilidad, es lo que hacemos todos los días: nuestros hábitos, las decisiones que tomamos y cómo respondemos al estrés.

Sin embargo, tampoco podemos ignorar que nuestro bienestar no depende únicamente de lo que hacemos en el plano individual. El entorno en el que vivimos, las políticas de salud pública, las condiciones laborales, el impacto de las redes sociales, los cambios medioambientales, la cultura del «estar siempre activos» y compitiendo son, entre otros, factores que afectan a nuestros niveles de estrés y, por ende, al equilibrio hormonal. A pesar de ello, lo que está directamente bajo nuestro control es nuestra forma de vivir cada día. Por eso, aunque no podamos cambiar el mundo de la noche a la mañana, sí podemos elegir cuidar nuestros ritmos circadianos, nuestra alimentación, nuestro descanso, y trabajar cada uno en nuestro propio proceso de salud emocional, pues muchas veces es el estrés emocional crónico el que tiene a nuestro sistema nervioso en jaque constante.

Soy nutricionista y psiconeuroinmunóloga, y después de visitar a cientos de pacientes, y con mi propia experiencia, he podido comprobar que el estrés es la causa primaria, por encima incluso de la alimentación, de muchos problemas de salud. De hecho, seguimos poniendo tanto énfasis en la alimentación que muchas personas concentran todo su esfuerzo en ese único aspecto: cambian constantemente lo que comen, prueban dietas nuevas cada poco tiempo y siguen las últimas tendencias según el *influencer* de turno con la esperanza de sentirse mejor (por dentro y por fuera). Con todo, no siempre logran los resultados esperados, porque no son conscientes de algo fundamental: comemos según nuestro estado de ánimo, el estado de nuestras hormonas y las condiciones del entorno, y todos estos factores están directamente relacionados con el estrés.

Este es uno de los grandes motivos por los que escribo este libro. Me di cuenta de que las personas saben qué es comer sano, conocen la importancia del sueño y el descanso, y se proponen hacer ejercicio porque saben que todo esto es la base para una buena salud. Sin embargo, cada día más personas acuden a mi consulta por problemas digestivos, sobrepeso, cansancio, dolor crónico, autoinmunidad, inflamación, insomnio, migrañas, infertilidad y síntomas de neuroinflamación. Por todo ello, he comprendido que un sistema nervioso alterado no puede enviar las señales correctas y necesarias al cerebro para equilibrar y mantener un organismo sano. Y detrás de esa alteración hay un protagonista claro: el cortisol, la famosa hormona del estrés. ¿Qué es el cortisol? ¿Qué hace en tu cuerpo, cómo afecta a cada parte de tu organismo, cómo reconocerlo y qué consecuencias tiene a largo plazo? ¿Cómo puedes modularlo, qué alimentos, hábitos, rutinas y suplementos te ayudarán a mejorar? Todas estas respuestas las irás encontrando en este libro. Es hora de comenzar a crear los mensajes correctos para que tu cerebro entienda que no estás en peligro real. Cuando vivimos estresados, nuestro sistema nervioso está alterado y lo percibimos todo como una amenaza mayor. No es que lo que nos pasa no sea importante, son válidas cualquiera de las situaciones de vida de cada uno de nosotros, y hay situaciones y estados emocionales muy difíciles que necesitan otro tipo de intervenciones y, por suerte, contamos con profesionales de la salud mental que nos pueden ayudar.

Aun así, entender cómo funciona tu cuerpo y proporcionarle los mínimos de materia prima que necesita para hacerlo bien posiblemente haga que tu organismo, tu cuerpo y tu mente funcionen mejor, respondan al estrés y puedas prevenir los efectos del estrés crónico en tu salud general.

Basta de gastar energía, esfuerzo y dinero, y de exponer tu cuerpo a fármacos para tratar de controlar síntomas que, en realidad, son la consecuencia de un sistema nervioso desregulado por el estrés. No tienes por qué vivir en un estado de agotamiento constante, tomando una cosa para cada síntoma y haciendo dietas innecesarias. A lo largo de este libro, entenderás que tus esfuerzos deben estar orientados a vivir de nuevo como un ser humano que necesita antes que nada lo más básico: luz, movimiento, aire, oxígeno, alimentos nutritivos, sueño reparador y, sobre todo, descanso y buenas relaciones afectivas y con él. *Cortisol: la hormona que lo cambia todo* es mi contribución a un entendimiento de la salud mucho más amplio, profundo y compasivo contigo mismo, con los demás y con tu entorno.

Este libro tiene como objetivo informar y educar sobre los efectos del cortisol en el cuerpo y ofrecer consejos basados en evidencia científica para mejorar la salud y el bienestar. No soy psicóloga ni profesional de la salud mental. La información presentada aquí no sustituye el asesoramiento, diagnóstico o tratamiento médico profesional. Siempre se recomienda consultar a un especialista antes de realizar cambios significativos en el estilo de vida o en la gestión del estrés, más aún si tienes un diagnóstico de cualquier trastorno relacionado con la salud mental. Mi intención es proporcionar herramientas prácticas respaldadas por la ciencia y compartir mi propia experiencia tanto personal como profesional a través de diferentes testimonios para ayudarte a comprender mejor tu cuerpo y adoptar hábitos que promuevan un mayor equilibrio y bienestar.

PRIMERA PARTE

Entendiendo el cortisol

1

«Cortisol, ¿quién eres y qué le haces a mi organismo?»

Entender el cuerpo humano me ha generado fascinación desde niña. La salud es mi vocación y por eso escogí estudiar la carrera de Nutrición en los años noventa. Veinte años después, descubrí la psiconeuroinmunología (PNIE) y esto me abrió un universo de conocimiento sobre el funcionamiento de nuestro cuerpo y su interacción con la mente. Evidentemente, como nutricionista, mi enfoque inicial siempre fue la alimentación. Durante años estuve convencida de que si una persona cambiaba su dieta, todo mejoraría. Y aunque no cabe duda de que lo que comemos es fundamental para nuestra salud, con el tiempo me di cuenta de que algo no cuadraba. Muchas veces, a pesar de mejorar la dieta, los desequilibrios seguían presentes. ¿Qué estaba fallando?

Gracias a esta nueva visión que me aportó la PNIE comencé a ser consciente de otra realidad: la alimentación no era el único factor responsable de los problemas de salud de mis pacientes. En cada consulta, al profundizar no solo en los síntomas sino en el contexto de vida en el que estos surgieron, me percaté de que el estrés era el denominador común. Además, observé repetidamente que algunas personas, a pesar de mejorar sus síntomas digestivos con tratamientos basados en dietas y suplementos, seguían experimentando malestar. Esto ocurría incluso cuando sus órganos, su función digestiva y su microbiota estaban en equilibrio. La razón era clara: el estrés seguía presente, interfiriendo en el adecuado funcionamiento de su sistema digestivo por el desequilibrio en otro eje llamado intestino-cerebro, del cual hablaré más adelante.

A lo largo de este libro, quiero llevarte a entender por qué el estrés tiene un impacto tan profundo en nuestra salud y, para ello, primero debemos conocer al protagonista de esta historia: **el cortisol**. Descubramos qué es, de dónde sale y qué papel juega en nuestro cuerpo. Este conocimiento es clave para entender cómo afecta a nuestra salud y de qué forma podemos empezar a reducir sus efectos mientras mejoramos nuestras condiciones de vida, sanamos nuestras heridas emocionales y nos entrenamos para vivir de una manera menos acelerada.

¿Por qué es importante el cortisol?

Imagina que estás durmiendo en una cueva y escuchas un ruido de ramas que se rompen; después oyes un rugido y pasos que se acercan. En ese instante, tu cuerpo libera cortisol y catecolaminas para ponerte a salvo: tu corazón late con más fuerza, y te puedes preparar sin pensarlo para huir o para luchar. El cortisol facilita que haya más glucosa o energía disponible para los músculos y te ayuda a estar más alerta. Digamos que todos nuestros sentidos se aguzan; oído, vista, olfato están en niveles máximos de alerta. Nuestros antepasados no habrían podido reaccionar con la rapidez necesaria ante amenazas como depredadores o desastres naturales de no ser por las hormonas del estrés. Y este mecanismo no ha cambiado, y sin el cortisol y la adrenalina simplemente te quedas paralizado y no puedes escapar o defenderte. Imagina ahora que, en mitad de la noche, la tierra comienza a temblar y escuchas un estruendo. No hay tiempo para pensar con calma; tu cuerpo se activa de inmediato para sobrevivir, aumenta la frecuencia cardiaca (palpitaciones o taquicardias) y los pulmones se llenan de oxígeno, todo el cuerpo está listo para ayudarte a escapar o protegerte. Incluso si tuvieras una pierna rota, la descarga de adrenalina y cortisol podría darte la fuerza necesaria para correr o buscar refugio, demostrando así la increíble capacidad de supervivencia que nuestro cuerpo pone en marcha ante una amenaza inmediata. En la prehistoria, el cortisol fue la hormona que ayudó a la especie humana a sobrevivir frente a posibles amenazas, y gracias a esta respuesta perfecta, seguimos aquí.

En nuestra época, el estrés se activa ante situaciones que, aunque menos extremas o catastróficas, pueden ser percibidas por nuestro cerebro como altamente estresantes. Esto desata la misma respuesta que si estuviéramos en peligro inminente. Por ejemplo, tu cuerpo puede producir cortisol si recibes un correo urgente a última hora pidiendo un informe extra para una reunión importante, si pierdes el autobús y temes llegar tarde a una cita médica crucial, o si justo antes de salir de casa notas que tu hijo tiene fiebre. Aunque estas situaciones no sean realmente una amenaza física, el cerebro responde a la percepción del estrés, y su intensidad depende de cómo interpretemos lo que está sucediendo, cada uno de una forma diferente.

No todas las personas reaccionan igual ante los mismos eventos. Dos individuos pueden enfrentarse a una misma situación cotidiana, como un plato que se cae al suelo: uno podría sobresaltarse y reaccionar con estrés, gritar y enfadarse, incluso con agresividad, mientras que el otro puede reaccionar simplemente tomando aire y recogiendo y limpiando los restos con calma. ¿Qué determina estas diferencias? Una de las claves está en nuestros pensamientos y en cómo interpretamos las circunstancias. Cada persona es única, con una historia de vida que moldea su forma de pensar. Quienes tienden a interpretar las situaciones con mayor negatividad, basándose en experiencias previas, suelen liberar más cortisol. Esto nos da una pista importante para regular el estrés: el hábito de rumiar constantemente un problema o repetir pensamientos negativos en bucle no solo prolonga la sensación de estrés, sino que también mantiene altos los niveles de cortisol de manera innecesaria. No es fácil cambiar el foco de nuestros pensamientos en momentos difíciles, y es inútil forzarnos a hacerlo; pero ser conscientes de que no podemos sostener situaciones así durante mucho tiempo sin sufrir las consecuencias es importante porque, quizá, el mero hecho de darnos cuenta nos impulsaría a buscar ayuda y apoyo antes de normalizar este estado de alerta y de aguantar el sufrimiento en soledad a costa de nuestra propia salud.

A veces tardamos mucho en advertir que nos sentimos así desde hace más tiempo del que pensamos. Durante años estuve normalizando sensaciones, pensamientos y estados emocionales fruto de las experiencias traumáticas y estresantes que viví en la infancia, y pensé que vivir así era lo normal, que tenía que seguir adelante a pesar del cansancio, los síntomas digestivos, los desequilibrios hormonales y teniendo la cabeza a mil por hora de día y de noche. Pensé que mi lectura de la vida era la de todos los demás y aunque tuve la suerte de no aceptar ninguna medicación, viví en el infortunio de lidiar con el estrés crónico y los pensamientos negativos durante muchos años. Pensaba continuamente que algo malo iba a suceder, no podía disfrutar de lo bueno o positivo que me pasaba porque automáticamente me decía que algo malo estaba al caer. Me repetía a mí misma que si me reía, al día siguiente lloraría más. Pensaba que la vida era fácil y que todos lo hacían mejor que yo, que era yo la que no llegaba, no era suficiente ni estaba a la altura, y así diariamente, vivía en un estado de alerta y supervivencia que hizo que comenzara a hacer un sobreesfuerzo enorme por sostenerme a mí misma, un grado de autoexigencia, necesidad de control y autosabotaje increíble que me impedía poner ningún límite, ni en el trabajo ni en las relaciones (cuando estamos así, familia, parejas o jefes se aprovechan de nuestra autoexigencia), de modo que, poco a poco, todo esto fue drenando mi energía para finalmente empezar un camino de desequilibrios varios comenzando por el sistema digestivo y acabando con un importante proceso inflamatorio.

Bueno, esto no es más que un pequeño resumen de cómo lo viví, e iré contando más detalles sobre mi caso y los de muchas personas que he tenido la gran suerte de conocer y acompañar en la consulta.

Ojalá me hubiera dado cuenta antes de que necesitaba ayuda, de que con un poco más de apoyo (me costaba mucho acudir a los demás) sería capaz de ocuparme del problema, en lugar de preocuparme día y noche, abordar la situación de alguna manera o, como mínimo, poderla compartir con alguien y sentirme sostenida. En cambio, lo que hice fue trabajar mucho día y noche y dar vueltas a las cosas, desesperarme en plena madrugada por no dormir y comenzar un día más con sensación de agotamiento máximo. Imagina así días, semanas, meses, años. No puedo decir que ahora soy una persona en equilibrio y que ya no tengo ningún problema de salud, que vivo en el presente, que el estrés ya no me afecta y que no tengo problemas de sueño. ¡Qué va! La vida sigue y, como decía una exsuegra, «cada día trae su afán». Pero sí puedo decir que, gracias a un buen proceso de autoentendimiento (compuesto de muchos elementos, algunos saldrán más adelante), apoyo psicoterapéutico y conocimiento del cuerpo y su biología, pude iniciar un plan de autocuidado que me aporta las condiciones mínimas que necesito como ser humano físico y biológico que soy, y las necesidades emocionales básicas después de tejer mi red y nueva familia con otras personas que me han acogido, querido, sostenido y apoyado; y sobre todo gracias a la llegada de mi hija Cala.

No me di cuenta de en qué momento me enrollé con mi historia. Espero que si en algún punto te identificas con lo que digo, te sientas comprendido. Pero ahora sigamos con esta primera parte, donde estamos viendo la explicación técnica del estrés y cómo actúa el cortisol.

Decíamos que nuestro cerebro no puede identificar entre una amenaza u otra. Así que escuchar una fiera, experimentar un temblor de tierra y llegar tarde a una cita pueden sonar igual en tu cabeza, y esto hará que el cortisol y otras hormonas del estrés se liberen, aunque en diferentes cantidades. Recuerda que en situaciones así liberar cortisol ¡no es malo!, todo lo contrario. Habrás notado que cuando estás estresado te pones las pilas y acabas todo más rápido, que puedes ser aún más ágil y llegar a la hora, coger varias cosas a la vez mientras hablas por teléfono, o escribir un mensaje a la canguro y resolver otras cuatro cosas al mismo tiempo. En definitiva, cuando sube el cortisol puntualmente, eres más ágil y la mente está más alerta.

Esto se conoce como la hormesis del estrés, un concepto que viene a decir que pequeñas dosis de estrés pueden ser beneficiosas para el cuerpo y la mente, ayudando a fortalecer nuestra capacidad de adaptación y resiliencia. Sin estas dosis, la vida sería muy aburrida y posiblemente caeríamos en un estado de desmotivación y apatía. ¿Te imaginas que en tu vida no pasara nada que te hiciera espabilar un poco? ¡Qué aburrimiento! Esto se llama estrés agudo, y es normal que lo sintamos todos, pero no es bueno aislarnos en el confort sin sentir un poco la incomodidad del frío, de pasar horas sin comer, de evitar a toda costa una conversación o resolver un pequeño conflicto. Enfrentarnos a todo esto de forma puntual es sano y fortalece nuestros mecanismos de defensa, al igual que aislarnos no ayuda al sistema inmunitario, sino que lo debilita. Obviamente, no me refiero a estar enfermo y debilitado y entrar en una guardería; esto sería lo mismo que sufrir estrés crónico y exponerte al frío extremo y después correr una maratón. No tiene sentido que si el cuerpo y la mente ya están en el límite busquemos más estresores, sino todo lo contrario: cuanto más tiempo en situación de estrés hayamos experimentado, a menos nuevos estresores debemos exponernos.

Pero estamos hablando del estrés agudo y de que no todo el cortisol es malo. De hecho, someter al cuerpo a un poco de estrés con actividades como el ejercicio físico, la exposición al frío o al calor, hablar en público, el ayuno intermitente, tener conversaciones difíciles, entre otras, nos ayuda a activar mecanismos de **reparación y adaptación** que nos hacen más resistentes a niveles de estrés más grandes sin dejarnos la salud por el camino. Incomodarnos un poco es saludable y necesario para conseguir más salud. En cambio, vivir con el aire a tope en verano, poner al máximo la calefacción en invierno, salir exageradamente abrigados o comer a todas horas sin permitirnos sentir hambre real son hábitos que desequilibran el eje **hipotálamo-hipófisis-adrenal** (HHA) y que nos desadaptan. Podría decir que tenemos una mezcla de múltiples factores estresantes internos y externos que nos afectan, pero al mismo tiempo estamos viviendo un proceso de desadaptación que nos dificulta la gestión del estrés. Me explico. Por un lado, la vida es difícil y compleja, pero, por otro lado, nuestra capacidad de respuesta es cada día peor.

El acceso a la comida (mala) está al alcance de nuestra mano, dormimos muy cómodos y nos sentamos en superficies blandas y gustosas, usamos el ascensor y las escaleras mecánicas, y nos refugiamos en el móvil si nos aburrimos. Pero, cuando se vive así, sin aparentes incomodidades, nos es mucho más difícil enfrentarnos a nuevos retos. Por eso, cuando hemos de pasar más horas sin comer, baja la temperatura y no estamos preparados, tenemos que correr para que no se nos escape el autobús o se nos olvida el móvil en casa, lo pasamos fatal. Entonces al cortisol le decimos ¡sí! en su justa medida y ¡no! si se quiere quedar mucho tiempo (y menos, de por vida). El cortisol nos ayuda a enfrentarnos a la vida y nos hace más fuertes, pero intentar que no se mantenga elevado de forma crónica es el objetivo de este libro pues, como verás más adelante, es esto lo que nos enferma.

Cortisol, sistema nervioso simpático y parasimpático

El cortisol, conocido también como la «hormona del estrés», es fundamental para activar una parte de nuestro sistema nervioso llamada **sistema nervioso simpático** (SNS). Este se encarga de preparar el cuerpo ante situaciones amenazantes y desafiantes. Sin la colaboración entre el cortisol y el SNS, no podríamos responder de manera efectiva a estas situaciones, y esto es incompatible con la supervivencia.

Cuando nos enfrentamos a una situación de estrés, comienza una reacción en cadena a través del **eje hipotálamo-hipófisis-adrenal** (HHA). Se llama eje porque las tres estructuras están conectadas y trabajan en equipo en forma de reacciones encadenadas, como un efecto dominó. El hipotálamo, una parte del cerebro, libera una hormona llamada hormona liberadora de corticotropina (CRH). Esta estimula a la hipófisis, que produce y libera otra hormona conocida como hormona adrenocorticotropa (ACTH) que finalmente envía una señal a las glándulas suprarrenales para que liberen el famoso cortisol en el torrente sanguíneo. Al mismo tiempo, el hipotálamo también activa el SNS, preparando al cuerpo para una respuesta conocida como «lucha o huida».

Este proceso ocurre gracias a la liberación de unas sustancias que habrás oído nombrar muchas veces, la **adrenalina** y la **noradrenalina**, que también reciben el nombre de **catecolaminas**, y son responsables de aumentar la frecuencia cardiaca, elevar la presión arterial y liberar glucosa o azúcar en la sangre, proporcionando al cuerpo la energía necesaria para reaccionar rápidamente.

Imaginemos que la alarma se enciende cuando el cerebro detecta un incendio, y el cortisol y las catecolaminas son un equipo de bomberos que acuden al lugar del fuego, lo extinguen y luego avisan que el peligro ha terminado para que la alarma se apague. Una vez que se recibe esta señal, se activa el **sistema nervioso parasimpático** (SNP), experto en aportarnos relajación y en ayudarnos a regenerar después del desgaste. Así como podemos mantener encendido y alerta el SNS si seguimos sintiendo miedo, preocupación, pensamientos negativos y respirando mal, el SNP lo podemos activar haciendo lo contrario: respirando profundo y despacio, poniendo el foco mental en otra cosa, escuchando música relajante, moviéndonos o tomando una infusión que desprenda aromas cítricos. Tengo que insistir en que estas recomendaciones generales están destinadas a activar mecanismos contrarios a los del cortisol, pero que en ningún caso pretenden ser la solución a estados de ansiedad, depresión y mucho menos trastornos psiquiátricos.

Lo ideal sería vivir en un mundo libre de amenazas, pero esto no es ni de lejos posible. El mundo no es un lugar seguro, lo sabían nuestros ancestros y lo seguimos comprobando. Lo que han cambiado son las amenazas. Ahora los tigres que nos persiguen son otros y dependen de muchísimos factores.

Yo nací en un país donde ver todo el día en la tele explotar bombas y gente caminando con una sola pierna era lo normal, donde no se podía ir en coche de una ciudad a otra sin miedo a ser secuestrado, donde salir a la calle por la noche, y más siendo mujer, era una amenaza de violación o muerte. Y vivía en un hogar en el que no sabía qué me iba a encontrar al volver a casa. Mis leones y tigres eran la inestabilidad, la incertidumbre y las necesidades básicas no cubiertas. Otras personas seguramente han vivido, y siguen viviendo, situaciones mucho peores, y habrá otras cuyos tigres y leones son un jefe machacón, un hijo que da problemas, la búsqueda de casa, un trabajo digno sin frutos, una separación conflictiva o un diagnóstico que les ha quitado la tranquilidad y el sueño. En fin, que todo tipo de estrés es válido, y todos los tigres y leones, tengan la cara que tengan, desencadenan la misma respuesta. Lo que cambia es cómo salimos de esa situación, y a eso se le llama la gestión del estrés.

La famosa gestión del estrés

La necesidad de gestionar el estrés es algo que repetimos mucho pero comprendemos poco. ¿Qué significa gestionar el estrés? Este consejo, rápido y carente de profundidad, aparece en la mayor parte de los posts, artículos, folletos y recomendaciones, pero qué difícil es llevarlo a cabo en un mundo que ya es de por sí estresante y en una vida que para muchos resulta amenazante. Escucho muchas historias de vida todos los días y conozco de cerca el sufrimiento. Podemos encontrarnos con problemas económicos, de vivienda, de pareja, familiares (con unos padres enfermos que se hacen mayores o con hijos adolescentes), la crianza, la soledad, el desamor, la enfermedad y el miedo al futuro por la inestabilidad laboral. En medio de situaciones así no es nada fácil gestionar el estrés. Pero, además, existe una condición que puede causar niveles de cortisol constantemente elevados y que la sufren la mayor parte de las personas que vienen a la consulta: **la autoexigencia, la necesidad de control y el miedo a no hacer y ser suficientes.** Como te conté antes, este fue mi caso, vivir una vida estresante y acabar siendo yo misma mi fuente de estrés mayor: mi propio tigre y león. Esto me genera mucha inquietud, porque muchas personas, a pesar de no tener problemas «graves reales», son una amenaza para ellas mismas por la extrema necesidad de control, perfeccionismo y autoexigencia en todos los aspectos de su vida.

Estas maneras de pensar y actuar están influenciadas por múltiples factores, algunos de ellos profundamente arraigados en nuestra historia personal, en la cultura en la que crecimos y en experiencias pasadas y presentes que moldean nuestra percepción del mundo. Muchos de estos factores pueden ser difíciles de identificar y controlar, pues responden a patrones automáticos que se han desarrollado a lo largo de los años. Cada uno de nosotros ha construido su forma de interpretar la realidad basándose en vivencias únicas, aprendizajes inconscientes y respuestas emocionales que, en muchas ocasiones, operan sin que nos demos cuenta.

Sin duda, todo esto es complejo y no existe una solución mágica que nos transforme de la noche a la mañana. Ojalá fuera tan sencillo como tomar una respiración profunda para resolver el impacto del estrés crónico, los traumas emocionales o los hábitos de pensamiento que nos limitan. Sin embargo, lo que sí es una gran noticia es que nuestro cerebro tiene la capacidad de adaptarse, cambiar y aprender nuevas formas de responder ante las situaciones. Este proceso es posible gracias a una extraordinaria habilidad que posee el sistema nervioso llamada **neuroplasticidad**, que es la capacidad de nuestro cerebro de moldearse, de construir nuevos caminos o carreteras por donde transita la información, y cuando se crea un nuevo camino, siempre es posible ver otro panorama.

Desaprovechar esta oportunidad de ver otro paisaje un poco más verde y luminoso, aunque hayas hecho los kilómetros anteriores en medio de un camino árido, estéril y oscuro, es absurdo. Podemos cambiar esto y te iré contando los recursos de los que disponemos para ello. Pero primero hemos de ver quién viene a defendernos después de que se activa el SNP en una situación de estrés, porque, querido amigo, en el cuerpo no hay sustancia que se eleve sin que haya otra que la intente bajar; esa es otra magia de nuestra naturaleza.

Una clave contra el estrés reside en la activación del SNP, que nos permite reducir la producción de cortisol, disminuir la frecuencia cardiaca y mejorar la digestión, el sueño y la recuperación del organismo. Entre las estrategias más efectivas para estimular el SNP a largo plazo, se encuentran la práctica de la gratitud, la conexión con la naturaleza, el contacto físico afectivo y la exposición a estímulos placenteros. Al entrenarnos en estas técnicas, podemos equilibrar nuestra respuesta al estrés y fomentar un estado de bienestar que, como mínimo, nos permita no cronificar el estrés.

Existe una estructura fundamental que transmite la información del SNP o sistema de la relajación: **el nervio vago**. Curiosamente, este nervio comienza en la base del cráneo y se extiende de arriba abajo, atravesando y conectando diversos órganos, como el corazón, los pulmones y todo el sistema digestivo. Su función es clave para regular muchas de las respuestas automáticas del organismo, promoviendo la relajación, la regeneración y el equilibrio interno. Más adelante dedico un capítulo a este nervio como gran aliado de la salud física y mental, ya que conecta el eje intestino-cerebro. Gracias a él, podemos tener una digestión correcta y agradable. En cambio, si comes estresado, habrás notado que todo te sienta mal, la barriga se hincha, la comida te repite, tienes dolor, inflamación y después diarrea o estreñimiento. De momento, sigamos conociendo de cerca el cortisol.

Dónde se fabrica el cortisol

Las glándulas suprarrenales (también llamadas adrenales) se ubican justo encima de los riñones. Estas glándulas fabrican cortisol y también hormonas sexuales, y ¿sabes qué materia prima utilizan para hacerlo? ¡El colesterol! Así que desde ya te aviso que tener buenos niveles de colesterol y comer alimentos con colesterol es clave para poder tener un equilibrio nervioso y hormonal. En este punto espero que se haya entendido bien que el cortisol no va por libre, actuando solo, sino que depende del eje HHA para su regulación. Cuando nos enfrentamos a una situación de estrés, los tres elementos que componen este eje se ponen de acuerdo y deciden la liberación de cortisol desde las adrenales para ayudar al cuerpo a adaptarse a la situación; de la misma manera, se ponen de acuerdo para frenar esta respuesta al estrés cuando la amenaza ha desaparecido.

Pero el eje HHA no solo regula el cortisol como hormona de respuesta al estrés, también controla otros procesos importantes como el metabolismo, el sistema inmunitario y los ciclos de sueño-vigilia. ¡Casi nada! Ahora ya puedes hacerte una idea de qué pasa cuando se desequilibra este importante eje, ¿verdad? En el capítulo sobre el estrés crónico te explicaré por qué las bajadas de defensas, tener anginas de repetición, contagiarse de virus continuamente, tener herpes con frecuencia, sufrir cándida u hongos vaginales o en los pies con facilidad, tener infecciones urinarias muy seguidas, dormir mal, aumentar de peso o padecer problemas de tiroides son motivos de consulta muy frecuentes, y en todos los casos tenemos niveles altos de estrés crónico de fondo.

Después de explicarte estas partes del cuerpo, mecanismos y palabras extrañas y científicas, lo importante hasta aquí es entender que nuestro cerebro se activa cuando percibe una amenaza, genera una respuesta y pasa a un estado de alarma en el que el cortisol y las catecolaminas tienen que actuar para ayudarnos a resolver el problema, y cuando la situación de estrés se calma, él mismo crea una señal para que la alarma se apague y el eje se desactive. La señal de «apagar la alarma» y relajarse es algo que el cerebro detecta basándose en nuestro comportamiento, sensaciones, postura, pensamientos, movimientos y respiración, y para este estado se necesita la acción del nervio vago.

Esto significa que podemos generar señales tanto de alerta como de calma. Qué buena noticia que podamos enviar señales de calma al cerebro y así mejorar nuestra respuesta y gestión del estrés, ¿verdad? Esto se puede conseguir con movimiento, cambiando los pensamientos y mejorando nuestra postura y nuestra respiración. Es bueno saber que contamos con este superpoder, aunque evidentemente a veces no podamos ponerlo en práctica. Si estamos en una situación extrema y de peligro, es normal que no podamos controlar la respiración, pensar, ni tomar decisiones; pero cuando la situación de estrés se calma, sí deberíamos poder hacerlo.

Ahora imagina que te están persiguiendo y, sin pensarlo, corres con todas tus fuerzas, pero cuando la amenaza desaparece, en lugar de detenerte y respirar, sigues corriendo sin parar. Este comportamiento envía una señal errónea a tu cerebro, indicando que el peligro aún persiste. Peor aún, a veces nos descubrimos pensando en una situación que ni siquiera ha ocurrido, nos anticipamos con la preocupación por algo que muchas veces nunca llega a suceder, ponemos cara de tristes o preocupados, fruncimos el ceño y bajamos la mirada, nos encorvamos y cerramos el pecho y los hombros; y así es como creamos una señal para el cerebro que dice que, efectivamente, algo malo va a ocurrir. Así es como el cuerpo y la mente crean una señal de alerta sin que nada malo esté pasando. El cerebro no diferencia un hecho real de algo que te estás imaginando; y como resultado, tu eje que regula el cortisol sigue funcionando a toda máquina, liberándolo junto con catecolaminas de manera innecesaria. Para el cerebro, lo que importa es lo que percibe: no distingue si corres porque realmente estás en peligro o porque simplemente crees que así es, no sabe si estás pensando en bucle en que mañana te va a ir fatal en un examen o si de verdad fue así. Nuestra mente es muy eficaz, pero desperdiciamos su potencial construyendo mensajes que no favorecen la salud; sin darnos cuenta, estamos creando señales que nos inflaman a través del cortisol.

Aquí es donde radica nuestra capacidad para gestionar el estrés: en enseñar a nuestro cerebro a construir salud. No reaccionar con miedo cuando no hay un motivo real suena sencillo, pero no lo es. Esta capacidad requiere tiempo, práctica y herramientas específicas. Por eso existen la psicología y diversas técnicas y terapias enfocadas en calmar la mente, y por eso se habla cada día más del estrés y de nuevas formas para manejarlo. Por suerte hay muchos autores, divulgadores, profesores, terapeutas y otros profesionales dedicados a reforzar este tema, y está bien que explores, pruebes y elijas lo que mejor encaje contigo para entrenarte en la gestión del estrés. Pero sigamos aprendiendo sobre el sistema nervioso. Para facilitar más su comprensión, aquí tienes un resumen de las funciones del cortisol, de nuestro sistema de alerta (SNS) y del sistema de relajación (SNP); así sabrás diferenciar en tu día a día cómo te sientes, qué está percibiendo tu cerebro y cómo se refleja en tu cuerpo.

Efectos	Cortisol y sistema nervioso simpático	Sistema nervioso parasimpático
Cuándo se activa	En situaciones de estrés, peligro o esfuerzo físico intenso.	En estados de calma, digestión y recuperación.
Función principal	Enciende la alarma. Activación y respuesta al estrés («lucha o huida»).	Apaga la alarma. Relajación y recuperación («descanso y digestión»).
Respuesta al estrés	Aumenta la alerta y prepara el cuerpo para la acción.	Reduce el estado de alerta y promueve la recuperación.
Efecto en el corazón y en la respiración	Incrementa el ritmo cardiaco. Pulso rápido. Respiración acelerada.	Disminuye el ritmo cardiaco. Pulso tranquilo. Respiración calmada.
Efecto en la digestión	Bloquea la digestión.	Estimula la digestión.
Efecto en las pupilas y en la boca	Las pupilas se dilatan, aumentando la visión. La salivación disminuye (boca seca).	Las pupilas se contraen y podemos enfocar detalles. La salivación aumenta (podemos digerir).

Efectos iniciales del cortisol

El cortisol es una hormona circadiana que sube y baja durante el día de forma natural. Tenemos un pico de cortisol al despertar, necesario para arrancar el motor, y esta subida sucede gracias a la luz del sol. Por ese motivo, siempre que escuches o leas sobre el estrés, te encontrarás con consejos sobre regular o respetar los ritmos circadianos. El cortisol alcanza su pico más alto sobre las ocho de la mañana, con el amanecer, y el pico más bajo al caer la noche, en la oscuridad. Otra cosa es que el cortisol puede aumentar en momentos puntuales cuando nos estresamos. Si hay estrés agudo y el cortisol sube, se bloquean partes esenciales del cerebro, como **el lóbulo prefrontal** (encargado de la toma de decisiones racionales), y se puede activar de forma exagerada **la amígdala** (relacionada con la respuesta emocional y el miedo). Qué otra cosa vamos a sentir delante del tigre y el león: ¡miedo! Y menos mal. Esto provoca reacciones más impulsivas, ansiedad y dificultad para concentrarse, totalmente necesarias en un momento de estrés que ponga en riesgo la supervivencia. Pero, por desgracia, nos sentimos así más de lo que nos gustaría. Muchas personas vienen a la consulta agobiadas porque les cuesta concentrarse, se sienten muy nerviosos, tienen ataques de ansiedad y saltan irritables con facilidad. Cuando estamos bajo los efectos del cortisol, no es bueno tomar decisiones ni tener conversaciones importantes; en momentos así, que requieren un cerebro en calma, es esencial que tengas en cuenta algunas herramientas para bajar el cortisol y para activar el nervio vago y todo el sistema parasimpático. Iremos viendo a lo largo del libro que podemos hacerlo, pero en este punto lo que quiero es que comiences a conocer tu cuerpo, a reconocer en qué punto estás, a buscar apoyo si sientes que lo necesitas, a no juzgarte y mucho menos normalizar estas sensaciones. Poco a poco comprenderás que muchos de estos síntomas son parte del mismo desequilibrio, que son un conjunto de señales de aviso que requieren tu atención pero sin presión.

Qué relación tienen el cortisol y la inflamación

El cortisol desempeña un papel fundamental y complejo en la regulación de la inflamación. En situaciones de estrés agudo el cortisol ejerce una labor protectora y actúa como un antiinflamatorio natural, suprimiendo rápidamente la respuesta inflamatoria. Esta acción le permite al cuerpo concentrar sus recursos para afrontar amenazas inmediatas, como lo hacían nuestros ancestros al huir de un depredador. Por el contrario, si llevamos mucho tiempo estresados y entramos en una fase de estrés crónico, el cortisol pasa de tener un efecto protector a tener un efecto contrario; se convierte en promotor de la inflamación. Asimismo, la inflamación, que puede ser un proceso muy necesario para la supervivencia, se puede convertir en una inflamación crónica, que es la base de la mayoría de las patologías actuales, incluidas las enfermedades autoinmunes.

Como expliqué antes, la subida fisiológica o natural del cortisol a las ocho de la mañana nos desinflama, nos da energía, nos ayuda a regular la inmunidad. En cambio, si este pico sucede muchas más veces o si tenemos el cortisol elevado por la noche, todo esto cambia y nos sucede lo contrario: estaremos agotados, dormiremos mal, nuestro sistema inmunitario se deprimirá y aumentará la inflamación.

Veamos algunos ejemplos de los efectos de la inflamación crónica:

- **Microbiota e inflamación intestinal:** El cortisol elevado desequilibra la microbiota y aumenta la permeabilidad intestinal, permitiendo que sustancias inflamatorias entren en la sangre y afecten al sistema inmunitario.

- **Inflamación cerebral o neuroinflamación:** Múltiples estudios han hallado que la inflamación crónica inducida por niveles de cortisol desregulado podría contribuir al desarrollo de depresión.

- **Aumenta el riesgo de enfermedad autoinmune:** La inflamación prolongada puede activar respuestas autoinmunes, aumentando el riesgo de enfermedades como el cada vez más común hipotiroidismo autoinmune o tiroiditis de Hashimoto.

Cortisol y sistema inmunitario: entre protección y supresión

En equilibrio, el cortisol regula la inflamación y mantiene la respuesta inmune en armonía. Sin embargo, en condiciones de estrés crónico, aumenta el riesgo de infecciones e inflamaciones persistentes que son difíciles de tratar. No sé si te suena el virus de la mononucleosis o virus de Epstein-Barr. Pues bien, esta infección que pasamos en la adolescencia, llamada también enfermedad del beso, puede permanecer latente durante muchos años y reactivarse, al igual que el virus del herpes, en momentos de estrés. Si el estrés se cronifica, al mismo tiempo se cronifica la infección y, a su vez, la inflamación.

Por otro lado, se ha comprobado que un pulso o pico adecuado de cortisol al despertar ayuda a modular la tolerancia inmunológica. O sea, que si no tenemos ese pico de las ocho de la mañana durante mucho tiempo, nuestro sistema inmunitario se hace menos tolerante, se vuelve mucho más reactivo frente a todo lo que encuentra (virus, bacterias, hongos, alimentos, tóxicos...) y esto nos pone en riesgo de sufrir una enfermedad autoinmune.

Cortisol y su relación con el dolor

El cortisol también influye en la forma en que experimentamos el dolor, aunque su efecto varía según el tipo de dolor. Investigaciones recientes han demostrado que un aumento repentino de cortisol, en una situación de estrés agudo, puede aumentar la sensibilidad al dolor, especialmente en el caso del dolor visceral (aquel que proviene de los órganos internos, como el intestino o el estómago). Además, este aumento afecta negativamente el aprendizaje emocional relacionado con el dolor, es decir, la capacidad del cerebro para adaptarse y responder de manera adecuada al dolor visceral. Quizá este es el motivo por el que nos da dolor de estómago (y necesidad de ir al baño para intentar aliviarlo) justo en medio de una situación estresante. Esto hace que muchas personas se obsesionen pensando en lo que han comido, pero sin encontrar relación alguna entre los alimentos y el dolor. Por el mismo motivo, los investigadores piensan que este es el origen de muchos diagnósticos como el síndrome del intestino irritable, en el que no encuentran alteraciones visibles en las pruebas.

Por otro lado, este efecto no ocurre de la misma manera en el dolor somático, que es el dolor que sentimos en la piel, los músculos o las articulaciones. En este caso, el aumento de cortisol no parece tener un impacto significativo en la percepción del dolor ni en el aprendizaje emocional.

La combinación de una mayor sensibilidad al dolor y una capacidad reducida para regular emocionalmente las señales dolorosas crea un círculo vicioso que agrava los síntomas y dificulta el manejo del dolor.

Las rutas silenciosas del cortisol

El estrés de nuestra vida actual no solo afecta a la salud física y mental por los efectos directos que tiene el cortisol elevado sobre el sistema nervioso, digestivo, hormonal, inmunitario o cardiovascular. Es que, además, a nivel de comportamiento, me doy cuenta de que lo que primero sacrificamos cuando vivimos corriendo y sin tiempo para nosotros es la alimentación. Lo paradójico es que cuando más necesitamos alimentarnos bien —en épocas de alto nivel de estrés— es cuando más descuidamos lo que comemos. Esta relación entre estrés, cortisol y alimentación es fundamental. Por eso he dedicado un capítulo a hablar sobre ello, donde conocerás las causas que se esconden detrás de este mecanismo. En este punto lo que quiero es llamar tu atención sobre las prioridades de tu vida.

No tiene sentido que los seres humanos prioricemos el trabajo y las obligaciones académicas por encima de la alimentación. No tiene sentido querer tener un alto rendimiento mental pero pasarnos el día comiendo productos procesados con alto contenido en azúcar y poco nutritivos, beber refrescos y comer galletas, pan y pasta diariamente porque es rápido y fácil, pedir cada dos por tres una pizza a domicilio porque no tenemos tiempo para cocinar, o llegar tarde a casa muertos de hambre. No debería ser así, pero esta es la realidad de muchas personas; lejos de juzgarlas, entiendo que como sociedad somos víctimas de un engranaje tóxico de productividad y competitividad que nos está anulando. Si no tenemos tiempo ni para comer, es señal de que el estrés ha hecho un gran agujero en nuestra vida. Y aquí está el verdadero problema: el estrés también nos roba la capacidad de cuidarnos. Esto lo aprovecha la industria de alimentos, que fabrica productos que son un verdadero atentado contra la salud pública y que se venden en todas las esquinas. Me entristece ver a los chicos de instituto con dónuts y refrescos; a familias en grandes supermercados llenando el carro con productos listos para consumir; a trabajadores cogiendo una «ensalada» o un plato preparado en el supermercado, y a mí misma pidiendo lo que sea para cenar un jueves por la noche porque mi energía no da para más.

El impacto del estrés en la alimentación familiar

Víctor me contaba en la consulta que su madre siempre se había preocupado por su alimentación. Cocinaba una comida muy natural y de temporada, y su abuela iba a hacer la compra a diario; todo fresco. Ahora sentiría vergüenza si su madre se enterara de algunas cenas que hacen en casa con su mujer y sus niños de siete y nueve años. No es que no quieran hacerlo mejor, es que el estrés, las largas jornadas y el agotamiento les impiden encontrar la energía para cocinar. No se trata de falta de interés; es el reflejo de una vida a contrarreloj, donde la salud y la alimentación quedan en segundo plano. Hablamos sobre cómo los abuelos no se plantearon nunca cocinar o no cocinar. La comida natural estaba en la mesa, aunque su situación no fuera buena, pues priorizaban la alimentación y dignificaban el dinero que se ganaban con esfuerzo tomando una comida de calidad en casa.

Ojalá el caso de Víctor no fuera tan frecuente, pero nos pasa a todos y este, como dije antes, es uno de los motores para escribir este libro. Porque lo que me pasa en la consulta es algo aún más difícil. Imagina que Víctor, además de por esta situación familiar y laboral, por los malos hábitos que tanto él como su familia arrastran desde hace tiempo, acude a la consulta porque padece muchos problemas digestivos, se siente hinchado, suele tener diarreas y le está subiendo el azúcar, está ganando peso y le han dicho que tiene el hígado graso.

Antiguamente, como nutricionista que solo me centraba en la alimentación, le habría recomendado seguir una dieta (imposible de cumplir) para satisfacer su demanda, pero ahora me resulta imposible. Como profesional, no puedo desentenderme de la complejidad de su situación, no puedo añadir a su estrés diario la culpa de no poder cumplir un régimen especial para revertir y corregir sus problemas de salud. Hemos tenido una conversación profunda al respecto y hemos acordado solo tres cambios importantes para mejorar su situación actual, además de pedirle unas pruebas básicas para comprobar la naturaleza de sus desequilibrios digestivos. Él se ha ido convencido de que en su estructura familiar se deben hacer cambios más profundos, y ha entendido que no es que «el cuerpo esté fallando» porque se haga mayor, sino porque no está recibiendo lo que necesita para funcionar bien. Asimismo, ha comprendido que si él cambia su alimentación, cambiará la de su familia y esto tendrá un impacto positivo en su salud, pero también en la de su mujer e hijos.

Cuando simplemente prescribimos una dieta sin hacer ninguna de estas reflexiones, estamos solo alimentando el problema del estrés de la mano de la exigencia. Un «tengo que» de más. Deberes que resultan imposibles de encajar y que únicamente crean frustración y desesperanza.

Cambiar solo tres cosas puede parecer poco, pero es que, de verdad, con pequeños cambios se transforma la microbiota intestinal, un batallón de defensa que vive en el intestino y que nos ayuda con todo.

Digamos que los alimentos son para la microbiota lo que los pensamientos son para el cerebro. Y en ambos casos, pequeños cambios crean nuevas dimensiones, paisajes y reacciones. Cambiemos poco a poco nuestros hábitos y disfrutemos de experimentar poderosos cambios.

La neuroplasticidad del cerebro y la resiliencia de la microbiota

Estos son, para mí, dos de nuestros grandes superpoderes humanos. Veamos en qué consisten. Habrás oído que al intestino se le llama el segundo cerebro, y es porque allí viven unos microorganismos sumamente inteligentes que componen la microbiota intestinal. Este conjunto de bacterias, hongos, parásitos, arqueas y virus viven en comunidad, y esta convivencia puede ser pacífica (y fomentar el bienestar) o belicosa (promoviendo el caos y el desequilibrio). Seguro que alguna vez has tenido una gastroenteritis y que, tras vomitar y tener muchas diarreas, después de pensar que no ibas a ser capaz de comer nunca más por el dolor de estómago y las náuseas, te recuperaste a las pocas horas o días y tu vida siguió como si nada. Este sería un gran ejemplo de resiliencia de la microbiota intestinal: se recompuso de un cambio brusco producido por una infección oportunista.

Pero sin que pase algo así de puntual y extremo, una microbiota resiliente es aquella que puede mantener su equilibrio y funcionalidad a pesar de los factores adversos como el estrés, una dieta inadecuada o el consumo de antibióticos. Esta capacidad de adaptación y recuperación es clave para la salud digestiva, la regulación del sistema inmunitario y el bienestar general. Una microbiota diversa y equilibrada contribuye a reducir la inflamación, mejora la digestión y favorece la producción de neurotransmisores como la serotonina, el GABA y la dopamina, que son esenciales para el estado de ánimo y la gestión del estrés. Fortalecerla a través de una alimentación rica en fibra, probióticos y alimentos fermentados ayuda a mantener esta resiliencia y a mitigar los efectos negativos del cortisol.

No deja de sorprenderme la capacidad de recuperación de la microbiota; todas las historias clínicas de mi consulta

—cuando se cumplieron los tratamientos— demuestran este hecho. A pesar de la mala alimentación y otros hábitos de vida que alteran la microbiota intestinal (sueño, actividad física, nutrientes, estrés), siempre puede mejorar y recuperar el equilibrio. Mi propia historia es un ejemplo de resiliencia de la microbiota intestinal, y aunque acabó con repercusiones importantes a nivel de otros órganos, tengo una vida normal y puedo llevar una dieta completa, rica y nutritiva gracias a su recuperación. Luego te la cuento... Ahora veamos la neuroplasticidad.

¿Qué es la neuroplasticidad y por qué es tan poderosa?

La neuroplasticidad es la capacidad del cerebro para reorganizarse, formar nuevas conexiones entre las neuronas y modificar su estructura y función a lo largo de la vida en respuesta a experiencias, aprendizajes y estímulos del entorno. Durante mucho tiempo, se creyó que las conexiones neuronales eran fijas y que, una vez alcanzada la edad adulta, el cerebro perdía la capacidad de cambiar. Hoy sabemos que esto no es cierto: podemos «reprogramar» nuestras respuestas emocionales, modificar hábitos de pensamiento y mejorar nuestra reacción al estrés.

Este fenómeno es lo que permite que alguien que ha vivido años bajo estrés pueda aprender a **regular su sistema nervioso**, que una persona con patrones de pensamiento negativos pueda desarrollar una mentalidad más optimista o que, incluso, después de un daño cerebral algunas regiones del cerebro puedan compensar la función perdida mediante nuevas conexiones. Con las estrategias adecuadas, es posible trabajar en nuestra percepción y respuesta al estrés para vivir de forma más tranquila y equilibrada.

Tenemos muchos más superpoderes y te iré descubriendo cada uno. Quizá en mi próximo libro me centre totalmente en ellos, pero de momento lo que pretendo aquí es que seas consciente no solo de tu situación y del estrés que vives, sino de que existen fórmulas, caminos y aliados que pueden ayudarte y que casi todos los llevas incorporados en tu organismo. O ¿qué creías, que vinimos al mundo desprovistos de lo que necesitamos para autorrepararnos y sanarnos?

2
Cortisol y tú:
años de matrimonio que al final
pasan factura

Por desgracia, vivimos en un entorno que nos somete a un estrés constante, especialmente en las grandes ciudades, donde no solo cargamos con nuestro mundo emocional, lleno de historias —unas más complejas que otras—, sino que también compartimos un escenario externo que, por sí mismo, resulta estresante. El cortisol nos está pasando factura a muchos de nosotros. Lo ideal sería llevar una vida más equilibrada y tranquila, donde el estrés aparezca de manera puntual ante situaciones específicas y no como un estado permanente. Lograr este equilibrio no significa eliminar por completo el estrés, ni tampoco vivir como un auténtico yogui, o tener que irnos todos a vivir al campo, sino aprender a gestionar los estresores crónicos que más afectan a cada uno de nosotros, para que no se conviertan en factores limitantes que afecten a nuestra salud física y emocional. A lo largo de este capítulo, exploraremos cómo el estrés crónico impacta en nuestro organismo, para más adelante ver cuáles son sus principales causas y así detectar los estresores con los que podemos poner en marcha un plan personal de gestión del estrés.

La respuesta al estrés que sube el cortisol está diseñada para activarse solo durante periodos cortos, y asimismo, los cambios que se producen en otros sistemas del cuerpo duran poco y recuperan la normalidad al terminar la situación estresante. A esto le llamamos estrés agudo. Por ejemplo, después de terminar una presentación en público, se acaban las palpitaciones y sudores y, poco a poco, recuperamos la normalidad. Por el contrario, el **estrés crónico** se refiere al que experimentamos durante periodos largos de tiempo. En estos casos, si nuestro cerebro percibe continuamente que «está en peligro», seguirá consumiendo la mayor parte de la energía disponible y dejará «con hambre» a otros sistemas como el digestivo, el hormonal, el cardiovascular o el reproductivo. Este es el motivo por el que, en situaciones de estrés que se alargan en el tiempo, el organismo comienza a fallar de diferentes maneras: el sistema inmunitario se debilita, el metabolismo se vuelve lento, aparecen o empeoran problemas digestivos, hormonales y cardiovasculares, y la energía física y mental comienza a agotarse. Este estado de alerta constante con el cortisol elevado más de la cuenta, más allá de proteger la supervivencia, se convierte en un factor que deteriora nuestra salud a un alto nivel.

Pero ¿cómo llegamos a una situación de estrés crónico? Esto se puede explicar utilizando la teoría del doctor Hans Selye, médico y fisiólogo especializado en endocrinología y estrés biológico que desarrolló la teoría llamada síndrome general de adaptación (SGA), que describe cómo el cuerpo responde al estrés en tres fases: alarma, resistencia y agotamiento. Sus investigaciones fueron pioneras en la comprensión de la relación entre las hormonas, el sistema nervioso y la respuesta al estrés. En resumen, Selye las define así:

- **Fase de alarma:** Consiste en que, ante un estresor, el cuerpo activa su respuesta de «lucha o huida», liberando hormonas como cortisol y adrenalina, y preparando al organismo para enfrentarnos a la amenaza.

- **Fase de resistencia:** Si el estrés continúa, el cuerpo intenta adaptarse al estresor sin descansar, y aunque la respuesta inicial del cuerpo disminuye, el organismo permanece en alerta, utilizando mucha energía para mantener esta resistencia.

- **Fase de agotamiento:** Si el estrés se prolonga más allá de la capacidad de adaptación del cuerpo, los recursos se agotan, lo que conduce a una disminución de la función inmunológica y a un aumento de la susceptibilidad a enfermedades.

Selye destacó que, aunque la respuesta al estrés es una parte natural de la supervivencia, la exposición prolongada o crónica al estrés puede tener efectos perjudiciales para la salud, incluyendo el desarrollo de diversas enfermedades.

Muchas veces estamos en modo supervivencia y normalizamos sus efectos: nos acostumbramos a estar cansados, ansiosos, nerviosos; normalizamos ir mal al lavabo, tener malas digestiones, preferimos sostener relaciones que nos hacen daño a estar solos, desempeñamos trabajos que no nos gustan por miedo a no encontrar otro, aceptamos a la familia sea como sea aunque vivamos sintiéndonos amenazados, y hasta nos familiarizamos con el dolor. Y esto ocurre muchas veces porque un estado de alerta crónico que nos lleva al agotamiento también nos paraliza, no podemos pensar y tomar decisiones; nos cuesta ver los recursos de los que disponemos, nos es difícil mirar a nuestro alrededor y pedir apoyo. Solo buscamos formas de resistir y aguantar al máximo porque, supuestamente, después descansaremos; suponemos que todo cae por su propio peso y que pronto las cosas pasarán y todo volverá a la calma de forma espontánea, que ya llegarán tiempos mejores. Cuando hablo sobre esto con las personas, por lo general me dicen cosas como estas:

- «Sí, lo sé, soy consciente de que estoy así, pero ya queda poco para terminar el proyecto».

- «Llevamos así mucho tiempo, pero en cuanto los niños crezcan tomaré medidas».

- «Estoy seguro de que cuando me jubile me voy a poder cuidar, me quedan pocos años y tengo que aguantar».

- «Ya queda poco para el verano, tengo que darlo todo y cuando esté de viaje me relajaré».

- «Es mi madre y le debo mucho; aunque me sienta así tengo que hacerlo».

- «No puedo tirar por la borda la carrera y años de trabajo, no sé hacer otra cosa».

Además, nos cuesta encajar el autocuidado porque entendemos por descanso el parar totalmente y dedicarnos horas, días o meses a la reparación, y por eso abusamos continuamente de nuestras capacidades. Por supuesto, hay situaciones que no son fáciles. Pero hemos de ver y abrir también pequeñas ventanas de oportunidad para crear rituales sencillos que nos ayuden a sobrellevar esos estados y situaciones de la vida; de lo contrario, acabaremos enfermando.

Estrés crónico y cortisol elevado

El estrés crónico ocurre cuando los factores estresantes persisten o se repiten con frecuencia y no nos dan tregua para una recuperación adecuada. La palabra «recuperación» es superimportante y es lo que más pasamos por alto. Nos adaptamos al estrés, podemos con muchas cargas, pero al mismo tiempo somos capaces de ignorar nuestra necesidad de recuperación por mucho tiempo, y esto es peligroso.

Mantener niveles altos de cortisol durante mucho tiempo, sin la fase de descanso y recuperación, hace que los demás sistemas del cuerpo se vean sobrecargados. Digamos que, cuando la mente echa chispas, el resto del cuerpo sufre un sobrecalentamiento y por este motivo comienzan a fallar nuestros sistemas —inmunitario, digestivo, hormonal y cardiovascular—, y el mismo desequilibrio hace que aparezcan también alteraciones en el estado de ánimo.

¿Y qué tipo de situaciones nos pueden llevar al estrés crónico? Según algunas publicaciones científicas enfocadas al estudio del estrés crónico, estas son las situaciones más comunes que lo generan:

- Un proceso de divorcio.

- Buscar piso o pedir una hipoteca.

- Mudanza o cambio de ciudad.

- Pérdida de un ser querido.

- Ejercer como cuidador de una persona enferma.

- Pérdida o búsqueda de empleo.

- Ser víctima de un desastre natural o de un accidente.

Pero quiero ir un poco más atrás, porque muchas veces las situaciones estresantes comienzan mucho antes, en la infancia temprana. Me refiero a las experiencias adversas de la infancia, situaciones que pueden hacer que el estado de alerta de nuestro cerebro esté activo desde que ocurren y que han sido ampliamente estudiadas por la psicología. En el siguiente capítulo, sobre las diferentes caras que tiene el estrés, te contaré más sobre cuáles son estas experiencias que, según los expertos, condicionan la vida adulta y comprometen la salud humana.

Muchos de nosotros nos hemos visto en estas situaciones, y seguramente en la misma época o años después, comenzamos a experimentar cambios físicos o síntomas en el cuerpo asociados a la inflamación, ya que el cortisol es una hormona que, cuando se mantiene elevada por periodos prolongados, puede generar una respuesta inflamatoria en el cuerpo. El cortisol, en condiciones normales, tiene propiedades antiinflamatorias y ayuda a regular el sistema inmunitario. Sin embargo, cuando el estrés se prolonga y la producción de cortisol se mantiene alta o el eje se desequilibra, pueden ocurrir fenómenos de inflamación sostenida que se relacionan con una serie de síntomas y problemas de salud muy frecuentes, como los que describo a continuación:

- **Dolores musculares y articulares:** La inflamación puede afectar o empeorar los músculos y las articulaciones, provocando molestias persistentes o lesiones frecuentes que no se sanan con facilidad.

- **Problemas digestivos:** El estrés crónico altera la salud de la mucosa gástrica, trastorna la microbiota intestinal y favorece la permeabilidad intestinal, lo que puede desencadenar síntomas como malas digestiones, hinchazón, intestino irritable, SIBO (síndrome de sobrecrecimiento bacteriano), intolerancias alimentarias, diarreas persistentes o estreñimiento.

• **Alteraciones dermatológicas:** Problemas como la dermatitis, acné, rosácea o psoriasis pueden comenzar o empeorar debido a la inflamación por cortisol. Además, la caída de pelo y las canas prematuras son también un signo de estrés. Este puede inhibir las sustancias que reparan los folículos pilosos e inhibir, asimismo, la hormona estimulante de los melanocitos, que es la responsable del color del cabello.

• **Cansancio, fatiga y agotamiento:** El exceso de cortisol puede alterar el metabolismo energético, generando fatiga crónica y dificultades para recuperarse del esfuerzo físico.

• **Problemas para dormir:** El cortisol elevado en la noche puede interferir en la producción de melatonina, y la alteración del eje HHA puede mantener las hormonas de estrés elevadas durante la noche, causando insomnio por mala conciliación, despertares nocturnos o sueño poco reparador.

• **Cambios en el peso corporal:** El estrés crónico puede llevar a la acumulación de grasa visceral debido a la alteración del metabolismo de la glucosa e insulina. Puede cambiar la conducta alimentaria provocando falta o exceso de apetito, pérdida de masa muscular y aumento de grasa. Sobre la dieta y el cortisol te he preparado un capítulo especial que seguro te encantará.

- **Sistema inmunitario debilitado:** El cortisol elevado puede reducir la capacidad del cuerpo para defenderse de infecciones y enfermedades. Las personas que tienen herpes de repetición, reactivación crónica del virus de Epstein-Barr u otros virus, infecciones de orina de repetición, cándida u hongos en la vagina, boca o pies de repetición, verrugas víricas resistentes o infecciones respiratorias frecuentes tienen un sistema inmunitario débil que facilita la puerta de entrada y crecimiento de los patógenos.

- **Sistema hormonal alterado:** La amenorrea hipotalámica funcional, o pasar varios meses sin tener una regla normal, es un síntoma de estrés crónico en el que el cerebro ha priorizado la supervivencia a la reproducción. Cambios en el ciclo menstrual, síndrome de ovario poliquístico o aumento de hormona masculina en la mujer y peor adaptación a los cambios hormonales en etapa peri y menopáusica son más comunes en mujeres con estrés crónico. En los hombres, el estrés crónico provoca una disminución de los niveles de testosterona, la hormona clave para el mantenimiento de la masa muscular, el deseo sexual y la energía.

- **Estrés crónico y fertilidad:** El estrés crónico puede afectar negativamente a la cantidad y calidad de los óvulos y espermatozoides, reduce la receptividad endometrial, afecta al sistema inmunitario y produce cambios hormonales que influyen en la fertilidad.

- **Estrés crónico e inflamación sistémica:** Como mencioné antes, el cortisol puede actuar como antiinflamatorio o como proinflamatorio, dependiendo de las condiciones en que nos encontremos. El estrés crónico hace que los niveles elevados de cortisol nos provoquen más inflamación.

• **Estrés crónico y neuroinflamación:** Además de dolores de cabeza y migrañas, condiciones como la ansiedad, la depresión y el insomnio crónico pueden originarse tanto por una alteración crónica del eje HHA como por procesos de inflamación del cerebro. La inflamación intestinal y la alteración de la microbiota intestinal también contribuyen a estos procesos. Desafortunadamente, llevamos años observando cómo se medica a la población para cada uno de estos problemas sin proponer otro tipo de estrategias.

• **Estrés crónico y trastornos del estado de ánimo:** Un eje HHA hiperactivo a largo plazo desequilibra tus neurotransmisores, esos mensajeros clave que seguro has escuchado muchas veces y que controlan funciones como el estado de ánimo, la motivación, la libido, el sueño o la relajación. Estos neurotransmisores son la serotonina, la dopamina o el GABA. Veamos cómo interfieren:

  ○ **Ansiedad:** La amígdala o zona que controla el miedo estará más activa y fallará la regulación de la corteza prefrontal, lo que hace que la sensación de peligro sea mayor ante los estímulos, amenazas o estresores. De esta forma se dispara el miedo con más facilidad.

  ○ **Depresión:** La disminución en la producción de serotonina y dopamina afecta a la motivación, el estado de ánimo y la capacidad de disfrutar.

○ **Insomnio:** Se alteran los ritmos circadianos, la producción de melatonina se trastoca y aumentan las hormonas de estrés por la noche, lo que dificulta un sueño profundo y reparador.

En la actualidad, se están publicando nuevas teorías sobre el origen de la depresión, y sabemos que no se limita solo al desequilibrio de los neurotransmisores, sino que podrían existir otras causas desencadenantes que se siguen estudiando. En cualquier caso, aquí estamos hablando del desequilibrio del eje HHA por estrés crónico, y está comprobado que nuestro estado de ánimo se altera y que muchas personas que toman antidepresivos y ansiolíticos podrían estar en una situación de estrés crónico sin un buen enfoque de tratamiento. Evidentemente, los fármacos están para utilizarse en los casos en que se necesitan, pero veo con frecuencia a personas a las que se les prescribieron estos fármacos en un momento en que atravesaban una situación de estrés agudo y así siguen, tomando desde hace años el mismo u otros medicamentos (porque los anteriores dejaron de funcionar). No revisar estas pautas, no hacer el seguimiento correcto, no ofrecer más alternativas de tratamiento, no sugerir la psicoterapia y permitir que la persona tome estos fármacos durante años o toda su vida es una aberración.

Por suerte, la psiquiatría moderna cuenta con otros enfoques de tratamiento que funcionan muy bien si paralelamente ayudamos a mejorar la microbiota intestinal, si se aportan los nutrientes clave para el funcionamiento del cerebro y se cuenta con el apoyo de un buen psicólogo. Además, existen nuevos paradigmas en el tratamiento de estos desequilibrios que mencionaré en la segunda parte del libro, en la que me enfoco de lleno en la búsqueda de soluciones.

Quiero dejar claro de nuevo que este libro trata sobre el cortisol y sus desequilibrios, y condiciones como la ansiedad, la depresión y otros trastornos asociados a la salud mental deben ser abordados de forma individualizada, integrativa e integral, de la mano de profesionales cualificados y actualizados. Hago énfasis en «actualizados» porque, aunque existen muchos psiquiatras y psicólogos de renombre y con experiencia, algunos se resisten a abrir su mirada a la integración del conocimiento, desconocen y desmienten la importancia de la microbiota intestinal, minimizan la relevancia de la alimentación, ridiculizan o menosprecian la aportación de otros profesionales y de otras terapias (con evidencia científica) que pueden ser coadyuvantes imprescindibles y solo validan sus propios enfoques. Huye de cualquier profesional que no esté dispuesto no solo a empatizar, sino a actualizarse para poder ofrecerte más y mejores caminos para que salgas de tu situación. Y obviamente echa a correr si solo te ofrecen pastillas para el estado de ánimo, para dormir y para la gastritis que estas te producen.

El estrés agudo sumado al crónico puede conducir a la depresión

Cuando llegué a España después de un *burnout* en mi trabajo anterior, me encontré en una situación muy difícil. Vine con una maleta y unos cuantos euros sin conocer a nadie; para poder vivir aquí un tiempo y probar suerte en un país que me ofrecía sobre todo «seguridad», debía pagar, por estudiar, una cifra que, convertida a mi moneda de entonces, era una fortuna. Tenía un presupuesto para seis meses y encontré trabajos como becaria mal pagados y altamente exigentes. Comencé a sufrir vértigos e insomnio, las migrañas se hicieron más frecuentes, mi piel se llenó de acné, mis reglas se volvieron muy irregulares y dolorosas, y un día, al regresar del trabajo, me desvanecí en un autobús. Me desperté en urgencias, donde me pincharon algo para paliar la ansiedad; después, el médico de familia, al revisar mis cervicales, me diagnosticó un trastorno de ansiedad y depresión. Este doctor me recetó dos medicamentos y me dio la baja, un derecho que yo no tenía. Así que seguí trabajando mientras tomaba la medicación, pero el segundo día me quedé dormida en el tren y llegué hasta el final del recorrido, donde el encargado de seguridad me despertó para que bajara. Fue tal el terror que sentí que entré en un estado de paralización absoluto, no paraba de llorar y no sabía a quién llamar. Ese día comprendí que mi aventura en Barcelona había terminado porque no pensaba seguir tomando ese medicamento. Y aquí estoy, han pasado muchas cosas después de esto, pero lo más importante para mí es que, gracias a esta experiencia, comencé mi camino de sanación emocional.

Desequilibrios patológicos del cortisol. Si tienes estos síntomas, ¡actúa ya!

El síndrome de Cushing y la enfermedad de Addison son dos condiciones en que el cortisol se puede desequilibrar de forma extrema, ya que sus niveles pueden ser excesivamente altos o excesivamente bajos.

- **Síndrome de Cushing:** Se caracteriza por un exceso de cortisol, ya sea por producción excesiva del cuerpo o por el uso prolongado de corticoides. Los síntomas son aumento de peso, acumulación de grasa en el rostro («cara de luna llena») y el tronco, hipertensión, debilidad muscular y osteoporosis.

• **Enfermedad de Addison:** Es causada por una producción insuficiente de cortisol debido al daño en las glándulas suprarrenales. Sus síntomas incluyen fatiga crónica, pérdida de peso, hipotensión, debilidad muscular y oscurecimiento de la piel.

Como ves, algunos de estos síntomas pueden parecer normales si se presentan de forma progresiva y, al ser similares a los del estrés crónico, pueden confundirse fácilmente con una alteración transitoria. Pero no tienes que preocuparte, solo un bajo porcentaje de personas desarrolla estos trastornos. Es fundamental prestar atención a los signos persistentes y buscar valoración médica si hay sospecha de desequilibrios hormonales, además de estos cambios físicos. Ambos trastornos requieren un diagnóstico y tratamiento específicos, ya que afectan al equilibrio hormonal y la salud general.

La relación entre la «cara de luna llena», el sobrepeso y el cortisol

Últimamente, en las redes sociales, se ha vuelto común que las personas se alarmen al notar lo que llaman «cara de luna llena», un síntoma caracterizado por un rostro un poco hinchado y redondeado con los párpados inflamados. Este signo es típico en casos de síndrome de Cushing, donde los niveles elevados de cortisol provocan una acumulación anormal de grasa en áreas específicas del cuerpo, incluida la cara. Sin embargo, no toda redondez facial indica un problema hormonal. El sobrepeso y la retención de líquidos también pueden causar este efecto, y el estrés crónico, al elevar los niveles de cortisol, puede contribuir tanto al aumento de peso como a la inflamación. Por eso, es importante no alarmarse prematuramente y consultar a un profesional de la salud para realizar un diagnóstico adecuado si los síntomas persisten.

Síndrome de burnout y sus efectos

Todo lo que te he explicado sobre el estrés crónico me lleva ahora a hablar del famoso síndrome de *burnout*, término que fue introducido por el psicólogo Herbert Freudenberger en 1974. Lo utilizó para describir el agotamiento extremo que observó en los voluntarios de clínicas de salud mental, quienes mostraban signos de fatiga, pérdida de motivación e incluso cinismo o falta de empatía hacia sus pacientes. La palabra inglesa *burnout* significa «quemarse», y hace referencia a la condición de agotamiento físico, mental y emocional originada por un estrés laboral prolongado, que afecta a la productividad y el bienestar general de las personas que lo padecen.

En 1976, Christina Maslach explicó que quienes tienen este síndrome se sienten del siguiente modo:

1. **Agotamiento emocional:** Sensación de desgaste, fatiga extrema y falta de energía para afrontar el día a día.

2. **Despersonalización o cinismo:** Actitudes negativas, distanciamiento emocional y pérdida de empatía hacia los demás, especialmente en profesiones de servicio como médicos, enfermeras y personal de atención al cliente.

3. **Baja realización personal:** Sentimiento de ineficacia, pérdida de satisfacción en el trabajo y disminución de la autoconfianza.

En 2019, la Organización Mundial de la Salud (OMS) incluyó el *burnout* en la Clasificación Internacional de Enfermedades como un «síndrome resultante del estrés crónico en el trabajo que no ha sido gestionado con éxito», aunque no lo considera una enfermedad en sí misma, sino un fenómeno relacionado con el empleo.

Investigaciones recientes sobre el *burnout* muestran que se asocia con alteraciones en el eje HHA, en particular, con un estado de hipocortisolemia (niveles bajos de cortisol), especialmente en la respuesta de cortisol al despertar (CAR). Lo normal es que al despertar tengamos niveles altos de cortisol para comenzar el día, pero cuando estamos «quemados» no tenemos una respuesta normal del cortisol, sino que nuestros niveles son tan bajos que nos cuesta mucho levantarnos y empezar la jornada. Este fenómeno puede deberse a una activación crónica del eje HHA en las fases iniciales del *burnout*, seguida de un agotamiento de la respuesta al estrés. En otras palabras, si el estrés en el trabajo se alarga y no hacemos nada al respecto, el cortisol deja de comportarse con normalidad y acaba alterando su propio ritmo y el de todas nuestras hormonas.

Pero, además, los efectos del *burnout* en el cerebro también son impresionantes. Se ha observado que se reduce el volumen de estructuras como el hipocampo y la corteza prefrontal, y se produce una mayor activación de la amígdala, lo que podría explicar la dificultad para el aprendizaje y para gestionar las emociones. Las personas que están quemadas dicen cosas como:

- «No puedo más, es que hasta me olvido de lo que tengo que hacer, y a mí esto antes no me pasaba. ¡Todo lo contrario! Era la mano derecha del jefe».

- «Llevo tiempo con niebla mental, no me adapto a mis nuevas responsabilidades y reacciono mal con los clientes y compañeros de trabajo».

- «Trabajo como enfermera y estoy de baja. No tengo paciencia y me sabe mal por los pacientes, pero no puedo gestionar tanta presión, prefiero no trabajar».

Voy a resumir en esta tabla los efectos del *burnout* que son prácticamente los mismos del estrés crónico. Pero, además, he añadido una parte con síntomas fáciles que puede provocar cada alteración, para que así puedas identificarlos mejor:

Mecanismo	Cambios/impactos	Síntomas comunes
Estrés laboral relacionado	Episodios repetidos o crónicos de estrés desencadenan respuestas biológicas.	Sensación de agobio constante, dificultad para relajarse, preocupación excesiva.
Sistema nervioso autónomo	− ↑ Actividad simpática. − ↓ Actividad parasimpática. − ↑ Frecuencia cardiaca, presión arterial. − ↑ Catecolaminas (adrenalina, noradrenalina).	Palpitaciones, sudoración, tensión muscular, sensación de estar «en alerta».
Eje HPA (hipotalámico-pituitario-adrenal)	− ↑ Cortisol. − ↑ DHEA-S.	Fatiga persistente, irritabilidad, cambios en el apetito (aumento o disminución), dificultad para manejar el estrés.

Mecanismo	Cambios/impactos	Síntomas comunes
Cambios cerebrales	− ↓ Volumen del hipocampo y áreas frontales. − ↓ Neurogénesis. − Desacoplamiento funcional entre áreas límbicas y corticales. − ↓ Función cognitiva (ejecutiva, atención, memoria).	Problemas de memoria, dificultad para concentrarse, decisiones impulsivas, confusión mental.
Sistema inmunitario	− ↑ Citocinas proinflamatorias. − ↓ Citocinas antiinflamatorias. − ↑ Microinflamación. − ↑ Infecciones	Mayor propensión a resfriados u otras infecciones, sensación de inflamación y debilidad, dolor.
Homeostasis	− ↑ Carga alostática.	Cansancio extremo, sensación de desgaste físico y mental.
Sueño	− ↓ Calidad del sueño.	Insomnio, despertares frecuentes, sensación de no haber descansado al despertar.
Cambios metabólicos	− ↑ Lípidos (triglicéridos). − ↑ Hipertensión. − ↑ Riesgo de diabetes tipo II.	Aumento de peso (especialmente grasa abdominal), presión arterial elevada, cansancio tras las comidas, sed excesiva.
Daño a órganos	− ↑ Envejecimiento. − ↑ Enfermedades cardiovasculares. − ↑ Mortalidad.	Arrugas y canas prematuras, dolores de pecho, sensación de latidos irregulares, falta de energía general.

Además, el cortisol en exceso promueve la activación de la **microglía** —las células que controlan la inmunidad del cerebro—, generando inflamación en el sistema nervioso central.

Este proceso de neuroinflamación agrava los síntomas emocionales y cognitivos, hace que pierdas memoria, empeora la fatiga y la niebla mental y dificulta la gestión el estrés, lo que hace que el circulo vicioso entre estrés, fallo de neurotransmisores, neuroinflamación y activación de la microglía se retroalimente, por lo que te costará más salir de este estado. Si te identificas con este escenario o con varios de estos síntomas, no pierdas tiempo. Busca ayuda y no aplaces más esta situación de vulnerabilidad en la que estás poniendo en riesgo tu salud física y mental, ¿a cambio de qué? Ningún trabajo compensa un *burnout*; ninguna relación de ningún tipo merece que perdamos nuestra salud. Si vives con sensación de estar en amenaza constante, como si te persiguieran de día y de noche, si sufres antes de ir al trabajo, no duermes pensando en todo lo que te espera y más aún si ya sufres ansiedad o depresión, detente un momento, hazte las preguntas correctas y encuentra las respuestas que necesitas para dar pasos hacia la toma de decisiones.

Todo esto lo puedes trabajar con ayuda de los profesionales correctos. No digo nunca que sea fácil, pero sí que es posible cambiar el sentido de este círculo vicioso porque lo he visto y lo he vivido. Para ello, debes contar con el soporte de profesionales correctos y, a la vez, contar contigo mismo, querer ser parte de tu propio equipo sanador, en el que intervienes activamente y preguntas: ¿qué puedo hacer cada día para revertir esto? Es maravilloso trabajar con gente que se implica, que no pone en las manos del médico, psicólogo o terapeuta todo el peso y responsabilidad de su evolución. Muchas personas dicen: «Eres mi última esperanza, a ver si tú me arreglas», y estas suelen ser las que no consiguen cambiar el rumbo de su salud, no solo porque estén mal y desesperadas, sino porque creen que la solución final la tiene otra persona con una pastilla o una dieta nuevas. Pero no, no es así. En realidad, quien decide lo que hace cuando se levanta y se acuesta eres tú, y aunque cueste mucho al principio, se deben dar los primeros pasos para comenzar a girar la rueda en un sentido que desmonte el desequilibrio actual.

En cuanto a encontrar un buen psicólogo, tengo que decir que a mí me costó mucho, no porque no haya opciones, sino porque la relación con tu psicólogo tiene que ser un auténtico *match* en el que todo fluye, como en las buenas relaciones. Y antes de encontrar a «mi buen psicólogo» tuve que vivir experiencias muy penosas que, durante años, me hicieron desconfiar de este tipo de ayuda, y, por desgracia, es lo mismo que les ha pasado a muchos de mis pacientes. Otra situación que se presenta es que los psicólogos que cubren las mutuas o la Seguridad Social tienen muy poco tiempo para atender a los pacientes, y esto no se puede considerar una atención suficiente para lo complejo del problema. Si te contara todo lo que mis pacientes han vivido… Pero la buena noticia es que la mayoría de ellos han encontrado su camino, el profesional correcto, y muchos han tomado las decisiones correctas, cambiando el rumbo de su vida y de su salud.

El caso de Begoña

Begoña era una empleada de banca con un alto nivel de responsabilidad, sobrecarga laboral, horarios extenuantes y mucha presión por la consecución de objetivos. Acudió a la consulta por síntomas digestivos que no mejoraban con ningún tratamiento. Seguía una dieta muy restrictiva, solo consumía tres tipos de verduras, no toleraba las frutas y sufría diarreas crónicas, dolor abdominal, cansancio, caída de cabello y un síndrome premenstrual muy intenso. Todo esto le generaba ansiedad e hipocondría, ya que, al no encontrar alivio, temía padecer una enfermedad grave y sin solución. Aunque asistía a terapia, sentía que no era suficiente para superar su estado de ansiedad constante.

Los resultados de las múltiples pruebas médicas mostraron inflamación intestinal, SIBO, intolerancias a la fructosa, lactosa y sorbitol, y una gastritis crónica leve. Tras haber realizado tres tratamientos para el SIBO, las diarreas habían disminuido, pero seguía sin tolerar muchos alimentos. Efectuamos un estudio de microbiota intestinal y detectamos más desequilibrios, por lo que la derivé al médico digestivo debido a unos valores que sugerían un posible desarrollo de una enfermedad inflamatoria intestinal, como colitis o enfermedad de Crohn. Una vez descartada esta posibilidad, nos enfocamos en la recuperación de su sistema digestivo, la microbiota y, especialmente, en estabilizar su sistema nervioso. El tratamiento digestivo funcionó, y mi paciente, cuando vio la mejoría, se relajó y pudo conectar con el trabajo emocional.

Begoña confesó que no era feliz en su trabajo, pero se sentía demasiado mayor para cambiar de rumbo. Con dos hijos y una pareja con una agenda igualmente exigente, creía que debía mantener ese estilo de vida para garantizar la estabilidad familiar y económica. Durante los siguientes dos o tres meses, trabajamos en mejorar su salud digestiva, lo que le ayudó a recuperar la confianza en su bienestar físico y a reducir el miedo a padecer una enfermedad grave. Una vez que sus síntomas digestivos mejoraron, inició un proceso de psicoterapia con otro profesional, donde llegó a la conclusión de que sufría *burnout* y necesitaba un cambio radical.

Hoy, Begoña es nutricionista especializada en psiconeuroinmunología (PNIE), profesión que descubrió a los cuarenta y cinco años. Actualmente, trabaja en un equipo reconocido, ha superado sus problemas digestivos, puede comer de todo y se siente plena y satisfecha con la vida que ha construido.

Los desequilibrios en la salud que produce el cortisol debido al estrés crónico pueden aparecer de manera gradual y silenciosa, lo que dificulta relacionarlos directamente con su causa. En muchos casos, estos síntomas se interpretan como problemas aislados, de modo que las personas tienden a buscar soluciones específicas para cada uno, iniciando un circuito interminable de consultas médicas, pruebas y visitas a diferentes especialistas, con el fin de encontrar respuestas para cada síntoma de forma independiente. Como resultado, es común terminar tomando múltiples medicamentos o suplementos naturales que, si bien pueden aliviar temporalmente los síntomas, no abordan la raíz del problema. Por supuesto, es prioritario buscar inicialmente el alivio de los síntomas para que la persona pueda enfocarse en solucionar las causas del estrés. Tal como sucedió en el caso de Begoña que, solo cuando comprobó que no tenía una enfermedad y que podía comer más variado sin experimentar síntomas indeseables, pudo centrar su atención en los factores que le estaban generando este síndrome de *burnout*. Sin embargo, si solo nos enfocamos en aliviar los síntomas sin ayudar a la persona a reconocer el estrés como un mecanismo desencadenante que agrava todos los síntomas, la situación no cambiará y, con el tiempo, volverá a consultar por los mismos problemas.

Un escenario aún más preocupante es que, en el afán de sentirse mejor, algunas personas pueden caer en la trampa de terapias sin evidencia científica. Estas prácticas no solo no ofrecen resultados reales, sino que también pueden generar falsas expectativas y retrasar los tratamientos adecuados. Este engaño afecta emocionalmente al paciente, pero además puede agravar su condición al prolongar el tiempo sin recibir una intervención efectiva. Por ello, es fundamental comprender que el manejo del estrés y la regulación del cortisol son piezas clave para resolver muchos de los síntomas que afectan a la calidad de vida. Sin una visión integral del problema, es muy fácil caer en este error. Por eso recomiendo a las personas que visiten profesionales que estén entrenados en una visión más holística, integrativa e integradora de la salud; porque, aunque algunos tratamientos pueden aliviar temporalmente los síntomas, si no se aborda la causa raíz, los desequilibrios seguirán manifestándose de diferentes maneras, generando frustración y aumentando aún más el estrés.

Burnout físico

Ana, de cincuenta y cinco años, me comentó en la primera visita que le resultaba imposible adelgazar. Empezó a ganar peso y grasa abdominal de forma acelerada desde el nacimiento de su tercer hijo hace veinte años. Además, en esa misma época comenzaron sus problemas de tiroides, y aunque no ha necesitado medicación, los valores de sus análisis fluctúan constantemente. Al revisar sus análisis de sangre, observé que presentaba resistencia a la insulina, con niveles elevados de glucosa, ácido úrico, triglicéridos e insulina. Asimismo, tenía anemia por deficiencia de hierro, niveles bajos de proteínas y valores elevados de cortisol y prolactina. Estos marcadores evidenciaban que no solo se enfrentaba a un problema de sobrepeso, sino que estaba en riesgo de desarrollar un síndrome metabólico. Este cuadro, caracterizado por la resistencia a la insulina, el aumento del cortisol y las alteraciones en los lípidos y la glucosa, afecta al metabolismo y contribuye al almacenamiento de grasa abdominal. Su dieta, además, era superestricta porque cuando «hacía dieta, lo hacía al pie de la letra», y sus menús eran insuficientes, sin carbohidratos o hacía de vez en cuando las dietas de sobres con alto aporte de proteínas que, además, le habían dejado de funcionar.

El cortisol elevado sugería que el estrés crónico podría estar influyendo en su dificultad para perder peso y en los desequilibrios hormonales. La prolactina elevada también puede estar asociada al estrés. Además, la combinación de anemia y bajos niveles de proteínas indicaba que su cuerpo no estaba recibiendo los nutrientes necesarios para mantener un metabolismo saludable.

Con este diagnóstico, el enfoque del tratamiento se centró en equilibrar sus niveles hormonales, mejorar la sensibilidad a la insulina y reducir los efectos del estrés en su organismo. Para ello, implementamos una dieta antiinflamatoria rica en proteínas de alta calidad, hierro, vegetales y carbohidratos saludables ricos en fibra, junto con estrategias para manejar el estrés y regular el ciclo circadiano. El objetivo era ayudar a su cuerpo a recuperar la capacidad de metabolizar adecuadamente los nutrientes, revertir la resistencia a la insulina y, al mismo tiempo, estabilizar su sistema nervioso para reducir los efectos negativos del cortisol.

Acabamos hablando sobre su alto nivel de autoexigencia como arquitecta exitosa, madre de tres hijos y con una vida social muy activa; ella decía que no se sentía estresada, que era muy feliz. Entonces, le hice caer en la cuenta de que el estrés tenía muchas caras y que lo que no era un *burnout* para su mente sí podía serlo para su cuerpo; de ahí viene mi reflexión sobre el *burnout* físico. Hay personas que no paran hasta que el cuerpo las obliga. Tienen una grandísima capacidad mental y acaban desconectando de su físico. De hecho, Ana solo conectaba con el peso, sumando una exigencia más a su estilo de vida demandante. Sobre sus analíticas, como no eran «demasiado malas», los médicos no le habían dicho mucho al respecto, tan solo que debía perder peso, lo que reforzó su idea de que su único problema era este, el peso. En consulta le hablé de que todo esto que le pasaba era una especie de *burnout* físico con todas las manifestaciones del estrés crónico y que, aunque disfrutara de su vida tal cual era, si no se permitía descansar un poco más, bajar el ritmo, dedicar más horas al sueño y la reparación, desconectar en la naturaleza y llevar una alimentación estable, natural y completa, «sin restricciones estresantes», no conseguiría recuperar el equilibrio.

Si aprendemos a observar y escuchar nuestro cuerpo, e interpretamos sus síntomas como llamadas de atención que debemos atender con amor y compasión, y no como molestias que nos enfadan y queremos callar a toda costa con medicamentos; si podemos comprender que nuestro cuerpo está agotado, que no puede ir al ritmo acelerado del cerebro, si conseguimos frenar un poco antes de que la cascada de la inflamación nos haga más daño, si trabajamos en reducir la autoexigencia y el control, si conseguimos sentirnos más seguros, auténticos y suficientes; podremos recuperar el equilibrio de nuestro organismo. Porque muchos de estos síntomas son eso, síntomas; no enfermedades. Con esto no quiero decir que no existan las enfermedades ni que todo se limite al estrés, no estoy en absoluto de acuerdo con que a las personas se les digan esas frases invalidantes que escuchamos tanto: «todo está en tu cabeza», «no te pasa nada, todo es nervioso», «te salen bien las analíticas, todo es culpa de tu estrés». Una cosa es que el estrés crónico esté detrás de muchos desequilibrios de salud y otra muy distinta es que dichos desequilibrios no sean atendidos, se ignoren, se minimicen y, peor aún, se ridiculicen.

Busca la compañía de un profesional que vaya al origen de los desequilibrios para que los síntomas mejoren y, una vez que sientas alivio y mejore tu calidad de vida, aprovecha para ir más allá, pues quizá ese sea el momento de hacer cambios profundos para construir un proyecto de salud y bienestar realmente sostenible a largo plazo.

Me encantaría que después de leer este libro comprendieras que, sea cual sea tu estado de salud, puedes modificarlo con pequeños cambios sostenibles. Los mensajes al cerebro que consiguen reducir el cortisol deben ser contundentes, más que en intensidad, en sostenibilidad. Lo que hacemos un día o dos no cambia ni el primer cerebro (cerebro y sistema nervioso) ni el segundo cerebro (la microbiota intestinal).

El bienestar se consigue con un conjunto de pequeños gestos diarios, hábitos, rituales y prácticas positivas sencillas que puedas realizar cada día sin que te tome mucho tiempo ni te tengas que gastar dinero. Hemos de crear los mensajes correctos que llegarán al cerebro para que este, a su vez, desencadene una cascada antiinflamatoria donde hormonas, neurotransmisores, células, bacterias, neuronas y toda nuestra bioquímica trabaje a favor de tu bienestar. Si así nacemos (quienes tuvimos la fortuna de nacer sanos), y si para eso estamos diseñados, para estar sanos, ¿por qué no vamos a conseguirlo?

De lo que también estoy segura es de que de la salud emocional depende que podamos centrarnos en nosotros mismos, que podamos conectar con el autocuidado desde un lugar saludable y no obsesivo. No hace falta hacer todo lo que oímos, no es necesario comer perfecto, entrenar cada día, dormir sin falta las ocho horas, vivir libres de todos los tóxicos, etc. ¡Esto tampoco es sano! Lo importante es recuperar una forma de vida más coherente con nuestra naturaleza. Como seres que formamos parte de la naturaleza, estamos diseñados para vivir de acuerdo con los ritmos del día y de la noche; necesitamos agua, luz, sol, nutrientes, movimiento y descanso, y, además, como humanos necesitamos una tribu y un motivo que nos impulse a «hacer» cada día. Todo esto que suena tan básico cada vez nos parece más difícil: se ha vuelto un lujo tener un poco de tiempo hasta para comer, estar cerca de la naturaleza es un privilegio, exponernos a la luz es casi un milagro porque trabajamos encerrados con luz artificial, nos movemos poco... y por todo esto nos alejamos de la salud.

Antes de pasar a explorar las diferentes «caras del estrés», te hago esta tabla resumen de los principales síntomas del estrés agudo y crónico para que veas las diferencias entre ambas condiciones. ¿En qué lado estás tú?

	Estrés agudo	Estrés crónico
Ritmo cardiaco	Acelerado.	Persistente o desregulado.
Respiración	Acelerada.	Irregular o dificultosa.
Sudoración	Aumentada.	Alterada o excesiva.
Tensión muscular	Aumentada.	Contracturas y dolor.
Estado de alerta	Máxima atención.	Agotamiento mental.
Apetito	Disminuido.	Aumenta o se reduce.
Respuestas emocionales	Intensas (ira, miedo, etc.).	Apagadas o descontroladas.
Sueño	Normal.	Insomnio o sueño no reparador.
Dolores musculares	Tensional momentánea.	Dolor crónico, fibromialgia, fatiga crónica.
Problemas digestivos	Indigestión puntual, reflujo, acidez o diarrea ocasional.	Trastornos digestivos frecuentes (dolor, gastritis, úlceras, diarreas o estreñimiento crónico).

	Estrés agudo	Estrés crónico
Estado emocional	Nerviosismo, ansiedad momentánea, irritabilidad.	Ansiedad y/o depresión.
Sistema inmunitario	No afectado a corto plazo.	Debilitado: infecciones frecuentes, herpes, hongos vaginales, infecciones urinarias de repetición, resfriados continuos.
Peso corporal	Sin cambios.	Aumento o pérdida de peso.

Todos estos síntomas o alteraciones los podemos experimentar de forma progresiva, y antes de que aparezcan, seguramente notarás cambios más sutiles que te avisan de que las cosas no van muy bien en tu vida; que las emociones, el estrés, la vida rápida y el exceso de *inputs* de información están generando diferentes sensaciones que nos informan de que pueden aparecer desequilibrios.

Este tema lo ha estudiado la neurociencia y lo han denominado **marcadores somáticos**, un concepto que el neurocientífico António Damásio define como señales físicas que el cuerpo genera en respuesta a experiencias emocionales y que influyen en la toma de decisiones.

Según su teoría, estas señales actúan como una especie de «guía» emocional; es como si el cuerpo nos hablara de manera intuitiva. Y es que así lo hace, el problema es que no le hacemos caso.

Creo que este mecanismo también tiene nivel de superpoder, ya que nos ayuda a anticipar las consecuencias de nuestras acciones antes de que tomemos una decisión consciente.

Cuando una persona se enfrenta a una situación, su cuerpo reacciona generando sensaciones físicas como tensión muscular, aceleración del pulso o malestar estomacal. Estas respuestas se asocian con experiencias pasadas y actúan como marcadores «pista» que orientan nuestras elecciones, ayudándonos a evitar situaciones negativas o a acercarnos a las positivas. Es curioso que estas sensaciones se presentan en situaciones similares a lo largo de la vida. Por ejemplo, yo, cada vez que debo hablar en público tengo sudores, malestar estomacal y sensación de mareo. O hay quienes siempre que tienen que conducir o viajar en avión experimentan lo mismo u otros síntomas. Y esto nos está demostrando que nuestro cuerpo está conectado con nuestras emociones.

Según Damásio, si en el pasado una experiencia provocó estrés o miedo, solo pensar en una situación similar puede generar una sensación de incomodidad física. Este marcador somático funciona como una advertencia que influye en la decisión de evitar ese escenario. También puede avisarme de que tengo un conflicto que he de resolver, que quizá la experiencia pasada me está condicionando la vida y he de trabajar en ello.

Pero ¿y si no le hago caso a ese aviso de mi cuerpo? Si cada día me enfrento a algo que activa mi sistema nervioso y me hace sentir en un estado de alerta permanente que acaba generando los síntomas que ya hemos comentado, seguramente pasaría a un estado de estrés crónico.

Por el contrario, si una experiencia fue positiva, el cuerpo genera sensaciones agradables que nos motivan a repetirla. Así es como nuestro cerebro integra las emociones en el cuerpo, y este es el motivo por el que hemos de caminar hacia un estado de conexión mayor con nuestro cuerpo y no tanto con nuestra mente, porque la mente miente. Ya verás cómo lo hace, más delante te lo explicaré bien. De momento, sigamos aprendiendo cómo el cortisol afecta a las demás hormonas de nuestro cuerpo.

3
En el baile hormonal, el cortisol es el director de orquesta

Los humanos somos un sistema de interacciones muy complejo que quizá nunca llegue a comprenderse del todo. Y aunque todos los órganos de nuestro cuerpo son importantes, tenemos un órgano que, sin duda, es el gran protagonista: el cerebro. Para que te hagas una idea, te explicaré una teoría que, cuando la leí, me ayudó a entender mucho más y a comunicar mejor a mis pacientes el funcionamiento del cerebro y cómo el estrés, si se prolonga en el tiempo, afecta a la salud. Es la teoría del «cerebro egoísta», que fue desarrollada por el investigador y médico alemán Achim Peters, quien publicó sus ideas en varias revistas científicas y en su libro *The Selfish Brain: Stress and Eating Behaviour in Obesity* (2011). Según esta teoría, el cerebro actúa como un consumidor prioritario de energía, asegurándose de recibir siempre los recursos que necesita, incluso a expensas del resto del cuerpo. En momentos de estrés, esta demanda de energía aumenta, y se desencadena una serie de respuestas fisiológicas que buscan garantizar que la energía vaya al cerebro y así garantizar su supervivencia.

Uno de los principales mecanismos que el cerebro utiliza para gestionar estos recursos de energía es la activación del eje HHA, donde el cortisol juega un papel fundamental. El cortisol se comporta como el director de orquesta del sistema hormonal, coordinando las respuestas del organismo ante situaciones de estrés, regulando el metabolismo, la respuesta inmunitaria y la energía disponible. Cuando el cuerpo experimenta una situación de peligro o estrés prolongado, se activa el eje HHA, y el cortisol le hace esto a tu cuerpo:

- **Redistribuye la energía** desde órganos periféricos (como músculos o el sistema digestivo) hacia el cerebro.

- **Aumenta la liberación de glucosa** en sangre para garantizar un suministro constante al cerebro.

- **Suprime funciones secundarias** como la digestión, la reproducción o la respuesta inmunitaria para priorizar la supervivencia inmediata.

Por este motivo, les digo a mis pacientes que si están enfadados, si acaban de discutir, si están en medio de resolver un problema que les genera malestar y desgaste emocional, es mejor no comer. Ten por seguro que, si comes en ese estado, no solo vas a comer sin masticar y sin disfrutar, sino que te va a sentar mal, te quedarás hinchado, la digestión será pesada y larga, y después probablemente te costará ir al baño o irás a él corriendo con heces pastosas o diarrea. Esto no quiere decir que dejes de comer por largos periodos si el estrés se prolonga en el tiempo. Lo que digo es que debes comenzar a ser consciente de cómo te sientes antes de comer, y aunque la situación de estrés no esté resuelta, tú sí puedes elegir comer en un estado de calma: respirar profundo antes de comenzar a ingerir, ofrecer y agradecer tu comida, masticar con conciencia, visualizar cómo se convierte cada bocado en papilla gracias a tu saliva y masticación, y lanzarla al tubo digestivo de forma apta para que sea digerida. Otra opción es comer después, esperar a estar más tranquilo, y respetar y hacer respetar por otros tu hora de comer. Ahora bien, si me dices (como muchas veces me pasa) «Martha, yo no tengo tiempo ni para comer y menos hacer todo esto», entonces sinceramente creo que no ha llegado tu momento, creo que quien no puede hacer estos cambios sencillos no está preparado para un proceso de regulación que le devuelva el equilibrio de su salud. Y no lo digo como un juicio, lo digo porque también es válido que no sea tu momento para iniciar cambios. No todos estamos preparados, no todos nos sentimos en ese instante revelador en el que hemos hecho el clic. No siempre esto tan sencillo es fácil de encajar, y lo entiendo. Pero entonces no te propongas grandes objetivos porque solo acabarás frustrado y, al final, más estresado. Comienza cuando y por donde sientas que puedes hacerlo, sin que esto suponga presión para ti.

Muchos de mis pacientes han resuelto sus problemas digestivos modificando solo esto: escogiendo bien el momento, el lugar y las personas correctas a la hora de comer, optimizando la cantidad, mejorando el proceso de la masticación y aplazando la comida si hace falta porque el ayuno les ha beneficiado más que comer con prisas.

Otro ejemplo en el que vemos el cerebro egoísta en acción es la amenorrea en la mujer. Cuando hemos dejado de comer o estamos gastando demasiada energía —por ejemplo, si has comenzado a entrenar con más intensidad y a hacer una dieta más estricta en la que has reducido el aporte de energía, sobre todo de carbohidratos—, el cerebro se va a priorizar y, por consiguiente, el eje que controla las hormonas sexuales se va a frenar. En consecuencia, se detiene la ovulación y, por lo tanto, la menstruación. Las mujeres que han pasado por esto saben que hasta que no modulamos la intensidad del ejercicio y el ritmo de vida, y a la vez aumentamos el aporte de energía en la dieta, especialmente con grasas saludables y carbohidratos de calidad, no recuperamos el ciclo menstrual normal. ¡Imagina el poder que tiene el cortisol si le facilitamos el escenario para que haga de las suyas! Lo peor de todo es que nos cuesta mucho ver que estamos generando ese escenario. Nos cuesta aceptar que estamos estresados y también que estamos estresando mente y cuerpo sin darnos cuenta. Porque la falta de energía, de nutrientes, de sol, de hidratación, de descanso son también estresores para nuestro organismo que se suman a los estresores de la vida, del trabajo, de las relaciones. Esto lo explicaré en el capítulo sobre las caras del estrés, a ver si así te ayudo a identificarlo mejor.

En nuestro cuerpo, numerosas hormonas interactúan y se comunican a través de distintos ejes reguladores. Uno de los más conocidos es el **HHA**, que ya hemos explorado en profundidad. Pero no es el único: también está el **eje hipotálamo-hipófisis-gonadal** (HHG), responsable de conectar el hipotálamo y la hipófisis con las gónadas (ovarios y testículos), regulando la producción de hormonas sexuales esenciales para la fertilidad, el ciclo menstrual y otras funciones reproductivas. Este eje también se ve afectado en situaciones de estrés crónico, y ya he mencionado ejemplos en los que esto ocurre.

Ahora imaginemos el caso de una mujer que, en una época de mucho estrés, como puede ser la preparación de unas oposiciones, decide comenzar a entrenar de forma intensa para sobrellevar la presión. Pasa de correr cinco a diez kilómetros, y de entrenar dos días a la semana a hacerlo a diario. Aunque pueda parecer una buena estrategia para liberar tensiones, este aumento repentino de la intensidad puede convertirse en una nueva amenaza para su organismo. El cerebro, siempre atento a cualquier señal de peligro, interpretará este sobreentrenamiento como una situación de estrés adicional y activará sus sistemas de alarma. El cortisol y las catecolaminas acudirán al rescate, desencadenando toda la cascada de respuestas fisiológicas que ya conocemos.

Al principio, es posible que esta mujer sienta una mejora temporal debido a la liberación de endorfinas, pero si la demanda energética supera la capacidad de recuperación de su cuerpo, pronto aparecerán señales de desequilibrio. Entre los síntomas más comunes están los problemas digestivos, debido a que el cortisol inhibe las funciones que no son esenciales para la supervivencia inmediata, como la digestión. Además, en las mujeres, la inhibición prolongada del eje HHA puede alterar la producción hormonal, provocando irregularidades en la menstruación o incluso problemas de fertilidad. A esto se suman los cambios en el estado de ánimo y una disminución de la energía, ya que el organismo, al mantenerse en estado de alerta constante, agota sus recursos y dificulta mantener un equilibrio emocional estable.

Esta situación genera mucha confusión, ya que solemos pensar que cuanto más entrenamos, mejor será nuestra salud. Y, en efecto, el ejercicio físico es beneficioso, pero su intensidad debe regularse en función de la energía disponible. No se trata únicamente de lo que comemos, sino también de lo que gastamos en otras actividades, incluso si son mentales.

Por otro lado, esta teoría me ha ayudado a explicarme a mí y a mis pacientes el motivo por el cual nos bajan las defensas después de una época de estrés, después de correr una maratón o de un periodo de exámenes. O por qué nos salen herpes cuando sometemos el cuerpo a cambios bruscos de temperatura, por ejemplo, tras varias horas de sol en la playa o de mucho frío y sol en invierno o esquiando. Recuerda que el estrés también puede ser físico y existen estresores ambientales como el frío, el calor, el viento o la humedad.

Otro caso muy típico que me encuentro en la consulta son personas que aguantan mucha presión y estrés antes de irse de vacaciones, y justo cuando por fin cogen las maletas, de repente se enferman, se lesionan o se contagian de cualquier virus. No nos damos cuenta, hasta que esto pasa, del estrés que el cuerpo ha ido sosteniendo. El cerebro nos lo dio todo: nos dio concentración, foco, y nos ayudó a terminar y cumplir con nuestros compromisos. Pero, a cambio, dejó a nuestro sistema inmunitario y a otros procesos desprotegidos y sin recursos para hacerlo, porque cuando el cortisol tiene temas que atender, ¡no hay energía para nadie más!

Ahora quiero enfatizar en otros desequilibrios comunes que ocurren cuando el cortisol está elevado. Estos desequilibrios afectan a otras hormonas muy importantes que regulan el metabolismo y el equilibrio de la energía de nuestro cuerpo, como la **insulina**, encargada de controlar los niveles de glucosa en sangre; la **grelina**, conocida como la «hormona del hambre», que estimula el apetito, y la **leptina**, que envía señales de saciedad al cerebro para dejar de comer. Por supuesto, no podemos olvidar el papel fundamental de la **glándula tiroides**, productora de la hormona tiroidea, que influye en el metabolismo, el estado de ánimo y la energía, y que seguramente has escuchado mencionar o incluso te has tenido que tratar. Es tan importante el tema de la alimentación y el estrés crónico que le he dedicado un capítulo entero para explicar con más detalle e intentar convencerte de que dejes de pensar en hacer dietas y más dietas, y comiences a enfocarte en la regulación del cortisol, no solo para mantener o perder peso, sino como una estrategia que ayudará a regular todo el organismo.

Lo que más me gusta de mi trabajo es conectar emocionalmente con las personas y llegar a lugares donde ellos no se esperan. Que al final encuentren y sientan en mi consulta un sitio seguro para abrirse y compartir historias como la que voy a narrarte, que resumen todo lo que digo en este capítulo. Le doy las gracias de corazón a Vera por tomarse su tiempo para compartir este testimonio tan bonito con todos nosotros.

Vera: «Mi historia de enfermedad y recuperación»
A los veintiocho años, mi vida estaba completamente desbordada por el estrés. Lo supe mucho después, cuando comprendí hasta qué punto el cuerpo somatiza lo que la mente no es capaz de gestionar. Pero en aquel momento solo sentía un cansancio profundo, una fatiga que no se aliviaba con descanso, una angustia constante y una cadena interminable de problemas de salud.

Todo comenzó con una relación que me fue desgastando poco a poco. Venía de una ruptura reciente y conocí a alguien que, en ese momento, sentí que me daba lo que necesitaba: atención, compañía, una especie de refugio emocional. Pero pronto me vi atrapada en una dinámica que no entendía y en la que siempre me sentía culpable. Cada mirada, cada palabra, cada gesto mío parecía alimentar sus inseguridades. Me acusaba de no quererlo lo suficiente, de mirar a otros hombres, de ser la causa de todos sus miedos. Y yo, sin darme cuenta, empecé a cargar con esa responsabilidad. Intentaba demostrarle que lo quería, que no había motivos para su desconfianza, que podía hacer algo para que se sintiera mejor.

La relación se convirtió en un vaivén agotador de rupturas y reconciliaciones que duraron cinco años; entonces, mi cuerpo empezó a enviar señales de alerta. Caía enferma con una frecuencia alarmante: anginas recurrentes, ganglios inflamados,

herpes en los labios. En una de esas crisis, contraje mononucleosis y estuve semanas sin poder levantarme de la cama. Pero
no entendía el mensaje. Lo atribuía al azar, a un sistema inmunitario débil, a la mala suerte. No podía ver la relación entre mi
estado emocional y mi deterioro físico. Hasta que un día, después de la enésima ruptura, supe que no podía más. Me sentía
vacía, agotada, sin fuerzas para seguir en esa espiral. Pero salir
no fue fácil. A pesar de haber cortado la relación, él seguía in-
sistiendo, buscándome, llamándome, haciéndome sentir que
aún tenía poder sobre mí. Yo sabía que necesitaba distancia,
que si no me alejaba del todo, nunca terminaría de soltar el peso
de esa relación. Así que tomé la decisión de irme a otra ciudad,
donde tenía familia.

Lo que en principio iba a ser un viaje de dos semanas terminó convirtiéndose en un año de reconstrucción. Al principio, mi
forma de «desconectar» no fue la mejor. Salía con amigas, bebía más de la cuenta, intentaba distraerme como podía. Pero
mi cuerpo seguía deteriorándose. Perdí mucho peso sin darme
cuenta. Todo me sentaba mal, tenía molestias digestivas constantes. Me diagnosticaron colon irritable, aunque en el fondo
sabía que no era solo eso. Algo en mí no estaba bien. Poco después, lo que parecía un simple desajuste se convirtió en un problema mayor. Dejé de menstruar. Tenía veintinueve años y mi
ciclo desapareció por completo. No le di demasiada importancia al principio, creí que se regularía solo. Pero pasaron los
meses y nada. Los médicos lo llamaron amenorrea hipotalámica: mi cuerpo, en respuesta al estrés prolongado y al déficit energético, había apagado su función reproductiva. Mi cerebro había decidido que no era momento de traer vida al
mundo, porque ni siquiera tenía suficiente energía para sostener la mía. A esto se sumaron nuevos diagnósticos: candidiasis
intestinal, *Helicobacter pylori*, una infección de herpes zóster

que me dejó una marca en la pierna y, finalmente, colitis ulcerosa. Mi cuerpo estaba inflamado, agotado, incapaz de regularse por sí mismo. Pero fue en ese punto, en el fondo del pozo, cuando empecé a ver la luz. Me di cuenta de que no podía seguir viviendo desconectada de mi cuerpo, ignorando las señales que me enviaba. Fue entonces cuando comencé un proceso de sanación real. Busqué apoyo en la PNIE, en la osteopatía, en la acupuntura. Empecé a nutrirme de verdad, no solo con alimentos, sino con descanso, con exposición a la luz natural, con ritmos circadianos equilibrados. Aprendí a bajar el ritmo, a calmar mi sistema nervioso, a priorizarme. No fue un camino fácil ni rápido, pero poco a poco mi cuerpo empezó a responder. Y siete años después de haber perdido mi menstruación, mi ciclo volvió. Lo viví como un renacimiento, como la señal de que mi cuerpo, después de tanto, volvía a confiar en mí. Un año más tarde, de forma natural, sin tratamientos, sin hormonas, sin intervenciones, me quedé embarazada de mi hijo. Miro atrás y entiendo que todo lo que viví tenía un propósito. Que el estrés sostenido, la angustia emocional, la inflamación crónica y la enfermedad no fueron hechos aislados, sino piezas de un mismo puzle. Que la sanación no es solo cuestión de pastillas o diagnósticos médicos, sino de aprender a vivir de una manera que no nos enferme. Hoy, agradezco el camino recorrido. Agradezco a mi cuerpo por haberme hablado, aunque tardé en escucharlo. Y, sobre todo, agradezco haber aprendido que el estrés no es solo un estado mental, sino una fuerza capaz de alterar cada sistema del organismo. Pero también aprendí que, cuando le damos al cuerpo lo que necesita, tiene una increíble capacidad de volver al equilibrio. Y esa, quizá, sea la enseñanza más valiosa de toda esta historia.

La historia de Vera se parece a la de muchas mujeres y hombres que han vivido el estrés emocional en sus relaciones durante mucho tiempo, y aunque todas acaben diferente, con distintos diagnósticos, todas ellas guardan el mismo hilo conductor: someter el cuerpo a una privación de sus necesidades más básicas para volcar toda la energía y atención en las necesidades del otro (los otros). Al final, nuestro organismo, después de avisar de muchas formas sutiles (activando los marcadores somáticos) y al ser ignorado, acabará en la ruta del estrés crónico desencadenando todos los desequilibrios posibles hasta llamar tu atención por completo.

Veamos un resumen de los efectos principales del cortisol en las demás hormonas y sistemas que se quedan sin energía:

- **Hormonas y metabolismo:** Cuando el cortisol está alto, se altera la función de la insulina, una hormona encargada de llevar el azúcar de los alimentos a los músculos y otros tejidos para que sea utilizada como energía. En este estado, el cortisol puede bloquear parcialmente la acción de la insulina, generando un estado conocido como «**resistencia a la insulina**», en el cual los músculos y tejidos «cierran la puerta» a la glucosa. Esto provoca que el azúcar permanezca más tiempo en la sangre, obligando al páncreas a producir más insulina para intentar compensar. A la larga, esta resistencia a la insulina puede llevarnos a la **diabetes tipo 2** y otras enfermedades. Además, este estado genera un proceso inflamatorio de bajo grado constante, que afecta a todo el organismo y aumenta la producción de radicales libres descontrolados que oxidan nuestro cuerpo, dañando nuestras células, lo cual puede producir cáncer y enfermedades cardiovasculares y neurodegenerativas.

- **Aumento de la grasa abdominal:** El exceso de cortisol favorece el depósito de grasa en la zona abdominal. Esta grasa llamada grasa visceral eleva el riesgo de enfermedad cardiovascular, hipertensión y **síndrome metabólico,** un conjunto de problemas de salud que ocurren al mismo tiempo y aumentan el riesgo de enfermedades. Incluye un exceso de grasa visceral, hipertensión, niveles altos de azúcar en sangre, colesterol (HDL) bajo y triglicéridos altos.

- **Función tiroidea:** El cortisol puede alterar la función de la tiroides porque afecta a la conversión de la hormona tiroidea T4 en T3, que es su forma activa. Además, puede favorecer la inflamación de la glándula tiroides acabando con nódulos o convirtiéndose en hipotiroidismo autoinmune de Hashimoto. Esta condición cada vez más frecuente, especialmente entre las mujeres, produce cansancio, caída de pelo, piel seca, estreñimiento, frío, ansiedad, depresión, metabolismo lento con dificultad para perder peso y otros síntomas indeseables. Como en todos los procesos autoinmunes, el sistema inmunitario y la microbiota intestinal presentan desequilibrios que pueden ser también impulsados por el estrés. Siempre que pregunto a mis pacientes con Hashimoto cuándo comenzaron los síntomas o cuándo recibieron el diagnóstico, me cuentan que fue en momentos de estrés intenso, y esto también pasa con la mayoría de los casos de pacientes con otras enfermedades autoinmunes como la enfermedad inflamatoria intestinal (Crohn y colitis ulcerosa), el lupus, la esclerosis múltiple o la artritis reumatoide, entre otras.

- **Sistema cardiovascular:** El cortisol elevado durante mucho tiempo acaba aumentando la contracción de los vasos sanguíneos y la frecuencia cardiaca. Con el tiempo, esto puede desencadenar hipertensión arterial y un mayor riesgo de enfermedades del corazón.

- **Sistema digestivo:** Se ve afectado por el estrés crónico de varias formas. Primero, influyendo en la motilidad y absorción de nutrientes, pues los niveles altos de cortisol alteran los movimientos intestinales, haciéndolos más rápidos o más lentos, y afecta a la secreción de jugos gástricos y enzimas digestivas, lo que puede desencadenar síntomas como diarrea o estreñimiento y contribuir a trastornos como el síndrome del intestino irritable o el síndrome de sobrecrecimiento bacteriano (SIBO). Segundo, afectando a la salud de las mucosas, ya que la inflamación y las malas digestiones pueden inducir gastritis, esofagitis, duodenitis o colitis; todas estas son inflamaciones de la mucosa a lo largo del tubo digestivo que pueden provocar dolor, hinchazón y otras molestias digestivas. Tercero, alterando la composición y diversidad de la microbiota intestinal, impactando en la absorción de nutrientes, la función inmune intestinal, la protección frente a patógenos y aumentando la permeabilidad intestinal, una condición que incrementa el riesgo de enfermedades inflamatorias, alergias y autoinmunidad.

- **Sistema inmunitario:** El cortisol regula la respuesta inmune y, en dosis adecuadas, ayuda a controlar la inflamación. Sin embargo, si permanece alto durante mucho tiempo, puede frenar el sistema inmunitario, favoreciendo infecciones y dificultando la recuperación de enfermedades e inflamaciones, pues el estrés crónico puede alterar la producción de citoquinas proinflamatorias, que son células mensajeras que aumentan nuestra susceptibilidad a trastornos autoinmunes o empeoran los existentes.

- **Melatonina:** El estrés crónico puede reducir la producción de melatonina, la hormona que regula el sueño, dificultando así la conciliación (te quedarás dormido muy tarde) y la calidad del sueño (te despertarás de madrugada).

- **Hormona del crecimiento (GH):** El estrés crónico puede inhibir la secreción de la hormona del crecimiento, esencial para el desarrollo y la reparación de tejidos, afectando al crecimiento en niños y la regeneración celular en adultos.

- **Prolactina:** El estrés crónico puede aumentar los niveles de prolactina, una hormona que influye en la lactancia y la función reproductiva, pero que, si aumenta en otros momentos de la vida, puede provocar disfunciones menstruales en mujeres y disminución de la libido en ambos sexos.

- **Sistema nervioso:** Un exceso de cortisol puede reducir la zona del cerebro que se encarga de la memoria y el aprendizaje. También afecta a otra zona llamada corteza prefrontal, que se encarga de la capacidad de tomar decisiones y de la regulación emocional, así que nos costará más tomar decisiones, sentiremos impulsividad y reaccionaremos de forma exagerada ante pequeños estímulos. Muchas personas describen esto como «estoy superirritable, con cualquier cosa me altero más de la cuenta, y mi pareja y mis hijos lo notan y me lo dicen», o «no sé qué me pasa que no retengo nada, tengo la cabeza nublada y se me olvida todo».

Relación entre el cortisol y las hormonas sexuales

En las mujeres, los niveles elevados de cortisol pueden reducir la producción de estrógeno, lo que provoca síntomas de desequilibrio hormonal. Sin embargo, esta relación es bidireccional: el estrógeno circulante también puede aumentar los niveles de cortisol, intensificando los efectos del estrés.

Además, tanto el cortisol como los estrógenos son metabolizados por algunas de las mismas enzimas hepáticas. Cuando hay niveles elevados de cortisol, estas enzimas pueden estar más ocupadas procesando el cortisol, lo que retrasa el metabolismo de los estrógenos o altera el equilibrio entre sus formas activas e inactivas.

Este fenómeno puede causar una reducción en los efectos fisiológicos de los estrógenos, ya que su concentración efectiva en el cuerpo disminuye.

Dicho desequilibrio puede manifestarse a través de síntomas como:

- Periodos menstruales irregulares, abundantes o ausentes.

- Pérdida o debilitamiento del cabello.

- Dolor durante las relaciones sexuales debido a la sequedad vaginal.

- Aumento de peso, especialmente en la zona abdominal.

- Sudores nocturnos y sofocos.

- Aparición de marcas o manchas oscuras en la piel, especialmente en los pliegues del cuello, la ingle o debajo de los senos.

- Acné en la cara, en el pecho o en la parte superior de la espalda.

• Crecimiento excesivo de vello facial o corporal, especialmente en el mentón.

Estrés, cortisol y menopausia

Durante la etapa perimenopáusica y menopáusica, muchas mujeres experimentan una amplificación de los desequilibrios de salud que han acumulado a lo largo de su vida, lo que puede hacer que los síntomas propios de esta transición hormonal sean más intensos y difíciles de manejar. Si antes tenían problemas de sueño, es probable que durante la menopausia el insomnio o los despertares nocturnos se intensifiquen. Si anteriormente tuvieron desequilibrios hormonales, como menstruaciones abundantes y dolorosas, miomas uterinos, endometriosis o síndrome de ovario poliquístico (SOP), pueden tener síntomas más intensos debido a la reducción natural de estrógenos, progesterona y testosterona que caracteriza esta etapa. Además, quienes han luchado con problemas de peso a lo largo de su vida pueden notar que controlar este aspecto se vuelve aún más difícil.

Sin embargo, uno de los factores que más influye en la intensidad de estos síntomas es el estrés crónico y, en particular, el papel del cortisol. Durante la menopausia, los niveles elevados de cortisol pueden desestabilizar todavía más el delicado equilibrio hormonal. Por ejemplo, el cortisol alto puede interferir con la producción y la acción de los estrógenos, reduciendo su biodisponibilidad y desencadenando síntomas como los sofocos, la sequedad vaginal y los cambios de humor. Además, este exceso de cortisol puede inhibir la síntesis de progesterona, agravando el insomnio, la ansiedad y la irritabilidad. En el caso de la testosterona, el cortisol elevado puede reducir su producción, afectando a la libido y la masa muscular, lo que contribuye al aumento de la grasa abdominal y la pérdida de fuerza física.

Uno de los principales mecanismos por los que el cortisol influye en los estrógenos ocurre en el hígado, donde se metabolizan estas hormonas. Los niveles elevados de cortisol pueden acelerar la actividad de enzimas hepáticas como el citocromo P450 (especialmente la CYP3A4), responsable de transformar los estrógenos activos en metabolitos menos potentes. Este proceso reduce la cantidad de estrógenos disponibles en el cuerpo, agravando síntomas como los sofocos, la sequedad vaginal y los trastornos del sueño debido a que, en situaciones de estrés elevado, la prioridad del organismo será la gestión del cortisol, dejando a los estrógenos en desventaja.

Esta interacción entre el cortisol y las hormonas sexuales no solo afecta a los síntomas físicos, sino también al bienestar emocional y cognitivo. El estrés crónico y los niveles elevados de cortisol pueden agravar condiciones como la ansiedad, la depresión y los problemas de memoria que a menudo acompañan a la menopausia. A nivel metabólico, el cortisol alto y los estrógenos bajos favorecen la acumulación de grasa visceral y dificultan la pérdida de peso, lo que puede aumentar el riesgo de desarrollar enfermedades cardiovasculares y metabólicas. Así que tener control sobre el cortisol nos ayudará a mejorar los efectos de la falta de estrógenos.

Por todo ello, es esencial abordar los desequilibrios hormonales y gestionar los niveles de cortisol antes y durante la menopausia para minimizar el impacto de esta transición. Mi recomendación es equilibrar el cortisol antes que tomar cualquier otra hormona, ya que el cortisol, la hormona que lo cambia todo, va a crear interferencias incluso si estás tomando tratamientos para la menopausia.

Síntomas del desequilibrio entre el cortisol y las hormonas sexuales durante la menopausia

- **Fatiga crónica:** Cansancio persistente que no mejora con el descanso.

- **Intolerancia al frío:** Sensación constante de frío debido al metabolismo lento o a desequilibrios en la glándula tiroides.

- **Pérdida de masa muscular:** Disminución de la fuerza y el volumen muscular, acompañada de mayor dificultad para mantener el tono físico.

- **Dolores articulares y musculares:** Rigidez, inflamación y molestias frecuentes debido al efecto inflamatorio del cortisol elevado y la reducción de estrógenos.

- **Piel seca y pérdida de elasticidad:** Reducción de la hidratación y la firmeza de la piel, lo que favorece la aparición de arrugas y flacidez.

- **Adelgazamiento de la piel y caída del cabello:** La disminución de estrógenos afecta a la regeneración celular, provocando una piel más fina y frágil, así como una mayor caída y debilitamiento del cabello.

Creo que con toda esta información es suficiente para entender los daños que puede producir el exceso de cortisol en el cuerpo y comprender el título de este libro: *Cortisol: la hormona que lo cambia todo.* Y más que alarmar, lo que quiero es reflexionar sobre cuántas veces hemos pasado por alto el estrés o no le hemos dado la importancia que tiene, ni hemos hecho nada por resolverlo o por reducir su impacto en nuestra salud. En vez de eso, nuestra tendencia es preocuparnos por sus efectos, por lo que acabamos inmersos en múltiples tratamientos, tomando muchas pastillas, ya sean fármacos o remedios naturales, durante meses, años o de por vida. Me gustaría que, después de reconocer todo el impacto del cortisol en el cuerpo y que posiblemente tus problemas de salud tengan este enemigo detrás saboteando, te centres no solo en mejorar tus síntomas, sino en buscar apoyo para reducir el cortisol de una manera sostenible. Esto no solo significa tomar pastillas para reducirlo, sino comenzar un plan que te ayude a controlar y gestionar los estresores más importantes de tu vida para que, aunque las cosas no te vayan bien, puedas vivir lo mejor posible.

En el siguiente capítulo quiero hablar sobre las diferentes caras que tiene el estrés para que te identifiques con alguno o algunos de los tipos de factores estresantes que pueden desencadenar una respuesta crónica de alerta, y luego veremos cómo podemos trabajar para reducirlos.

4

«Pero ¡si soy un yogui!»
No te engañes, el estrés tiene muchas caras

Cuando les pregunto a mis pacientes sobre su nivel de estrés, su respuesta inmediata suele estar relacionada con el trabajo. Pero, en realidad, lo que están valorando inicialmente es la calidad de su relación laboral. Si bien esto es completamente válido, porque el trabajo suele ser uno de los factores más estresantes de la vida (ya viste que nos puede llevar a un *burnout*), muchas veces las personas focalizan toda su percepción del estrés en este único punto, sin considerar otros factores que tienen la misma o incluso más importancia. Más allá del trabajo, existen muchas otras fuentes de estrés que las personas no identifican con facilidad porque, al prolongarse en el tiempo, se acaban normalizado.

El estrés no es solo la sensación de estar agobiado por tener demasiadas responsabilidades o por un problema puntual. De hecho, puede manifestarse de numerosas formas, algunas evidentes y otras más sutiles, pero todas con el potencial de activar una respuesta de alerta en nuestro cerebro que cambia la química de todo el cuerpo de una manera muchas veces silenciosa.

El cerebro no distingue entre estresores. Algunos son evidentes, como preparar unas oposiciones, tener largas jornadas de trabajo, soportar muchas responsabilidades, tener equipo a cargo, cuidar de los hijos, llevar la carga de la casa y trabajar fuera al mismo tiempo; y otros son menos evidentes, pues son parte del discurso interno, como la necesidad de controlarlo todo, la autoexigencia, el perfeccionismo, la preocupación constante por hacerlo todo superbién, superar las expectativas, las comparaciones o el miedo inconsciente al fracaso. De hecho, la búsqueda excesiva del bienestar, cuando se convierte en una obsesión, puede ser en sí misma una fuente de estrés. La rigidez en la alimentación, la necesidad de controlar cada aspecto de la vida o la presión por mantener una mentalidad «positiva» en todo momento pueden activar el mismo eje de estrés, tal como lo hace el trabajo excesivo o la falta de descanso. Pero existen otros estresores aún más básicos, comunes a todos como sociedad y, por desgracia, altamente ignorados. Te explico.

Los grandes estresores ignorados que desestabilizan tu organismo

Existen estresores silenciosos que, aunque a menudo pasamos por alto, generan enormes desequilibrios en nuestro organismo. Como seres vivos, los humanos tenemos necesidades básicas que, si no se satisfacen, desencadenan estrés fisiológico.

Piensa en una planta: si no recibe suficiente luz solar, agua o nutrientes adecuados, sufre, se debilita y, finalmente, muere. Su estado de estrés es visible en sus hojas marchitas, su fragilidad y su incapacidad para crecer. Lo mismo ocurre con nuestro cuerpo: privarlo de los elementos esenciales para la supervivencia es una de las mayores formas de estrés que puede experimentar.

Los seres humanos, al igual que los animales y las plantas, para mantenernos sanos y equilibrados necesitamos como mínimo agua, luz solar, movimiento, nutrientes y descanso. Sin embargo, vivimos en una sociedad que ignora sistemáticamente estas necesidades:

• Apenas nos exponemos al sol, lo que nos lleva a un déficit de vitamina D.

• Dormimos poco y mal, afectando a nuestra regulación hormonal y salud mental.

• Nos alimentamos de manera deficiente, y esto nos convierte en sobrealimentados pero malnutridos (comiendo mucho y mal).

• Nos movemos poco, generando disfunciones metabólicas y musculares.

• No nos hidratamos correctamente, lo que altera la función celular y la energía vital.

Hablo de sociedad porque hay factores estructurales que nos empujan a este estilo de vida infrahumano: jornadas laborales interminables, ciudades que limitan el contacto con la naturaleza, falta de espacios para comer al aire libre, contaminación, agua embotellada en envases que contaminan el cuerpo y el planeta, y un mercado laboral y de vivienda que nos roba el sueño. Todo esto supone un estrés real y que conduce a la enfermedad, pero este discurso se oye poco en el Parlamento.

Es urgente reflexionar sobre la desadaptación de nuestra especie a su entorno natural y, tanto de forma individual como colectiva, debemos promover un modo de vida más alineado con nuestras necesidades biológicas, emocionales y psicológicas. En un mundo dominado por el estrés crónico, la desconexión con la naturaleza y los ritmos biológicos alterados, es esencial replantearnos nuestros hábitos para recuperar el equilibrio perdido.

Al mismo tiempo, esta sociedad esnobista y esclava de las redes sociales que nos priva de nuestras necesidades más básicas nos impone un modelo artificial de bienestar: nos exige apuntarnos al gimnasio, consumir bebidas sofisticadas y *superfoods*, comprar cremas solares, dormir en colchones de alta tecnología..., una lista interminable de reglas supuestamente saludables que, lejos de acercarnos al bienestar, nos alejan de él. ¿Por qué? Porque transforman la salud en un estándar inalcanzable, haciéndonos sentir insuficientes si no seguimos cada una de estas tendencias. El resultado: nos abruma la sensación de no estar «a la altura» y, en lugar de fortalecer nuestro autocuidado, terminamos renunciando a él. La salud no debería ser un lujo, ni una carrera de consumo. Es momento de volver a lo esencial y recuperar lo que realmente nos equilibra.

Si fuéramos animales en su hábitat natural, nunca viviríamos así. Un animal no se plantea ignorar su necesidad de moverse, descansar o alimentarse bien. Lo hace instintivamente porque sabe que de ello depende su supervivencia. Pero ¿estamos respetando las necesidades básicas de nuestro cuerpo o lo estamos sometiendo a un estrés innecesario?

En la segunda parte del libro te compartiré los consejos más básicos y otros un poco más elaborados para comenzar un plan de adaptación, para que elimines el mayor número de estresores que te sea posible cambiando tus rutinas, mejorando tus hábitos, creando tus propios rituales de readaptación.

En este capítulo exploraremos las diferentes caras del estrés, aquellas evidentes, las que pasan desapercibidas y las que nos condicionaron la vida. Desde el estrés emocional hasta el metabólico, pasando por el impacto de traumas no resueltos y la sobrecarga de información, veremos cómo el cuerpo responde a estos estímulos y qué señales nos envía para advertirnos de que algo no está en equilibrio. Porque ser un yogui, comer sano o meditar no te hace inmune al estrés si tu mente y tu cuerpo siguen en un estado de alerta constante.

Además de la dificultad de ser realmente conscientes de nuestro estrés, también nos cuesta identificar los factores que nos han llevado —y nos mantienen— en un estado de alerta constante. A menudo, caemos en la creencia de que no podemos hacer más o, peor aún, normalizamos el estado de hiperactivación, convenciéndonos de que es nuestra forma natural de vivir.

En consulta, escucho cada día frases como:

- «Yo nací estresado, no me hace falta que me estresen, ya me estreso yo solo».

- «Necesito tenerlo todo bajo control; si no es así, me estreso más».

- «Me levanto corriendo para ir a trabajar, no tengo tiempo para todo esto».

- «Yo el estrés ya me lo gestiono, voy a yoga una vez a la semana».

- «A mí lo que más me estresa es encontrarme mal y no poder hacer todo lo que tengo que hacer».

Estas frases suelen venir de personas con un alto nivel de autoexigencia que sufren estrés crónico, sienten el miedo a cometer errores y suelen esperar la aprobación de los demás antes que la propia. Pueden ser perfeccionistas, controladores y tener una mayor tendencia a la autocrítica. Suelen tener dificultades para disfrutar de los placeres de la vida debido a que están focalizados en los logros y ser mejores cada día. Pero, claro, vivir así durante años es insostenible, y muchos de ellos acaban en *burnout* y se siguen «arrastrando» agotados, posiblemente sin dormir bien o lo suficiente.

El doctor Gabor Maté, reconocido médico y autor de varios libros, ha investigado profundamente la conexión entre el estrés crónico, la autoexigencia y la aparición de enfermedades, y argumenta que la represión emocional y la necesidad constante de aprobación pueden conducir a un desgaste físico y mental significativo. Estas personas, a menudo perfeccionistas y controladoras, tienden a priorizar las expectativas externas sobre sus propias necesidades, lo que puede resultar en un estado de agotamiento crónico o *burnout*. Según Maté, este estado se desarrolla frecuentemente en la infancia y, si no se aborda, puede tener consecuencias graves para la salud a largo plazo. También insiste en que la autoexigencia extrema y la incapacidad para establecer límites saludables pueden debilitar el sistema inmunitario, haciéndonos más susceptibles a diversas enfermedades.

Algo que he aprendido de mi propia experiencia (personal y de muchos de mis pacientes), y que después comprobé leyendo y escuchando al doctor Maté, es que la supresión de nuestras propias necesidades y la falta de expresión emocional genuina, el vivir lejos de quienes realmente somos, no ser auténticos, tener que «parecer» y no ser nosotros mismos continuamente por miedo al rechazo es un escenario que favorece el desarrollo de enfermedades crónicas. Por lo tanto, es crucial reconocer y modificar estos patrones de comportamiento para prevenir el agotamiento y promover una salud integral. Vivir complaciendo a los demás antes que a nosotros mismos nos desconecta de nosotros, al punto de empatizar más con el dolor y las necesidades ajenas que con las propias, haciendo de todo para todos, y sin apenas ser conscientes de ello. Esta situación provocará cambios en nuestro organismo contra los que lucharemos no desde la compasión y la amabilidad, sino desde la rabia, el miedo y la frustración, por nuestra propia cuenta, sin ayuda, sin apoyo, como estamos acostumbrados a hacerlo: solos.

Los traumas y la autoexigencia se disfrazan de éxito y filantropía

Desde niña tuve que resolver muchas cosas sola y aprendí muy temprano que no podía contar con nadie, que los demás necesitaban mi ayuda y no al revés. Me convertí en una *superwoman* autosuficiente, capaz con todo. Tuve las mejores notas en el cole, matrículas de honor en la universidad, título profesional a los veintiún años, empresa propia a los veintitrés, cargos de responsabilidad en multinacionales hasta los treinta años, y así un cúmulo de logros y reconocimientos que, lentamente, me fueron alejando de mí misma y de mis sensaciones. Desde muy pequeña había tenido síntomas de varios desequilibrios en los sistemas digestivo, hormonal e inmunitario; pero solo en la edad adulta, hace relativamente poco, fue cuando pude conectarlo todo y entender el verdadero proceso. Pensaba que si no lo daba todo en todos los ámbitos de mi vida, no sería visible, no valdría como persona, no me querrían, me rechazarían y me dejarían de lado. Dicen los expertos que las personas con estas heridas emocionales poseemos más sensibilidad y empatía. Yo tengo la suerte de ponerla al servicio de las personas, aunque cada vez de una manera más compasiva y amorosa conmigo misma, sin pretender ser la salvadora de nadie (como hacía antes), sin querer ayudar por miedo a no ser suficiente, sino desde un lugar más sano y positivo para mí. Este proceso me ha ayudado a poner límites saludables en el trabajo, a la familia y las personas que, a lo largo de mi vida, han malinterpretado mi forma de acompañar, estar, dar y querer, y pensaron que podían sacar un poco (o mucha) ventaja. Al final, exigimos más a quienes más nos dan. ¿Tienes la sensación de que, si no sigues dando mucho, al ritmo de siempre, los demás te juzgan o tienden a invalidar tus emociones? No te preocupes, así es, y es parte del proceso, ellos también necesitan el suyo...

Las personas autoexigentes suelen vincular su valor personal con su desempeño y logros, lo que puede afectar negativamente a la autoestima. El miedo a no ser válidos, queridos o aceptados impulsa una autoexigencia desmedida que, con el tiempo, puede derivar en frustración, ansiedad y depresión. Este perfil se caracteriza por la dificultad para pedir ayuda, una necesidad de control constante, desconfianza hacia los demás, resistencia a delegar tareas, preferencia por pautas estrictas, tendencia a acumular dudas y facilidad para frustrarse, lo que también puede afectar incluso a la respuesta a los tratamientos.

Por otro lado, algunas personas, incluso a pesar de haber vivido situaciones difíciles y haber experimentado altos niveles de estrés, tienen otra forma de enfrentarse al mundo y quizá una habilidad natural para mantener el equilibrio. Las personas con esta actitud suelen haber aprendido a reconocer y expresar sus emociones sin sentirse culpables. La capacidad de soltar el control, delegar tareas y pedir ayuda favorece tanto la salud mental como la física, permitiendo una mejor respuesta al estrés y una recuperación más rápida.

No me gustan las comparaciones y menos las etiquetas, pero a veces verlo así nos ayuda a entender que es posible sentir, pensar y actuar de otra manera, y que esta coherencia entre estas tres palabras que definen nuestra existencia puede ser la clave para vivir en armonía.

Características	Personalidad equilibrada	Personalidad autoexigente
Adaptación al cambio	Se adapta con facilidad y acepta la incertidumbre.	Tiene dificultades para adaptarse a lo inesperado, necesita control.
Confianza y delegación	Confía en los demás y delega tareas sin culpa.	Desconfía de otras personas y prefiere hacerlo todo solo.
Toma de decisiones	Decide con agilidad y sin exceso de dudas.	Se paraliza ante las decisiones por miedo al error.
Establecimiento de límites	Pone límites claros, prioriza sus necesidades sin culpa.	Le cuesta decir «no» y prioriza las expectativas ajenas.
Gestión del tiempo	Reserva tiempo para sí mismo y equilibra sus responsabilidades.	Vive saturado de tareas, sin espacio para el descanso.
Relación con el error	Ve los errores como oportunidades de aprendizaje.	Se autocritica severamente ante los errores.
Manejo de los problemas	Relativiza los problemas y busca soluciones con calma.	Se frustra con facilidad y magnifica los problemas.
Relaciones personales	Se rodea de personas que lo apoyan y construye vínculos genuinos.	Mantiene relaciones basadas en la necesidad de aprobación.

Características	Personalidad equilibrada	Personalidad autoexigente
Conexión emocional	Expresa sus emociones y reconoce sus límites emocionales.	Reprime sus emociones para cumplir con las expectativas.
Autovaloración	Se valora por quien es, no solo por sus logros.	Vincula su valor personal con su rendimiento y logros.
Gestión del estrés	Mantiene el estrés bajo control mediante la autocompasión y la flexibilidad.	Vive en un estado constante de estrés y autoexigencia.
Respuesta a tratamientos y cambios	Responde rápida y eficazmente a los tratamientos.	Responde con lentitud, debido a la tensión y el desgaste acumulado.
Impacto en la salud	Mantiene un sistema inmunitario más fuerte y presenta menor riesgo de enfermedades.	Mayor riesgo de enfermedades debido al estrés crónico.

Esta comparación resalta la importancia de desarrollar habilidades emocionales y relacionales para mantener el bienestar, alineándose con la idea de Maté de que la salud integral depende de vivir de acuerdo con las propias necesidades y límites emocionales.

Curiosamente, he observado en la consulta que las personas que tienen un mejor equilibrio en su vida, incluso con una vida cargada de retos, tienen un organismo que responde mejor y más rápido a los tratamientos. Quizá la flexibilidad, la confianza y la capacidad de soltar el control les ayuda no solo en su salud mental, sino también a encajar con mayor rapidez el bienestar físico.

Debería ser una prioridad descubrir y trabajar en los motivos que te han llevado a ser una persona tan exigente contigo mismo y tan flexible con los demás, para que tengas más y mejores herramientas que te ayuden a poner límites en tu vida; para que puedas elegir mejor a tu pareja, tu trabajo y tus amigos; para que con lo que tengas te apañes mejor; para que, a pesar de las circunstancias, puedas sentir que tú también te lo mereces todo y te abras a recibirlo, y, por último, para que puedas confiar cada día más en ti, para que seas tú mismo y dejes salir todo el brillo de tu autenticidad como el ser único y maravilloso que eres.

Todo esto no se consigue solo leyendo y siguiendo consejos de los expertos en las redes sociales, y menos tomando infusiones relajantes. Esto es un trabajo personal que requiere apoyo profesional y yo te animo a hacerlo, a que no pierdas el tiempo y no retrases más el proyecto más importante de tu vida: recuperar tu salud emocional, que es lo mismo que recuperarte a ti mismo.

Obviamente, si te apañas bien en la vida con lo que tienes y no te sientes desbordado, ansioso, irritable; si te sientes a gusto con lo que tienes y has podido encontrar un equilibrio que te permite lidiar con las situaciones estresantes sin perder la paz interna ni el sueño; si sientes que el estrés en tu vida no tiene el control de tu mente ni te afecta al organismo de la forma en que he estado explicando, entonces no hace falta que hagas nada más. Tampoco hace falta ir al psicólogo cada vez que tenemos una situación difícil por resolver.

Yo me refiero a que a veces creemos que estar así, al límite, es lo normal, pensamos que todo el mundo siente miedo constantemente, que preocuparnos en exceso por todo es solo un rasgo de la personalidad, que tener pensamientos en bucle y quedarnos hasta tarde rumiando los problemas es parte de la vida. Normalizamos no tener tiempo para nosotros, nos parece incluso un acto heroico el llegar a todo a costa de nuestra salud pensando que eso tiene recompensas; nos entregamos sin medida al trabajo, a las relaciones y a la responsabilidad con todo y con todos a cambio de un poco de cariño y reconocimiento. ¿De dónde viene todo esto? ¿Por qué me esfuerzo tanto a cambio de nada? ¿Merece la pena dejarme la salud preocupándome así por todo y por todos? ¿Por qué me cuesta tanto cuidarme y no me cuesta nada cuidar de los demás? Responder a todas estas preguntas puede ser un proceso muy bonito, aunque a veces duela un poco y no se hace solo, sino de la mano de un profesional.

No te imaginas la cantidad de personas que he derivado a terapia con mis psicólogos de confianza y que han cambiado su vida. A ellos les doy gracias infinitas por confiar en mí, por abrir su corazón y compartir conmigo su sufrimiento interno. Les agradezco el aceptar salir de mi consulta sin una dieta, sin un papel lleno de recomendaciones y pastillas; el asumir el compromiso con ellos mismos y comenzar un camino que ponga el foco en sí mismos. Gracias también a mis psicólogos de cabecera y a mis guías por acogerlos y sostenerlos; luego yo he podido avanzar con ellos trabajando en los desequilibrios de su organismo, he podido transmitir las rutinas y rituales diarios que les ayudarán a recuperar la salud. ¿Te das cuenta? Un sistema nervioso alterado no puede autorregularse ni recuperar el equilibrio por sí mismo. Cuando estamos en un estado de estrés constante, el sistema nervioso se siente amenazado, y es muy difícil entrar en el modo de calma y regeneración. Para realizar actividades saludables, como cocinar, comer, entrenar, leer, meditar, etc., es necesario que el sistema nervioso esté en equilibrio. Y al mismo tiempo, estas acciones reforzarán ese estado de calma, creando un circuito positivo que favorece la salud.

No obstante, hay algo que tengo clarísimo: un cuerpo en desequilibrio tampoco permite una mente en calma. Así que esto va de hacer un trabajo en equipo, de forma paralela, paso a paso y con mucha empatía, paciencia y compasión. Obviamente, el mayor porcentaje de personas que vienen a la consulta tienen el perfil autoexigente, y tienen más prisa de lo normal por resolver sus desequilibrios físicos «lo antes posible» para poder mantener su ritmo de vida acelerado y exigente. Quizá no te has dado cuenta cuándo y cómo comenzó ese estado de alerta en tu mente y cuerpo. Para muchas personas es difícil reconocer los eventos vitales que condicionaron su salud emocional. Así que voy a explicar eventos de la vida que pueden desencadenar un estado de alerta crónico y, por lo tanto, niveles elevados de cortisol durante mucho tiempo.

A continuación, exploraremos los diferentes tipos de factores estresantes para que puedas identificar cuál o cuáles podrían estar afectándote y, posteriormente, veremos estrategias para gestionarlos de manera efectiva.

Tipos de estrés, ¿cuál es el tuyo?

Los estresores pueden afectar a nuestra salud física y emocional, y a menudo los normalizamos hasta que su impacto se vuelve evidente. Es importante identificarlos para poder gestionarlos adecuadamente, pero sobre todo ser conscientes de que vivir así no solo no es normal, es antinatural, y todo esto también puede ser el origen del estrés crónico o las causas que lo perpetren. Fíjate en esta lista y reflexiona sobre los estresores que están presentes en la actualidad en tu vida.

El estrés físico

Estos estresores afectan al cuerpo debido a excesos o deficiencias, alterando nuestro estado de ánimo, pues son contrarios a nuestras necesidades naturales. Aunque no los deseamos, a menudo los normalizamos, lo que genera impotencia, rabia y frustración. Estos estresores no son tan obvios porque desafortunadamente nos hemos acostumbrado a ellos: comprar cualquier cosa para desayunar de camino al trabajo, comer con prisas y no tener tiempo para hacer la cena es más común de lo que nos gustaría, y la alimentación es un gran pilar de nuestra salud, pero no el único. Veamos todo lo que puede estresarnos físicamente haciendo que, de manera silenciosa, el cuerpo se desgaste y nuestro cerebro viva en alerta constante:

- **Falta de sueño o descanso inadecuado:** Trabajar por turnos, sufrir insomnio, descansar poco durante el día, no hacer pausas por el sentimiento de culpa o por la presión laboral o propia, trabajar hasta tarde, madrugar mucho para cumplir con obligaciones, adelantar tareas por ansiedad de rendimiento, alteraciones del sueño en el embarazo, posparto y crianza.

- **Exceso o falta de ejercicio:** Entrenar todos los días sin descanso, prepararse para maratones o competiciones sin periodos de recuperación, pasar muchas horas sentado, no realizar ningún tipo de actividad física, caminar menos de cinco mil pasos al día, limitarse debido a lesiones o enfermedades que afectan a la movilidad.

- **Malos hábitos de alimentación:** Comer de forma irregular o con horarios improvisados, sufrir deficiencias nutricionales crónicas (como falta de hierro o anemia), seguir dietas estrictas, cambiar constantemente el tipo de dieta, ingerir productos procesados en exceso, beber refrescos con ingredientes nocivos, tomar alcohol con frecuencia, uso excesivo de estimulantes como el café u otras bebidas, no tener tiempo para comer, hacerlo muy rápido sin apenas masticar, necesitar comer de manera compulsiva, adicción al azúcar, dificultad para ayunar o para comer en general, padecer trastornos alimentarios.

- **Enfermedades crónicas o procesos de recuperación:** Vivir con enfermedades autoinmunes, inflamatorias, metabólicas o neurodegenerativas, o con cualquier enfermedad que suponga un aumento de la inflamación, toxicidad o estrés oxidativo en el organismo, intoxicación por metales, infecciones crónicas sin resolver, problemas digestivos persistentes (diarrea, estreñimiento, dolor abdominal, gastritis) o permeabilidad intestinal, que pueden reducir la disponibilidad de nutrientes, aumentar el paso de sustancias tóxicas, alérgenos y patógenos a la sangre, incrementando la actividad del sistema inmunitario y promoviendo la inflamación y las enfermedades —todo esto supone un gran estrés para nuestro cuerpo—, tomar muchos medicamentos o el consumo de drogas y alcohol.

- **Exposición al ambiente:** Trabajar en interiores sin contacto con la luz solar, estar expuesto a luces artificiales durante muchas horas, exposición prolongada a luces ultravioleta, contacto frecuente con tóxicos o productos químicos, vivir en zonas con alta contaminación ambiental, exposición al ruido constante o temperaturas extremas (calor excesivo, frío intenso o humedad elevada).

- **Dolor crónico:** Padecer dolores constantes, como de cabeza, migrañas, dolor lumbar, cervical o muscular, que afectan al bienestar general y la calidad del sueño. Vivir con dolor, despertarse con dolor, es uno de los factores que más restan calidad de vida y que más estrés emocional producen; además, es la causa de más prescripción de fármacos, no solo para el dolor y la inflamación, sino también para los efectos del dolor crónico en el estado de ánimo.

- **Postura inadecuada:** Mantener posturas incorrectas durante largas jornadas de trabajo, estar sentado durante muchas horas sin moverse o en sillas inadecuadas, uso excesivo del teléfono móvil o del ordenador, que genera tensión en el cuello, la espalda y los ojos. En este punto voy a añadir el concepto de cronodisrupción, que hace referencia a la alteración de los ritmos circadianos del cuerpo debido a factores como la exposición excesiva a la luz artificial, especialmente la de las pantallas. Pasar todo el día mirando dispositivos electrónicos puede desajustar nuestro reloj biológico.

- **Sobrecarga sensorial:** Estar expuesto a un exceso de estímulos visuales y auditivos (pantallas, notificaciones constantes, ruidos urbanos, maquinaria industrial) impide la relajación del sistema nervioso. Las personas con alta sensibilidad o con alteraciones en la percepción auditiva o visual, aquellas con altas capacidades o que se encuentran en algún punto del espectro autista, así como las personas con TDAH o TDA, además de experimentar las alteraciones propias de cada condición, tienen mayores dificultades para adaptarse a un mundo que, día a día, resulta sensorialmente más complejo de gestionar, de modo que sufren más porque se distraen con mayor facilidad y existen demasiados estímulos a su alrededor, procesan la información a gran velocidad y tienen mayor dificultad para lograr calmar la mente y relajar el cuerpo.

El estrés se esconde detrás de una mente agitada y controladora

Álex es un hombre de cuarenta y cinco años con altas capacidades y TDAH que acudió a mi consulta debido a un problema de insomnio crónico. Durante la entrevista, al explorar posibles estresores, él insistía en que no experimentaba estrés. Afirmaba que sus capacidades intelectuales le permitían mantenerse al día con sus responsabilidades sin mayor dificultad. Sin embargo, a medida que avanzaba la conversación, se hizo evidente que, aunque no percibía conscientemente el estrés, su cuerpo manifestaba signos claros de sobrecarga. El insomnio, en este caso, era la forma en que su organismo mostraba que algo no estaba en equilibrio. Este tipo de perfil es común en personas con altas capacidades y TDAH, quienes, debido a su agilidad mental y necesidad constante de estímulos, pueden sobrecargar su sistema nervioso sin darse cuenta. Además, Álex me contó que comenzó a dormir mal después de la pandemia, una etapa en la que había sufrido un colapso emocional, y justo antes de esto, se había esforzado mucho en sacar adelante un proyecto con el que, si bien llegó a conseguir los resultados que esperaba, también agotó toda su energía física y mental. Llevaba cinco años recorriendo consultas de diversos especialistas y había sido medicado con benzodiazepinas porque no había nada que le ayudara a dormir. No olvido este caso porque tuve que demostrarle con una prueba médica que el desequilibrio estaba en su cortisol, dada su resistencia a asociar su insomnio al estrés, ya que decía que en ese momento su vida era tranquila, emocionalmente estaba estable, había dejado aquel proyecto y se cuidaba más y mejor. Cuando revisamos sus resultados se sorprendió mucho: reflejaba una gran disfunción del eje HHA, lo que también conocemos como «fatiga adrenal». Álex mejoró de su insomnio muy pronto con un tratamiento enfocado a resolver este desequilibrio, pues, aunque sus hábitos eran buenos, no había podido resolverlo sin ayuda de nutrientes y adaptógenos, pero sobre todo sin la conciencia de que necesitaba reconocer su estado y considerar retomar la psicoterapia.

El estrés medioambiental

No somos conscientes de todo el estrés que vivimos en la ciudad y el impacto que esto tiene en nuestra salud. La exposición constante a ruidos, contaminación o luz artificial puede estresar nuestro sistema nervioso y desincronizar los ritmos circadianos. De hecho, la luz artificial en particular tiene un impacto directo en la regulación del cortisol y la actividad del eje HHA, lo que puede afectar negativamente al equilibrio del sistema nervioso y metabólico.

Según la literatura científica, la disrupción del ciclo natural de luz y oscuridad, como ocurre con la exposición nocturna a la luz artificial o el estar encerrados horas de día sin ver el sol, afecta a la respuesta de cortisol al despertar y puede generar una desregulación en su secreción a lo largo del día. Además, la contaminación ambiental y el ruido pueden ser estresores crónicos que contribuyen a la hiperactivación del eje HHA. Estos factores pueden provocar una carga alostática en el cuerpo, es decir, un esfuerzo constante para adaptarse al estrés crónico, lo que con el tiempo puede llevar a los trastornos que ya hemos mencionado.

Es antinatural salir de casa casi de noche (antes del amanecer), subirnos a un coche, encerrarnos en un despacho con iluminación de lámparas fluorescentes o trabajar en ambientes perfumados, iluminados y rodeados de mucha gente con música de fondo, como ocurre en los supermercados y las grandes tiendas. Es muy estresante conducir durante horas y escuchar ruidos repetitivos en una fábrica, así como estar sentado muchas horas frente a un ordenador.

Todos nos podemos sentir irritables después de una jornada de trabajo con estas características y, con el paso del tiempo, es inevitable comenzar a sufrir las consecuencias. Pero ¿podemos hacer algo para evitar estas consecuencias a pesar de estas realidades adversas? Lo veremos en la segunda parte del libro, seguro que hay varias rutinas de tu día a día que puedes cambiar si no hay más remedio que pasar tu jornada laboral en estas condiciones.

El estrés psicológico y emocional

Diversos estudios han demostrado que el estrés emocional afecta a la regulación emocional, incrementa el riesgo de trastornos psiquiátricos, como la depresión y el trastorno de estrés postraumático (TEPT), y puede generar alteraciones en el funcionamiento cerebral. La desregulación emocional es una característica común en personas que han experimentado traumas emocionales. Un estudio reciente analizó los distintos aspectos de la desregulación emocional, evidenciando que la dificultad para gestionar las emociones intensas puede aumentar la vulnerabilidad a los trastornos psiquiátricos. La incapacidad para procesar adecuadamente las emociones negativas provoca una activación prolongada del sistema nervioso simpático, lo que contribuye a la aparición de síntomas como ansiedad, insomnio y alteraciones del estado de ánimo.

Las situaciones de estrés emocional pueden ser recientes o haber ocurrido hace muchos años sin que se hayan tratado en terapia o se hayan superado, y sus efectos no dependen solo de lo que sucede, sino de cómo se interpreta lo que sucede.

Esta interpretación está influenciada por muchos factores complejos que hacen que lo que para una persona es devastador, para otra es algo difícil de recordar pero no le afecta en su día a día. Por este motivo, no debemos juzgar a nadie, cada uno es dueño de su proceso y de cómo lo vive. No obstante, este capítulo está orientado a que identifiquemos todas las formas posibles en que el estrés sabotea nuestra salud física y mental, y a que hagamos los cambios que necesitemos para frenar este efecto dominó.

El dolor social como fuente de estrés

El dolor social, derivado de experiencias como la exclusión o el rechazo interpersonal, representa una fuente significativa de estrés emocional. Investigaciones en neurociencia han revelado que el dolor social activa las mismas áreas cerebrales que el dolor físico, lo que explica por qué este tipo de experiencias pueden ser tan impactantes. Además, a diferencia del dolor físico, el dolor social puede revivirse mentalmente incluso después de que la situación conflictiva haya terminado, prolongando sus efectos negativos en la salud mental.

El impacto de la pandemia de COVID-19: otro ejemplo de estrés emocional

La pandemia de COVID-19 ha sido percibida como un evento traumático continuo que ha incrementado los niveles de estrés peritraumático en la población. Factores como la ansiedad ante la muerte, el aislamiento social y la incertidumbre económica contribuyeron al aumento del estrés emocional durante ese periodo. Por otro lado, las dificultades en la regulación emocional interfirieron en la adaptación a esa situación, generando un incremento en los síntomas de ansiedad y depresión.

El estrés emocional crónico no solo afecta la salud mental, sino que también puede tener consecuencias a largo plazo en la salud física. La exposición prolongada al estrés puede alterar el funcionamiento del sistema inmunitario, aumentar la presión arterial y contribuir al desarrollo de enfermedades cardiovasculares. Además, el estrés crónico puede afectar a la plasticidad cerebral, dificultando la capacidad del cerebro para adaptarse a nuevas situaciones.

El estrés social y relacional

Son muy comunes los problemas que están relacionados con conflictos personales y familiares, con pareja, hijos, amigos o compañeros de trabajo, lo que puede llevar a las personas a:

- Sentimientos de soledad, exclusión o aislamiento.

- Presión social y expectativas externas, cada vez más influenciadas por las redes sociales.

- Carga emocional por cuidar de otras personas (cuidadores, padres, profesionales de la salud).

Tengo muchos pacientes que están ejerciendo de cuidadores de sus padres , parejas o hijos. Escucho frases como: «Cuidar de mi bebé y al mismo tiempo trabajar, llevar la casa y estar pendiente de mis padres me tiene reventada».

En esta categoría también incluyo a los profesionales de la salud que, como yo, muchas veces podemos experimentar estrés por el alto nivel de exigencia o responsabilidad con la salud de las personas. No olvidemos que el *burnout* se ha estudiado sobre todo en este perfil de personas, pues somos más susceptibles de llegar al agotamiento en el propósito de autogestionar nuestra vida y nuestra salud y, al mismo tiempo, intentar hacerlo con muchas personas. Somos humanos, y tener un alto nivel de empatía puede hacer que las emociones ajenas nos sobrecarguen. Muchas veces me he emocionado en la consulta o me he ido a casa pensando en un caso durante horas, días, semanas. También he sentido, como mis compañeros de trabajo, una sensación de no poder llegar a todo, de no satisfacer las expectativas y demandas de nuestros pacientes: personas cada vez más informadas, demandantes y, a la vez, agotadas por su largo recorrido buscando una solución para sus problemas. Este es el motivo por el que sostengo mi trabajo psicoterapéutico y mi evolución en otros planos; porque, si no, no puedo acompañar bien y menos mantener mi propio equilibrio. Si eres profesional de la salud, te recomiendo que lo hagas, y si no, que busques a un profesional que esté haciendo un trabajo de salud emocional también, pues sabrá empatizar, escuchar y acompañarte mejor.

El estrés laboral y financiero

La vida no es fácil para nadie, pero todo se complica si estamos en situaciones de vulnerabilidad, desempleo, trabajos precarios, términos de contrato, bajas médicas prolongadas y, consecuentemente, pocos recursos para encontrar apoyo. Todos merecemos disfrutar de salud física y mental, por eso la salud y el estrés se deben enfocar desde una perspectiva multisistémica en la que el individuo y la sociedad se hacen responsables.

Tras consultar lo que dice el Instituto Nacional de Seguridad y Salud en el Trabajo (INSST), parece que la teoría está muy clara, pero en la práctica es evidente que hay mucho que mejorar. El INSST define el estrés laboral como una consecuencia de la exposición a riesgos psicosociales que puede afectar a cualquier trabajador, independientemente de su categoría o profesión. Este tipo de estrés tiene un impacto negativo tanto en la salud física y mental como en el rendimiento laboral, el absentismo y la productividad. Sus principales causas son las condiciones psicosociales adversas en el entorno laboral, lo que genera una respuesta física y emocional ante el desequilibrio entre las exigencias y las capacidades del individuo. Entre los factores de estrés más comunes destacan la falta de control sobre el trabajo, la monotonía, los plazos ajustados, el ritmo acelerado y la exposición a la violencia o condiciones peligrosas.

El INSST afirma que la evaluación del estrés debe centrarse en identificar los agentes estresores dentro del entorno laboral, utilizando métodos como cuestionarios de salud (GHQ), entrevistas, datos administrativos y mediciones psicofisiológicas.

En cuanto a la prevención, el INSST recomienda aplicar medidas preferiblemente organizativas y colectivas, mejorando el diseño de los puestos de trabajo, la organización de la jornada laboral y las políticas de personal. La participación activa de los trabajadores en estos cambios es esencial, así como fortalecer sus recursos personales mediante formación para mejorar sus estrategias de afrontamiento.

Las principales consecuencias del estrés laboral incluyen síntomas emocionales (irritabilidad, ansiedad), cognitivos (dificultad para concentrarse), conductuales (abuso de sustancias) y fisiológicos (dolores de espalda, problemas cardiacos). La exposición prolongada puede provocar alteraciones fisiológicas permanentes y desencadenar enfermedades. Por último, el INSST tiene en cuenta los riesgos del síndrome de *burnout* y, para su evaluación, se utilizan cuestionarios como el Maslach

Burnout Inventory (MBI), entrevistas y análisis del absentismo laboral. Como trabajadores, es importante tener en cuenta esta información, ya que si todos contribuimos a su aplicación, podríamos prevenir un mayor número de casos de estrés crónico y de enfermedades asociadas. Gobiernos, empresas, colectivos e individuos tenemos la responsabilidad compartida de promover la salud física y mental de la sociedad. Sin embargo, también es esencial que cada persona asuma el reto de cuidar mejor de sí misma en todos los aspectos, desarrollando hábitos que favorezcan su bienestar integral.

El **modelo demanda-control** (Karasek, 1979) puede explicar cómo el entorno laboral influye en el estrés por autoexigencia: las altas exigencias en el trabajo, combinadas con un bajo control sobre cómo se realiza este trabajo, generan estrés. La autoexigencia podría interpretarse como una forma de aumentar las propias exigencias. Si un trabajador se impone metas excesivamente altas y siente que no tiene el control para alcanzarlas, experimentará estrés.

- **Sobrecarga de trabajo:** Las clasificaciones de agentes estresores coinciden en considerar la sobrecarga en el trabajo y la falta de control como fundamentales en la generación de estrés. La autoexigencia puede llevar a un individuo a aceptar más trabajo del que puede manejar, contribuyendo a esta sobrecarga.

- **Falta de control:** La falta de control sobre el trabajo que se realiza es una de las causas más comunes de estrés. Una persona con alta autoexigencia podría sentir frustración y estrés si percibe que no tiene la autonomía necesaria para cumplir con sus propios estándares.

Otras personas se encuentran con dificultades para equilibrar la vida profesional con la familiar y personal, incluso aunque tengan buenos puestos de trabajo y salarios gratificantes. Veo muchas rutinas con largas jornadas laborales y viajes extenuantes, con la responsabilidad adicional de la casa, realizar las compras o cocinar tarde, y buscar momentos de desconexión a solas, en pareja o con amigos suele implicar sacrificar horas de sueño, lo que puede conducir a la cronodisrupción y sus consecuencias.

Un gran porcentaje de personas se sienten desgastadas, con sensación de sobrecarga de trabajo y presión constante, muchas veces con falta de reconocimiento por los logros y el esfuerzo realizado. Otras tienen todo el tiempo en la cabeza pensamientos de inseguridad económica y laboral por empleos inestables, contratos de corta duración o riesgo de despido. Mencionemos también la situación de los autónomos, quienes nos enfrentamos a una gran incertidumbre tanto en el presente como en el futuro, sin garantías de una jubilación digna en los años en los que deberíamos poder disfrutar de los frutos del esfuerzo, el trabajo y las aportaciones económicas realizados a lo largo de la vida laboral. Y, por último, las personas en situación de desempleo prolongado y sus efectos emocionales y financieros o con carga económica desequilibrada, especialmente en familias monoparentales o con un solo ingreso. Existen tantas formas de vulnerabilidad en el trabajo que es imposible no detenerse más en este punto porque, además, pasamos muchas horas de nuestra vida en esta actividad y, si tenemos un escenario adverso, es muy fácil que lleguemos a situaciones de estrés crónico.

Cuando ignoras el *burnout*, ignoras la salud

Antonio, de sesenta años, empleado de una multinacional química, padece *burnout* desde hace una década: sufre insomnio, taquicardias, cansancio extremo, dolor lumbar, jaquecas, problemas digestivos y se siente desbordado. Además, viaja mucho y come fuera muchas veces por semana, le cuesta decir «no» a las copas con sus colegas y clientes, desayuna en aeropuertos, cena cualquier cosa en el hotel y no se acuerda de beber agua. Sus análisis de sangre mostraban hígado graso no alcohólico con alteración de las enzimas hepáticas, ácido úrico elevado, glucosa alta en ayunas, perfil lipídico alterado con triglicéridos muy elevados, PSA alterado y parámetros inflamatorios (PCR-VSG) ligeramente elevados desde hace años, que indican una inflamación de bajo grado crónica. Antonio me contaba (emocionado) que, para él, todos estos años de esfuerzo representaban su vida, que no podía bajar la guardia, no podía dejar de cumplir objetivos y conseguir resultados con sus respectivos beneficios porque su sueño era prejubilarse con un buen salario y poder disfrutar de una vida plena con su familia, poder irse a la montaña, cuidar de un huerto, jugar al pádel y recibir a sus hijos y nietos los fines de semana.

La situación de Antonio es muy común. Cuando les sugiero a personas como él (especialmente a los hombres) acudir a un psicólogo para aprender a gestionar el estrés y las emociones, normalmente me responden que no les hace falta y que lo único que necesitan es jubilarse, convencidos de que entonces desaparecerán todos sus problemas. Sin embargo, me resulta curioso e incoherente cómo muchas veces idealizamos el futuro hasta el punto de soportar un presente lleno de miedos, malestar y estrés, creyendo que todo cambiará mágicamente con el paso del tiempo.

El problema es que personas como Antonio no se encuentran bien, pero hipotecan su salud física y mental a cambio de un futuro que nadie puede garantizar. Desafortunadamente, muchos nunca llegan a disfrutar con plenitud de la etapa de jubilación o lo hacen con problemas de salud que les impiden vivir como habían soñado. Si te identificas con esta situación, recuerda que aún estás a tiempo de crear un plan de vida que te permita equilibrar las exigencias del presente sin sacrificar tu bienestar. Nos venden un plan de jubilación y lo compramos con la ilusión de que ese dinero nos va a garantizar unos años futuros plácidos y en calma, pero, en realidad, lo que nos va a garantizar un envejecimiento de calidad es la salud física y mental que cultivemos ahora, y hay que comenzar cuanto antes. De esta forma, nuestro presente y futuro serán mejores.

El problema del estrés es que, con independencia de su tipología, no se queda en el ámbito en el que se produce: ya sea de origen laboral, por una mala relación de pareja, conflictos familiares, exposición continua a elementos del ambiente como luz y ruido o una condición física que nos genere malestar continuo, nos puede afectar a nivel sistémico, nos impide desconectar y disfrutar del tiempo para hacer las actividades personales con las que disfrutamos —deporte, hobbies o pasar tiempo de calidad con las personas que queremos—. En cambio, estamos irritables, sensibles, enfadados, y esto a su vez genera más estrés y bajo estado de ánimo.

El estrés de las mujeres

En las mujeres puedo ver un tipo de estrés que a menudo resulta invisible a la sociedad y es que, además de que tenemos un trabajo fuera de casa, remunerado, soportamos una gran carga emocional y familiar: asumir la responsabilidad del bienestar emocional de los demás, ya sea en el ámbito familiar o laboral, afrontar una «segunda jornada» de tareas domésticas y cuidado familiar, gestión de citas médicas, horarios escolares, planificación de comidas y mantenimiento del hogar. Todo esto implica una carga mental constante, asumir tareas adicionales no reconocidas, como organizar eventos, apoyar a otros empleados o desempeñar labores administrativas fuera de las funciones principales, decir «sí» para evitar conflictos y priorizar el bienestar ajeno sobre el propio. Es muy típico de las mujeres y justamente somos nosotras el grupo de población más vulnerable, por ejemplo, a las enfermedades autoinmunes. ¿Casualidad o causalidad?

El caso de Teresa y su proceso autoinmune

Teresa, una mujer de cuarenta años, acudió a mi consulta con un cuadro de cansancio extremo, caída de cabello, aumento de peso, piel seca, ansiedad, depresión, dificultad para dormir, irritabilidad, estreñimiento y ciclos menstruales irregulares. Tras indagar en su historia, era evidente su estado de estrés crónico por factores emocionales, familiares y laborales. Había perdido a su padre durante la pandemia de COVID-19 y, desde entonces, asumió en solitario el cuidado de su madre, quien desarrolló alzhéimer tras un ictus. A pesar de tener dos hermanos, la responsabilidad del cuidado había recaído completamente sobre ella. Esto le impedía salir, socializar, conocer gente y disfrutar de su vida. Se sentía atrapada, sin pareja, sin apoyo y con el temor de que, cuando su madre faltara, se quedaría completamente sola y enferma.

A nivel médico, los análisis revelaron un diagnóstico de hipotiroidismo autoinmune de Hashimoto, una patología muy común en las mujeres que afecta al funcionamiento de la glándula tiroides por inflamación y genera un desequilibrio del sistema inmunitario que suele manifestarse o agravarse en situaciones de estrés. A pesar de haber consultado a otros médicos con anterioridad, siempre le habían dicho que sus valores eran «normales», sin profundizar en los desequilibrios que claramente estaban afectando a su bienestar.

El tratamiento se centró en restablecer el equilibrio de su sistema inmunitario y reducir la inflamación, primero trabajando intestino y microbiota; cambios nutricionales adaptados a su disfunción tiroidea, suplementación para el equilibrio mental y para reponer deficiencias nutricionales, y apoyo inmunológico para reducir el impacto de las infecciones oportunistas que estaban detrás del cuadro. Además, propuse un plan sencillo de control de estresores físicos, potenciando hábitos saludables que estuvieran dentro de sus posibilidades: cambios en su rutina de la mañana y de la noche, junto a una pequeña rutina de movimiento, respiraciones y mejor hidratación, hicieron la diferencia. Al poco tiempo, sus síntomas empezaron a desaparecer, incluido su estreñimiento crónico. Paralelamente, comenzó un proceso de psicoterapia que le permitió abordar la carga mental y emocional del cuidado de su madre. En la actualidad, su terapeuta la está ayudando a tomar decisiones clave para repartir responsabilidades con sus hermanos y encontrar un equilibrio entre su rol de cuidadora, su trabajo y su propio bienestar. Teresa sabe que tiene que seguir este proceso para reconstruir su autoestima porque no quiere seguir viviendo con esta sensación de invalidación a pesar de sus esfuerzos constantes. Aprender a cuidarse mejor y hacer cosas por y para ella le hace sentir que puede conseguirlo.

Este caso es el ejemplo de miles de mujeres que acuden a la consulta de PNIE o de medicina integrativa, con diagnóstico (o aún sin diagnosticar) de esta o cualquier otra patología autoinmune, y todas ellas pueden explicar historias parecidas en las que han sostenido mucho, a muchos y durante demasiado tiempo. Por ello, es esencial que las instituciones y la sociedad en su conjunto ofrezcan recursos y soluciones que faciliten la conciliación entre el cuidado familiar, la vida personal y profesional, promoviendo un equilibrio que permita a estas personas cuidar de los demás sin descuidar su propia salud.

Estresores que merecen mención especial

La autoexigencia y su relación con el estrés crónico

He leído diferentes artículos científicos y, además, he contrastado con psicólogos sobre el tema de la autoexigencia y el estrés crónico. Ambos son fenómenos interconectados que impactan profundamente en la salud mental, sobre todo cuando están vinculados a experiencias traumáticas durante la infancia. Diversos estudios han evidenciado que los traumas infantiles, como el abuso físico, emocional y sexual, así como la negligencia, incrementan la vulnerabilidad psicológica y alteran el procesamiento del estrés, lo que puede generar efectos negativos a largo plazo en la salud mental. Las personas más autoexigentes suelen dudar de sus capacidades incluso antes de intentar realizar una tarea, evitan los retos por miedo al fracaso, se agobian más frente a los obstáculos, sufren estrés y ansiedad ante las dificultades y son más susceptibles a la ansiedad y la depresión.

Existe la creencia en la sociedad de que la autoexigencia es sinónimo de buena actitud, un valor positivo que, además, las empresas tienen en cuenta a la hora de seleccionar personal. «Soy muy autoexigente y perfeccionista», decimos muchas veces para optar a un puesto de trabajo. Está muy bien intentar dar lo mejor de nosotros mismos, pero esto no debería costarnos la salud. Si vivimos en clave autoexigente desde un lugar de miedo e inseguridad, surgirá un problema, dejamos de disfrutar, no nos permitimos equivocarnos; no saber algo nos hace sentir pequeños y comenzamos a tener pensamientos intrusivos de invalidez que pueden generar un gran impacto en nuestra salud física y mental. El problema mayor es llegar a abandonarnos, descuidarnos y dejar de proporcionarnos los mínimos que necesitamos para nuestra salud. En cambio, priorizamos a los demás, satisfacemos sus necesidades y nosotros nos descuidamos.

La autoexigencia, según algunas publicaciones, suele ser una respuesta adaptativa aprendida en la infancia para obtener reconocimiento y evitar el rechazo, pero en la adultez puede convertirse en una fuente constante de estrés. Además, cuando se combina con una autoestima frágil, los síntomas pueden empeorar, dando lugar a formas más complejas de síndrome de estrés postraumático caracterizadas por alteraciones en la autoimagen y dificultades para regular las emociones.

El estrés crónico derivado de la autoexigencia tiene consecuencias tanto en la salud mental como en la física. A nivel psicológico, puede provocar ansiedad, depresión, dificultades en las relaciones interpersonales y una constante sensación de insatisfacción. Fisiológicamente, el estrés prolongado eleva los niveles de cortisol, y ya conoces bien sus efectos en el organismo.

La autoexigencia es un estresor común en la mayoría de mis pacientes. Se sienten desbordados, se exigen llegar a todo con un altísimo grado de responsabilidad por hacerlo bien, más que bien, alcanzar la perfección en todo lo que hacen, excepto en cuidarse a sí mismos. Son los mejores trabajadores, llevan la gestión del hogar de forma impecable, a su pareja y sus hijos no les falta de nada y ellos pasan a un último plano. Se sienten culpables cuando descansan, les cuesta poner límites y acaban asumiendo mucho más de lo que pueden o deben hacer. Como les cuesta tanto cuidarse a ellos mismos, pero al mismo tiempo quieren hacerlo perfecto, se informan, leen un libro mientras escuchan un pódcast y van tomando notas para poner en práctica todo lo que aprenden; sin embargo, se frustran porque no pueden llegar y sostener tanto. ¡Normal!, nadie puede con todo esto y no hace falta hacerlo.

Ya veremos más adelante cómo pequeños gestos, pero sostenibles en el tiempo, tienen un mejor efecto que generar grandes expectativas sobre un cambio radical que no va a durar y que puede incluso generar más estrés. Y, sobre todo, saber que podemos trabajar en las expectativas que tenemos sobre la vida y las personas, en la percepción que tenemos de nosotros mismos, en la autoconfianza, la autocompasión y, por supuesto, en la autoestima. Si bien este camino es más largo y posiblemente más difícil, es definitivo y nos ayudará a no traspasar a nuestros hijos este patrón que tantos problemas nos da.

Espero que los testimonios que estoy compartiendo a lo largo del libro te sirvan para comprender mejor el estrés, no importa la forma que tenga, y cómo nos afecta no solo a nivel emocional.

Nuestro cuerpo es un depósito donde se acumulan las huellas de todo lo que pensamos y sentimos desde que nacemos (e incluso desde antes de nacer). No somos inmunes a nuestro sufrimiento interno, ya que la química de nuestra mente y nuestro cuerpo está interconectada y afecta a todos los aspectos de nuestra vida. Por ello, es fundamental abordar el bienestar de manera integral, trabajando en todas las direcciones: cuidar la salud física mediante hábitos saludables, mantener una salud emocional equilibrada, cultivar relaciones sanas y exigir un sistema de salud comprometido que no solo trate los síntomas, sino que también ofrezca herramientas para prevenir y gestionar el estrés, promoviendo así un bienestar integral y sostenible.

Al mismo tiempo nuestro cuerpo es pura magia, una máquina potente y resiliente equipada con mecanismos perfectos que se equilibran entre ellos, se compensan unos a otros; y solo nos pide unos mínimos de mantenimiento que muchas veces le negamos.

En ocasiones les pido a mis pacientes que le hablemos al cuerpo como si fuera el niño o la niña que fuimos, algo como: «¡Vamos, María, que tengo prisa, trágate esto entero, pero luego no te quejes del dolor de tripa!», o «¡Mario, me da igual que estés cansado y que lleves noches sin dormir bien, trabaja un poco más, no comas, haz los deberes!». Cuando hacemos el ejercicio e imaginamos que le hablamos así a un niño cansado, agotado, descuidado en sus necesidades, nos damos cuenta de lo poco compasivos que somos, de cómo nos tratamos (maltratamos), de la pena que damos cuando, aun encontrándonos mal, se nos exige tanto, nos exigimos tanto.

El estrés en las relaciones: ¿personas tóxicas o pobres criaturas?

El concepto de «persona tóxica» o «relación tóxica» es una forma de hablar ampliamente utilizada, pero que carece de fundamento científico. Las redes sociales han contribuido a popularizar estos términos, empleándolos para describir personas o relaciones que alteran nuestra paz y desestabilizan nuestro sistema nervioso, generando intranquilidad, ansiedad o frustración. Sin embargo, es esencial separar este concepto de situaciones de abuso o maltrato, las cuales pertenecen a una categoría de riesgo claramente definida y no deben confundirse con las dinámicas de relaciones más frecuentes. Podemos estar rodeados de personas que, en su intento de gestionar su propio malestar, proyectan su estrés en los demás, pero creo que detrás de esas actitudes hay historias de estrés, dolor y traumas no resueltos. Me cuesta mucho pensar que todas las personas que he conocido a lo largo de mi vida y en la consulta se puedan clasificar simplemente como «tóxicas» o «no tóxicas». Más bien, diría que todos somos, en algún momento, «pobres criaturas» lidiando con nuestras propias heridas emocionales. Ahora bien, quiero dejar claro que esto no pretende restar importancia a los comportamientos nocivos. Insisto en que el abuso, la manipulación, la violencia y el maltrato no entran en esta categoría ni son el enfoque de este libro.

Aquí hablamos de aquellas personas cuyos comportamientos alteran nuestro sistema nervioso y generan estrés o malestar. Si bien es crucial aprender a gestionar estas situaciones para proteger nuestro bienestar —pues, de lo contrario, pueden convertirse en un gran estresor—, tampoco podemos ignorar que estas personas son seres humanos igualmente complejos, cuyas acciones, aunque dañinas, suelen ser el resultado de heridas emocionales que no han aprendido a manejar de manera saludable. Comprender esto no significa tolerar lo que nos perjudica, sino mirar la situación desde una perspectiva más compasiva, sin perder de vista la importancia de establecer límites claros para proteger nuestro bienestar.

Es importante comprender que nadie es «tóxico» por naturaleza. Lo que resulta perjudicial es el efecto que ciertos comportamientos provocan en quienes los rodean. Este efecto depende, en gran medida, de las heridas emocionales y experiencias previas de cada persona, más que de la intención del individuo que genera esa reacción. Por ejemplo, a lo largo de la vida es común encontrarse con gente cuyo modo de actuar o comunicarse activa sensaciones incómodas o desagradables, generando estrés o malestar. Sin embargo, esto no significa que esas personas sean intrínsecamente dañinas; tan solo que su forma de relacionarse puede entrar en conflicto con las vulnerabilidades emocionales de quienes las rodean. Pero, por supuesto, nada de esto está justificado, vivimos en sociedad y muchos comportamientos y actitudes son inaceptables. No obstante, creo que debemos mirar más allá de las etiquetas y comprender que, en muchos casos, quienes actúan de manera hiriente lo hacen desde sus propias heridas emocionales. Del mismo modo, los que se sienten amenazados o afectados por esas conductas también reaccionan desde sus propios miedos y experiencias no resueltas. Es, en esencia, el encuentro de dos «pobres criaturas» conectando desde sus vulnerabilidades.

Esta visión no busca justificar comportamientos dañinos, sino fomentar la empatía y el entendimiento mutuo, reconociendo que todos podemos adoptar actitudes nocivas sin intención de herir a nadie, especialmente cuando actuamos desde la inmadurez o el dolor no sanado.

Sobre el uso del término «persona tóxica», algunos expertos argumentan que esta etiqueta simplifica en exceso comportamientos complejos y carece de una base científica sólida. Además, puede desviar la atención de la necesidad de comprender las dinámicas relacionales y fomentar el crecimiento personal y la empatía. En lugar de clasificar a las personas como tóxicas, sería más constructivo reconocer que todos merecemos sanar nuestras heridas emocionales, mejorar nuestro bienestar y aprender a relacionarnos de manera más saludable y que, en lugar de ser señalados, deberíamos recibir la atención que merecemos como seres humanos.

Quizá, en lugar de etiquetar a las personas con este apelativo, sería más edificante comprender o, al menos contemplar, las causas de sus comportamientos y cómo estos interactúan con nuestras propias heridas emocionales. La clave está en conocernos a nosotros mismos para poder identificar lo que nos sienta bien y nos sienta mal, y después, desde la confianza en nosotros y la empatía por el otro, establecer límites saludables. Porque, al final, lo que realmente necesitamos como humanidad es más crecimiento personal, más empatía y más oportunidades para sanar y conectar de manera sana.

Cuando hemos trabajado en nuestra salud emocional y en la reconstrucción de nuestra autoestima, adquirimos la capacidad de identificar las sensaciones que no nos hacen bien y de establecer límites claros. Si nos encontramos con personas cuyos comportamientos resultan asfixiantes, manipuladores o dañinos, ya sea porque buscan aprovecharse, herir, opinar sin razón o juzgar, somos capaces de reconocer que estos comportamientos son reflejo de los problemas internos de esa persona y no tienen por qué afectar a nuestro bienestar. Al entender esto, podemos actuar con mayor serenidad y asertividad, sabiendo cómo protegernos sin dejarnos arrastrar por su negatividad.

La mayoría de las personas tóxicas tienen heridas emocionales como nosotros, pero con peor gestión de su propio estrés. Desarrollaron mecanismos de defensa nocivos, aunque no tenemos por qué salvarles y menos soportar situaciones que nos dañan. Lo que sí podemos hacer es ser fieles a nosotros mismos, escucharnos y seguir nuestra intuición con ayuda de nuestro cuerpo, que nunca miente.

Me preocupa más el comportamiento tóxico en los medios de comunicación, en la interacción en las redes sociales y cualquier otro medio digital, porque una cosa son las relaciones humanas que podemos abordar con mayor empatía y compasión, y otra es la toxicidad en este ámbito, que se manifiesta a través de comportamientos antisociales con discursos de odio y acoso sin que, en el caso de las redes sociales, sepamos siquiera la identidad de quienes lanzan esos mensajes de odio. Lo mismo sucede en el ámbito político, y si encendemos la televisión tenemos que oír (¡o no!, intenta dejar las noticias desde hoy) un lenguaje agresivo y discriminatorio que nos afecta y genera un clima de polarización social. Creo que debemos ser conscientes del impacto que tienen los medios de comunicación y las redes sociales en nuestra salud mental. Limitar la exposición a contenidos negativos y rodearnos de información constructiva puede ayudarnos a mantener un estado emocional más equilibrado.

En resumen, quisiera invitar a que, en vez de etiquetar y juzgar, intentemos comprender las causas de los comportamientos dañinos y trabajar en nuestro propio crecimiento personal para poder establecer límites saludables sin perder la empatía. Creo que no construye nada generar discursos de rechazo hacia las personas que se relacionan mal. Entre todos podemos crear una sociedad más compasiva y consciente porque lo que necesitamos como humanidad es más autoconocimiento, más empatía y más oportunidades para conectar de forma auténtica y respetuosa, tanto en nuestras relaciones personales como en los espacios digitales.

Para terminar, es evidente que, tanto de manera instintiva como consciente, tendemos a acercarnos y relacionarnos mejor con aquellas personas con las que fluimos con naturalidad, sintiéndonos seguros y cómodos. No es algo que necesitemos analizar ni programar; simplemente lo sabemos y lo sentimos. Por eso, el verdadero aprendizaje está en escucharnos a nosotros mismos y confiar en esa sensación que nos guía hacia relaciones más enriquecedoras y saludables.

Para cerrar este capítulo, explicaré los mecanismos del estrés crónico más difíciles de gestionar: aquellos que tuvieron su origen en la infancia y que, para muchos de nosotros, pudieron dejar una huella importante en forma de trauma. Si quieres, tómate una pausa antes de continuar y lee este apartado en un momento de calma, ya que recordar ciertos pasajes de tu vida que generaron una gran inestabilidad emocional podría despertar emociones que aún permanecen en algún rincón de tu ser, esperando ser comprendidas y sanadas.

El estrés en la infancia

Seguro que te has identificado con varios factores estresantes que he mencionado hasta ahora, porque además muchos de ellos los compartimos todos como «sociedad estresada». Pero existen otros factores que son mucho más íntimos y personales que nos han afectado a muchos de nosotros y que han desencadenado una respuesta crónica de estrés.

Me refiero a las situaciones traumáticas que hemos vivido en la infancia y que en psicología se conocen como **experiencias adversas en la infancia** (por sus siglas en inglés, ACE, *Adverse Childhood Experiences*). Estas ACE han sido estudiadas en profundidad por los centros para el control y la prevención de enfermedades (CDC) y la entidad sin ánimo de lucro Kaiser Permanente, y es una de las investigaciones más relevantes sobre el impacto del estrés temprano en la salud a lo largo de la vida. Este estudio, desarrollado en la década de 1990 por Vincent Felitti y Robert Anda, analizó cómo la exposición a experiencias adversas en la infancia —como abuso físico, emocional o sexual, negligencia, violencia doméstica— o la ausencia de figuras parentales puede influir en la salud física y mental en la edad adulta.

Los resultados fueron impactantes: se encontró una relación directa entre el número de experiencias adversas y el riesgo de desarrollar enfermedades crónicas como obesidad, diabetes, enfermedades cardiovasculares, ansiedad, depresión e incluso una menor esperanza de vida. Los participantes con una alta puntuación ACE (cuatro o más experiencias adversas) tenían un riesgo significativamente mayor de sufrir problemas de salud mental, abuso de sustancias y dificultades en la regulación del estrés.

Este estudio reveló que el estrés crónico infantil es un factor de riesgo biológico, es decir, se demostró que las experiencias traumáticas en la infancia afectan no solo al sistema nervioso, sino al cuerpo, y que el impacto de estas experiencias va más allá de lo psicológico, ya que afectan al desarrollo del sistema nervioso, el eje HHA y la respuesta inflamatoria del cuerpo.

Citar este estudio en el contexto del estrés crónico me parece fundamental, ya que nos permite entender que no todos los factores de estrés son evidentes o recientes, y que la forma en que nuestro cuerpo responde al estrés en la edad adulta puede estar influenciada por experiencias que ocurrieron hace mucho tiempo.

El estudio de experiencias adversas en la infancia identificó una serie de eventos capaces de generar estrés crónico, aumentando la susceptibilidad a enfermedades crónicas. Voy a resumirlas para que reflexiones sobre ellas con calma. Todas ellas son muy dolorosas y pueden remover momentos de la vida que muchas veces no nos apetece recordar y menos hablar de ellas. Pero creo que es interesante hacerlo si sentimos que esto no está resuelto en nosotros, en el sentido de poder recordarlo desde un lugar compasivo, consciente, que no solo nos remueva el dolor, sino que podamos verlo como sucesos que nos ayudaron también a ser quienes somos hoy y que, sin duda, han marcado nuestra vida con un sello único.

Lista de experiencias adversas en la infancia (ACE)

1. Abuso
- **Abuso físico:** Golpes, empujones o cualquier tipo de violencia física.
- **Abuso emocional:** Insultos, humillaciones, amenazas, indiferencia o desprecio constante.
- **Abuso sexual:** Cualquier contacto sexual no deseado o inapropiado en la infancia.

2. Negligencia
- **Negligencia física:** Falta de acceso a comida, ropa, refugio o atención médica adecuada. Pasar mucho frío o calor, o incomodidad física sin ser atendido.
- **Negligencia emocional:** Falta de apoyo afectivo, cariño o seguridad emocional por parte de los cuidadores.

3. Disfunción en el hogar
- **Presencia de enfermedad mental en la familia:** Depresión, trastorno bipolar, esquizofrenia u otros trastornos psiquiátricos en un cuidador.
- **Alcoholismo o abuso de drogas** en el hogar.
- **Violencia doméstica:** Presenciar agresiones físicas o emocionales entre los padres o cuidadores.
- **Separación o divorcio conflictivo de los padres.**
- **Presencia de un familiar en la cárcel.**

4. Entorno de violencia e inseguridad
- Crecimiento en un entorno con violencia comunitaria.
- Exposición a discriminación sistemática o pobreza extrema.

Impacto de las experiencias adversas en la salud

Los estudios han demostrado que cuanto mayor es el número de experiencias adversas sufridas en la infancia, mayor es el riesgo de padecer:

- Trastornos de ansiedad y depresión.

- Enfermedades cardiovasculares y metabólicas.

- Mayor riesgo de adicciones y conductas autodestructivas.

- Disminución de la esperanza de vida.

Reconocer estos factores es clave para sanar desde la raíz y entender que muchos de los patrones de estrés crónico en la adultez pueden estar relacionados con eventos tempranos que programaron nuestro sistema nervioso para mantenerse en alerta.

El dolor del alma se convierte en dolor físico

En mi caso, el haber vivido varias de estas experiencias no solo me afectó a nivel emocional, causando un estado de alerta constante que me hacía reaccionar de una forma impulsiva y agresiva, sentir ansiedad, insomnio, miedos inexplicables y estados depresivos (¿acaso era una persona tóxica?). También afectó a mi sistema digestivo, inmunitario y hormonal, hasta el punto de sufrir diarreas crónicas, síndrome de ovario poliquístico, endometriosis, migrañas, infecciones recurrentes (respiratorias y vaginales) y, más tarde, inflamaciones intestinales y problemas pancreáticos. La inflamación crónica de bajo grado que se produce por este estado de alerta constante aún intenta conducir mi cuerpo hacia un estado de autoinmunidad que he conseguido revertir con psicoterapia, herramientas de psiquia-tría moderna, como la terapia asistida con psicodélicos, y, a ni-vel físico, aplicando la PNIE (psiconeuroinmunoendocrinología), que me ayudó a resolver los desequilibrios, recuperar mi salud hormonal y equilibrar mi microbiota oral, intestinal y vaginal. Pero lo que considero más importante, y es además lo que más me motivó a escribir este libro, es que recuperar la confianza en mí, ser capaz de verme con amor y compasión, conectar con mi poder interno, con mi sabiduría, mi intuición y mi autentici-dad, me ha permitido tener los hábitos de vida que sabía que me ayudarían. Durante años abusé del azúcar, fumé, bebí al-cohol y evité la actividad física; todas estas y otras adicciones son habituales y normales cuando estamos en un estado de desconexión profunda, y es que cuando nos duele mirar hacia dentro, nos anestesiamos como podemos.

Quiero que consigas mirar con amor esos momentos que cambiaron tu vida y que aún no te permiten ser quien quieres. De hecho, no se trata de cambiar quien eres, todo lo contrario: la idea es quitar las capas de dolor que no te dejan brillar y opacan tu más hermosa autenticidad. Tú también puedes y mereces sanar.

Te dejo un resumen con todos los posibles estresores que pueden alterar el cortisol con el propósito de reflexionar sobre aquellos que son más sensibles de modificar. Mi recomenda-ción es que comiences por ellos, por integrar en tu vida peque-ños cambios que quiten peso a tu estrés. Obsérvalos como bloques de cemento que tienen un peso en tu mente y en tu vida, y comienza a imaginar que existen fórmulas que reducen su impacto o que los pueden hacer desaparecer consiguiendo que la carga total del estrés sea un poco más llevadera. A con-tinuación, te pongo un ejemplo con un testimonio:

Estresores	Antídotos o recomendaciones
Estrés emocional: Situaciones emocionales no resueltas, interpretación negativa de eventos.	Identificar las situaciones que alteran el sistema nervioso, establecer límites claros, fomentar la empatía y buscar terapia si es necesario.
Estrés físico: Alimentación inadecuada, falta de sueño, sedentarismo, sobrecarga física.	Desarrollar hábitos saludables: alimentación equilibrada, descanso adecuado, ejercicio regular y autocuidado integral.
Autoexigencia y perfeccionismo: Necesidad de control, miedo al fracaso, comparaciones.	Practicar la autocompasión, aceptar los errores como aprendizaje y reducir la presión de lograr siempre la perfección.
Estrés laboral: Falta de control, monotonía, plazos ajustados, alta velocidad de trabajo.	Mejorar las condiciones laborales, fomentar la participación de los trabajadores y aprender estrategias de afrontamiento.
Estrés en las relaciones: Interacción con personas que generan malestar o alteran el sistema nervioso.	Establecer límites saludables, proteger el bienestar personal y practicar la empatía sin tolerar comportamientos perjudiciales.
Sobrecarga de información: Exposición constante a contenidos negativos en medios y redes sociales.	Limitar la exposición a información negativa, consumir contenido constructivo y equilibrar el tiempo en medios digitales.
Experiencias adversas en la infancia: Abuso, negligencia o traumas que afectan al manejo del estrés.	Reconocer el impacto de estas experiencias, y considerar terapia para sanar y desarrollar una mayor resiliencia emocional.

La autoexigencia disfrazada de autocuidado

Nerea, profesional de la salud de cuarenta y tres años, consulta por padecer estreñimiento crónico desde la infancia, dolor abdominal y SIBO recurrente, sin solución tras múltiples tratamientos médicos. Tiene diagnóstico de endometriosis y recientemente fue sometida a una histerectomía total, lo cual supuso un gran choque a nivel emocional, pues implicó la anticipación de la menopausia con todos los cambios físicos y emocionales que esto conlleva. Además, encontraron adherencias intestinales que explican el dolor abdominal. Ha sido diagnosticada con depresión y está en tratamiento con escitalopram. Su padre también padece depresión y ha intentado suicidarse, lo que ha llevado a que Nerea adopte un rol de cuidadora y resolutiva en todos los ámbitos de su vida.

Además, ha tenido que volver a vivir con sus padres después de una separación dolorosa y conflictiva, de la que aún arrastra conflictos en los juzgados. Por otro lado, su hijo y ella duermen mal, lo que le impide descansar, y esto agrava su estado de ánimo cada día. Está en un estado de agotamiento extremo, con ansiedad, insomnio y una autoexigencia intensa, intentando resolver problemas familiares, legales y personales a la vez. Pero como también se dedica a la salud, siente un enorme peso al no poder resolver ella misma sus propios desequilibrios y se siente frustrada pensando que así no puede ayudar a nadie más. Todo el tiempo, durante su discurso, se mostró muy fuerte e incluso sonreía a pesar de explicar situaciones muy duras que me conmovían, y pude ver el reflejo de la autoexigencia controlando su vida, impidiendo su expresión pura, auténtica y vulnerable.

Mi objetivo con Nerea fue que hiciera lo menos posible, en ningún caso añadir un estresor más a su vida difícil y de esfuerzo constante. Ella pensaba que se iría de mi consulta con muchos deberes: plan de alimentación estricto, pruebas, suplementos, plan de exhaustivo con nuevas rutinas. Pero no, se sorprendió mucho cuando le dije que solo haríamos una cosa: mimarla con nutrientes, nutrir sus mucosas, lo equivalente a sostenerla con un suave masaje en el cuerpo pero a la vez por dentro; una pauta sutil sin esfuerzo, que solo le diera nutrición y un poco de reparación junto con algunos adaptógenos y nutrientes compatibles con la medicación para contribuir a un estado de calma. No era el momento de más antibióticos, dietas, planes de actividad física, pero sí podíamos revisar en su rutina del día, algún pequeño cambio, como adelantar la cena y que esta fuera junto a su hijo. Esto le ayudaría a tomar una cenar de mejor calidad e irse a la cama con él para intentar conciliar los dos un mejor sueño. Al final ocurrió algo mágico durante la consulta. Le dije una frase que me vino de forma espontánea, como si alguien la hubiese enviado para ella. No hace falta que la comparta, lo importante es que después de pronunciarla, Nerea, al fin, dejó de sostener su versión más dura y controladora, y fue ella misma, conectada con su dolor y agotamiento. Cuánto les agradezco a Nerea, a otros pacientes como ella y a la vida que me den estos momentos que lo valen todo para mí.

En este caso, hemos trabajado el impacto de algunos estresores físicos, pero sobre todo hemos dejado de alimentar el peso de la autoexigencia.

Como nutricionista y PNIE mi objetivo no es hacer psicoterapia. Tampoco enfocarme en estresores que no son de mi competencia. Pero sí me parece importante que, como profesionales de la salud, no importa nuestro perfil, entendamos todos los mecanismos del estrés, las diferentes formas o caras que tiene y podamos ejercer un trabajo común dirigido a reducirlos en la vida de las personas, cada uno desde donde puede y sabe hacer. Aprendamos a escuchar con atención y empatía, hagamos de nuestra consulta un espacio más seguro y entreguemos pautas para esa persona, no para la patología que tenga. Intentemos encajar nuestras recomendaciones al momento vital del paciente, no dejemos que nuestro ego y conocimiento esté por encima de sus necesidades. Una pauta muy compleja puede hablar muy bien de un profesional, pero es posible que suponga un esfuerzo imposible para una persona en situación vulnerable, como en el caso de Nerea.

En la segunda parte del libro profundizaré en estas recomendaciones y compartiré las terapias que me han ayudado tanto a mí como a mis pacientes. Además, exploraremos rutinas diarias sencillas, avaladas por la ciencia, que tienen el poder de reducir los niveles de cortisol y mejorar tu bienestar integral.

5

¿Te está afectando el cortisol?
Test prácticos y pruebas médicas
para saber en qué punto estás

Si bien la palabra «estrés» se repite millones de veces durante el día en todo el mundo, y a pesar de que es evidente que
vivimos en una sociedad altamente estresada y estresante, me
doy cuenta de que nos cuesta mucho correlacionar el estrés y
el cortisol con los síntomas que notamos en el organismo.
Seguimos pensando que los problemas de la mente son de la
mente, y los del cuerpo, del cuerpo, pero ya has visto en los
capítulos anteriores que no es así. Somos un todo, mente y
cuerpo interconectados, pero las personas vienen a la consulta con las analíticas de sangre, orina o heces, en una carpeta,
dicen: «Esta es mi historia, esto es lo que me pasa», y apenas
hablan sobre ellas y sobre cómo se sienten; van directamente
a lo que las pruebas dicen sobre su salud. Siempre les digo:
«No, esto lo miro al final de la consulta, primero cuéntame
tú», porque a menudo solo por la forma de hablar, la manera
como se refieren a ellos mismos, a su idea sobre lo que les
pasa, con solo oírlos, puedo conectar con su mundo emocional y también comprender mejor lo que les ocurre a nivel
general.

Una de las cosas que más disfruto en mi trabajo es no solo correlacionar síntomas con los resultados de los análisis, sino conectar con las personas y ayudarles a reconstruir sus historias clínicas (de vida), dándoles un sentido y una coherencia para que se den cuenta de que no todo comienza de golpe, que los humanos somos un proceso compuesto de miles de procesos mentales, bioquímicos, orgánicos, emocionales, fisiológicos, y todos suceden de modo simultáneo, interactuando unos con otros y con el entorno. Siento que todos necesitamos que nos escuchen de esta forma, y, como no suele ser común en las consultas médicas tradicionales, no me sorprende que las personas a veces tengan resistencias o que vayan directas a la analítica y al síntoma.

Si no hacemos esta correlación, perdemos la perspectiva, desconectamos cuerpo y mente, dejamos de asociar los estresores a los procesos orgánicos y entramos en el bucle de recuperar la salud física, olvidando la salud emocional. Es normal que esto nos pase porque nos han enseñado que hay un médico y un especialista para cada parte del cuerpo, y que no tiene nada que ver lo que sentimos en el cuerpo con cómo nos sentimos a nivel emocional. A pesar de esto, curiosamente, cuando todas las pruebas médicas y análisis salen bien, nos dicen que debe de ser cosa del estrés, como si esto solo fuera un tema importante cuando no es posible etiquetarnos con un diagnóstico.

Además, los seres humanos somos muy resilientes, remontamos una y otra vez, incluso normalizamos estar mal, normalizamos síntomas y estresores, asumimos a menudo que nos toca vivir con estrés porque no es fácil cambiar nuestras circunstancias y, sin darnos cuenta, todo comienza a drenar nuestra energía, notamos aquellos signos sutiles que he mencionado antes, los marcadores somáticos, pero los ignoramos. Pero, poco a poco, se va agotando la energía y comienzan a sonar las pequeñas alarmas del sistema digestivo, hormonal e inmunitario; entonces vamos percatándonos de que tenemos diferentes síntomas y nos preocupamos y ocupamos de ellos, pero los estresores siguen allí. Esto es lo que me gustaría ayudarte a evitar. Me gustaría que, después de leer este libro, busques ayuda para mejorar tus síntomas físicos, pero que también identifiques los estresores de tu vida, seas consciente de tu nivel de estrés y le des la importancia que tiene para poder construir un proyecto de salud sostenible.

El caso es que todos merecemos atención médica, ser escuchados, sostenidos, aconsejados y vivir sin síntomas indeseables, pero también es bueno que identifiquemos el estrés, que cortemos estresores por lo sano y que, una vez que nuestros síntomas estén mejor y más controlados, nos ocupemos de lo que nos está robando energía. Y a veces necesitamos que alguien nos haga ver cómo el estrés y las emociones afectan a nuestra salud y que, además, ¡nos lo demuestren!

Lo interesante es descubrir el estrés que hay en la vida de una persona y no solo a la persona estresada. Pero ¿cómo hacerlo sin escucharla con empatía y conexión? Descubrimos el estrés cuando hablamos profundamente sobre la vida, el momento que está viviendo alguien, sobre los hábitos que tiene, sus rutinas, los momentos que tiene para sí, la hora en que se levanta y se acuesta (y lo que hay detrás de estos horarios), lo que hace justo al despertar y antes de dormir, dónde y qué come, pasatiempos, situación afectiva, relaciones personales y sociales, actividades del fin de semana, cómo está la situación con los padres e hijos (si los tienen), tipo de trabajo, condiciones, la satisfacción en el ámbito profesional, relacional, familiar... y de repente pueden decir frases como:

- «Me siento muy irritable últimamente, más ansioso y duermo peor».

- «Me cuesta mucho concentrarme, tengo la mente espesa, me olvido de las cosas y hasta me cuesta hablar, se me va de la cabeza la idea que quería decir».

- «Me estoy pasando un poco con el vino y la cerveza, fumo más que antes, me planteo dejar el tabaco pero me cuesta, me siento enganchado al móvil».

- «Siempre me duele la espalda, voy pillando todos los virus, me duele el estómago, me han encontrado la tensión alta».

Todo esto puede ser indicativo de un estado de desequilibrio, no solo de la persona, sino del entorno en el que vive y que debemos atender a muchos niveles.

Por otra parte, hay gente que necesita pruebas objetivas para aceptar su nivel de estrés. Me ha pasado con pacientes que, hasta no ver datos concretos, no toman conciencia de la situación. Al principio, me parecía innecesario, pero con el tiempo entendí que mostrarles valores alterados podía generar un impacto mucho mayor en su forma de ver su salud que cualquier reflexión en consulta. Esto sucede sobre todo en personas autoexigentes, controladoras y perfeccionistas, que creen tener todo bajo control y manejan su estrés sin ayuda de nadie. Paradójicamente, suelen ser quienes presentan niveles más elevados de catecolaminas y cortisol, además de dificultades para eliminar estas hormonas. Y es que no basta con producir cortisol; el problema surge cuando el cuerpo no lo elimina adecuadamente, provocando que se acumule y circule sin descanso a lo largo del día. Esto no solo intensifica los síntomas del estrés, sino que también agota el sistema, generando fatiga crónica y otros desequilibrios. Por eso, existen marcadores en sangre que permiten evaluar cuánto cortisol se fabrica y cómo de eficazmente se elimina, una información clave para entender cómo el estrés afecta al organismo de manera prolongada.

Veamos cómo se metaboliza el cortisol y así entenderemos mejor qué pruebas hemos de tener en cuenta para medirlo. No olvidemos que existen muchos nutrientes que intervienen en la regulación del sistema nervioso, vitaminas y minerales que son esenciales para la función de las glándulas adrenales y otros marcadores que indican si el cuerpo está eliminando bien o no el exceso de cortisol y las catecolaminas que se están fabricando. Todo este «panel» de análisis para valorar el estrés de una persona debe solicitarlo un médico o profesional de la salud experto en el tema y, asimismo, los resultados deben ser interpretados y correlacionados con el contexto clínico de cada individuo para poder enfocar el mejor abordaje terapéutico. No todo el mundo necesita los mismos suplementos para el estrés, y aunque veamos cada día consejos en las redes sociales o los leamos en libros como este, cada uno de nosotros merece y requiere un análisis individualizado y una pauta a medida acompañados de un plan de cambio de hábitos complementario.

El cortisol es el producto final de la actividad del eje hipotálamo-hipófisis-adrenal (HHA), el sistema clave en la respuesta al estrés. Tras la evaluación del contexto social, el hipotálamo libera la hormona liberadora de corticotropina (CRH), la cual inicia una cascada hormonal que termina en la producción de la hormona adrenocorticotrópica (ACTH) en la hipófisis anterior. Esta hormona estimula la liberación de cortisol en la corteza suprarrenal, alcanzando su punto máximo aproximadamente quince minutos después del inicio de un factor estresante.

Como hormona liposoluble, el cortisol atraviesa con facilidad las membranas celulares, lo que le permite acceder a los núcleos de las células y modificar la expresión de sus genes. Su fracción biológicamente activa se encuentra en la forma libre que puede ser detectada en la saliva, lo que facilita su medición de manera sencilla y no invasiva. Existen varias pruebas para medir los niveles de cortisol, dependiendo del objetivo del análisis podemos evaluar: el ritmo circadiano, la respuesta al estrés al despertar (CAR) y alteraciones crónicas del cortisol.

Pruebas que más se suelen utilizar

Cortisol en sangre

- **Cortisol matutino en suero o plasma:** Se mide a primera hora de la mañana en ayunas, lo más cerca posible del despertar (ocho de la mañana) para poder valorar el primer pico circadiano del cortisol. Este análisis nos ayuda a valorar niveles altos y bajos de la hormona. Sin embargo, este cortisol en sangre no es la forma libre (cortisol activo), sino el que está unido a la proteína que lo transporta. Valores elevados pueden indicar estrés crónico o hipercortisolismo, mientras que niveles bajos pueden sugerir fatiga suprarrenal o disfunción del eje HPA. La ventaja es que es una prueba rápida, se puede incluir en un análisis de sangre de rutina y es económica. Como limitaciones, hemos de tener en cuenta que los valores obtenidos se pueden ver afectados por factores externos como el estrés agudo (miedo a las agujas o venir enfadado, caminando rápido o con prisas), el ejercicio físico (extraer sangre después de hacer deporte), las comidas recientes, los medicamentos (como anticonceptivos orales o corticoides) y ciertas condiciones médicas. Para mí, la mayor desventaja es que solo nos da una idea de la respuesta al estrés al despertar, esto es, nos dice si nos despertamos en equilibrio, como una moto o supercansados, pero no tiene en cuenta el comportamiento del cortisol a lo largo del día, no sabemos lo que pasa después.

• **Cortisol vespertino (16.00 o 23.00 horas):** Se usa para ver la variación diurna. En un patrón normal, el cortisol debe disminuir a lo largo del día. Si se mantiene elevado, puede sugerir disregulación del eje HPA.

• **Test de supresión con dexametasona:** Se administra dexametasona por la noche y se mide el cortisol a la mañana siguiente. Es útil para detectar resistencia a la retroalimentación negativa del eje HHA, como en el síndrome de Cushing o en casos de estrés prolongado.

Test de cortisol en saliva

Se obtienen muestras de saliva en varios momentos del día (como al despertar, a media mañana, por la tarde y antes de dormir). Se analizan en un laboratorio especializado y los resultados representan los niveles de cortisol libre (biológicamente activo). Esta valoración nos ayuda a ver la curva del cortisol e interpretarla de acuerdo con los valores de normalidad que debería tener según los ritmos circadianos: más alta a primera hora de la mañana y más baja antes de dormir. También nos permite medir con precisión la respuesta al cortisol al despertar (CAR). No es una prueba invasiva (no se tiene que sacar sangre) y se puede hacer en casa utilizando herramientas muy sencillas que proporciona y explica el laboratorio. Como desventaja, destacaría que si la persona se despierta de madrugada y luego vuelve a dormir hasta que suena la alarma para medir el cortisol a las ocho, los resultados pueden verse alterados. Esto se debe a que el cortisol *awakening response* (CAR) está influenciado por el momento real del despertar y no únicamente por la hora programada para la toma de la muestra. Si la persona ha estado despierta antes de la medición, el pico de cortisol puede haberse producido anteriormente a la recolección de la muestra, generando un falso descenso en los valores y afectando a la precisión del análisis. Para minimizar este error, se recomienda registrar la hora exacta del despertar y ajustar la toma de la primera muestra en función de ese momento, en lugar de seguir un horario rígido. También se debe considerar el precio y que no está cubierto por la Seguridad Social ni las mutuas privadas.

Prueba de cortisol en orina

Se recoge orina durante un periodo de veinticuatro horas, reflejando la cantidad de hormona que ha sido metabolizada y excretada por los riñones. Puede ayudar a detectar condiciones como el síndrome de Cushing si el resultado es elevado o deficiencia de cortisol (incluyendo síndrome de Addison) si los valores son muy bajos.

En un estudio que comparó ambas pruebas, los autores concluyeron que las muestras de cortisol en saliva durante el día y las recolecciones de cortisol en orina de veinticuatro horas proporcionan información diferente sobre la actividad del eje HHA. Esto significa que cada prueba mide aspectos distintos de la regulación del cortisol, y no pueden considerarse equivalentes ni intercambiables en el diagnóstico y monitoreo del estrés o disfunciones suprarrenales.

En cualquier caso, si quieres hacer una de estas pruebas, te recomiendo que lo hagas asesorado y acompañado por un profesional cualificado que sepa interpretarlas y ofrecer estrategias para mejorar los resultados obtenidos. Sobre todo, las condiciones patológicas como Cushing y Addison deben ser valoradas por un médico especialista en endocrinología.

Con el creciente uso tecnológico, internet, las redes sociales o las inteligencia artificial, están aumentando los test autoprescritos y la verdad es que, por experiencia, creo que la gente que acude a ellos acaba más confundida y buscando finalmente ayuda profesional. Es normal. Así que es mejor que primero encuentres al profesional y después hagas el test más indicado para tu caso; de esta forma, no añades a tu vida más factores estresantes sin sentido.

Otros test que miden el impacto del estrés en el cuerpo

Si queremos evaluar el impacto del estrés en una persona a través de un análisis de sangre, podemos solicitar una serie de pruebas que nos ayuden a medir los niveles hormonales y otros biomarcadores asociados con la respuesta del eje HHA y el sistema nervioso simpático. No voy a explicarlos a fondo porque mi objetivo no es que vayas corriendo a hacerte analíticas, solo quiero informar sobre lo que podemos tener en cuenta los profesionales a la hora de analizar un caso.

Análisis básico

Hemograma completo
Cortisol matutino en suero/plasma
ACTH
Catecolaminas plasmáticas u orina 24 horas
Proteína C reactiva (PCR) ultrasensible

Si queremos evaluar un impacto metabólico más profundo:
Perfil glucémico (glucosa, insulina, HbA1c)
Perfil lipídico
Si queremos profundizar en la detoxificación de hormonas del estrés:
Homocisteína
Dhea-Dhea-S
Bilirrubina
Si hay sospecha de fatiga suprarrenal o desregulación hormonal:
Cortisol en diferentes momentos del día
Test de supresión con dexametasona
Prolactina
Nutrientes clave:
Magnesio
Vitaminas del complejo B (B6, B9, B12)
Vitamina D3
Hierro-ferritina

Otros test expertos menos comunes

Test de cortisol en cabello

Un método innovador para medir el estrés crónico es a través del cortisol en el cabello, que refleja los niveles acumulados a lo largo de meses. Varios estudios muestran que las personas con obesidad, especialmente abdominal, tienden a tener mayores niveles de cortisol en el cabello, lo que indica una exposición prolongada al estrés. El cabello crece aproximadamente 1 centímetro al mes, por lo que, al analizar varios centímetros desde la raíz, es posible observar los niveles de cortisol acumulados durante meses. Es como tener un archivo de nuestra exposición al estrés a largo plazo. A diferencia del análisis de saliva, sangre u orina, que reflejan el estrés del momento, el análisis capilar permite conocer patrones prolongados.

Otra manera de diagnosticar niveles de estrés es usar un test sencillo y científico como este que te presento a continuación. Se trata de la escala de estrés percibido (PSS), y fue desarrollado y publicado en 1983 por los investigadores Sheldon Cohen, Tom Kamarck y Robin Mermelstein. Se publicó en el artículo titulado «A global measure of perceived stress», en el *Journal of Health and Social Behavior*. Este trabajo ha sido ampliamente citado y reconocido por su contribución al estudio del estrés percibido y su impacto en la salud durante décadas, y en España se hizo una adaptación a cargo del psicólogo Eduardo Remor.

¿Te animas a hacerlo? Vamos allá…

Las preguntas en esta escala hacen referencia a tus sentimientos y pensamientos durante el último mes. En cada caso, indica con una «X» cómo te has sentido o has pensado en cada situación:

	Nunca	Casi nunca	De vez en cuando	A menudo	Muy a menudo
1. En el último mes, ¿con qué frecuencia has estado afectado por algo que ha ocurrido inesperadamente?	0	1	2	3	4
2. En el último mes, ¿con qué frecuencia te has sentido incapaz de controlar las cosas importantes en tu vida?	0	1	2	3	4
3. En el último mes, ¿con qué frecuencia te has sentido nervioso o estresado?	0	1	2	3	4
4. En el último mes, ¿con qué frecuencia has manejado con éxito los pequeños problemas irritantes de la vida?	0	1	2	3	4
5. En el último mes, ¿con qué frecuencia has sentido que has afrontado efectivamente los cambios importantes que han estado ocurriendo en tu vida?	0	1	2	3	4

	Nunca	Casi nunca	De vez en cuando	A menudo	Muy a menudo
6. En el último mes, ¿con qué frecuencia has estado seguro sobre tu capacidad para manejar tus problemas personales?	0	1	2	3	4
7. En el último mes, ¿con qué frecuencia has sentido que las cosas te van bien?	0	1	2	3	4
8. En el último mes, ¿con qué frecuencia has sentido que no podías afrontar todas las cosas que tenías que hacer?	0	1	2	3	4
9. En el último mes, ¿con qué frecuencia has podido controlar las dificultades de tu vida?	0	1	2	3	4
10. En el último mes, ¿con qué frecuencia has sentido que tenías todo bajo control?	0	1	2	3	4

	Nunca	Casi nunca	De vez en cuando	A menudo	Muy a menudo
11. En el último mes, ¿con qué frecuencia has estado enfadado porque las cosas que te han ocurrido estaban fuera de tu control?	0	1	2	3	4
12. En el último mes, ¿con qué frecuencia has pensado sobre las cosas que te quedan por hacer?	0	1	2	3	4
13. En el último mes, ¿con qué frecuencia has podido controlar la forma de pasar el tiempo?	0	1	2	3	4
14. En el último mes, ¿con qué frecuencia has sentido que las dificultades se acumulan tanto que no puedes superarlas?	0	1	2	3	4

Escala de estrés percibido
(*Perceived Stress Scale*, PSS)

Esta escala es un instrumento de autoinforme que evalúa el nivel de estrés percibido durante el último mes. Consta de 14 ítems con un formato de respuesta de una escala de cinco puntos (0 = nunca, 1 = casi nunca, 2 = de vez en cuando, 3 = a menudo, 4 = muy a menudo). La puntuación total de la PSS se obtiene invirtiendo las puntuaciones de los ítems 4, 5, 6, 7, 9, 10 y 13 (en el sentido siguiente: 0 = 4, 1 = 3, 2 = 2, 3 = 1 y 4 = 0) y sumando entonces los 14 ítems. La puntuación directa obtenida indica que a una mayor puntuación, corresponde un mayor nivel de estrés percibido.

Apunta aquí tu resultado: _____

Interpretación:

La puntuación total puede oscilar entre **0 y 56**. A continuación, se interpretan los niveles de estrés percibido en función de la puntuación:

1. **0-13 puntos:** Estrés bajo.

2. **14-26 puntos:** Estrés moderado.

3. **27-40 puntos:** Estrés alto.

4. **41-56 puntos:** Estrés extremo.

Aunque la escala es una herramienta útil para medir el estrés percibido, no debe considerarse un diagnóstico clínico definitivo, sino un indicador preliminar. Te recomiendo que si obtienes una puntuación alta, lo comentes con un profesional de la salud mental que sepa orientarte y, sobre todo, que tenga la formación y herramientas para ayudarte a mejorar tu condición.

Como especialista en psiconeuroinmunoendocrinología (PNIE), comprender y analizar la clínica del estrés es fundamental para identificar si un paciente atraviesa una fase aguda o crónica. Este conocimiento permite correlacionar sus síntomas físicos con los efectos del estrés prolongado.

El estrés crónico puede manifestarse de diversas formas, afectando tanto al cuerpo como a la mente, y esto lo vemos en forma de signos y síntomas que saltan a la vista o que son comentados durante la entrevista. Y aunque en capítulos anteriores me he extendido en detalle sobre esto, quiero facilitar la comprensión de cómo se ve y se siente una persona que sufre estrés crónico.

Repito que todos estos síntomas pueden interpretarse como desequilibrios del cuerpo de forma aislada y se pueden haber convertido en el problema de salud principal de la persona. Por eso insisto a pacientes y profesionales de la salud en la necesidad de no olvidar que detrás está esa larga lista de estresores que, si no se atienden, harán que los síntomas persistan.

¿Con cuántos de estos síntomas físicos, psicológicos y mentales te identificas?

Síntomas físicos del estrés crónico:

- Pérdida de cabello (alopecia).

- Aparición de canas.

- Temblores en los ojos.

- Sudoración excesiva en manos y pies.

- Piel muy seca.

- Sensación de nudo en la garganta.

- Opresión en el pecho.

- Sensación de falta de aire.

- Taquicardia.

- Parestesias (entumecimiento de las extremidades).

- Problemas gastrointestinales, como colon irritable (gases, diarrea o estreñimiento o las dos).

- Inflamación intestinal: El estrés crónico puede modificar la microbiota intestinal, transformando las vellosidades intestinales y alterando la permeabilidad del intestino, lo que permite que sustancias no deseadas entren en el torrente sanguíneo y generen inflamación.

- Dolores musculares.

- Problemas de tiroides.

- Sobrepeso, obesidad, sobre todo con aumento de la grasa abdominal.

- Migrañas.

- Tics.

- Artritis.

- Fibromialgia.

- Cansancio o fatiga crónica.

- Sistema inmunitario: Bajadas de defensas continuas y tendencia a la inflamación generalizada que se manifiesta en gastritis, gastroenteritis, amigdalitis, faringitis u otras inflamaciones.

154 ENTENDIENDO EL CORTISOL

Síntomas psicológicos del estrés crónico:

• Cambios en los patrones de sueño: Dificultad para conciliar el sueño debido a la reducción en la producción de melatonina que, a su vez, es causada por niveles elevados de cortisol.

• Irritabilidad: Aumento de la sensibilidad y la propensión a reaccionar de manera exagerada ante estímulos.

• Tristeza: Sentimientos de tristeza que surgen de un estado de alerta constante.

• Fallos en la memoria: El hipocampo, crucial para el registro de información, se ve afectado negativamente por el cortisol, lo que dificulta recordar datos importantes.

• Dificultades cognitivas: Empeoramiento de la función de la corteza prefrontal, afectando a la toma de decisiones, la atención, la concentración, la gestión y la planificación.

• Aislamiento: Evitar el contacto social, incluyendo amigos y familiares, y dificultad para iniciar o mantener conversaciones.

• Falta de expresividad: Reducción en la demostración de emociones y desinterés en participar en actividades sociales.

Testimonio de Aina

Soy profesora de yoga, tengo treinta y ocho años, y soy madre de dos hijos. Siempre me he considerado una persona comprometida, con una gran capacidad para asumir múltiples responsabilidades, tanto en mi práctica como en la enseñanza y en mi vida personal. Siempre he vivido con un ritmo acelerado, despertándome como una moto, convencida de que mantener ese nivel de actividad era lo normal y que gestionaba mi estrés a la perfección. Además, por mi profesión, pensé que dedicándome al yoga no podía sufrir estrés, hasta que me hice una analítica completa debido a mis desequilibrios con la tiroides.

Los resultados de esta analítica me sorprendieron mucho: mis niveles de cortisol estaban muy por encima de lo esperado —33,16 µg/dL—, acompañados de alteraciones en mi función tiroidea y una anemia crónica. Aquel resultado me obligó a cuestionar mi aparente bienestar, pues, aunque físicamente no sentía síntomas evidentes, mi organismo estaba pidiendo un cambio a gritos.

Me explicaron la importancia de modificar ciertos hábitos y, pese a que siempre me ha costado romper con mi autoexigencia, me di cuenta de que hacía un horario extremo, que madrugaba mucho para practicar yoga, que la rutina de la noche con los niños me superaba y que tenía otros estresores a nivel familiar (la familia de mi pareja) que no había reconocido o tenido en consideración. Pedí hora con el psicólogo y comencé una pauta de suplementación con adaptógenos y una serie de suplementos (magnesio, omega-3, vitamina C y complejo del grupo B).

Hoy, sigo realizando jornadas intensas con múltiples compromisos, pero he aprendido que cuidar de mi salud no es un lujo, sino una necesidad. Implementar estos cambios ha sido un reto, pero sé que, a largo plazo, invertir en mi bienestar es el mejor regalo que puedo hacerme a mí misma y a quienes me rodean. Lo que más he aprendido de todo esto es que el estrés es más de lo que pensaba, y que practicar yoga me ha ayudado mucho, pero, si no cambio mi forma de ver la vida y de relacionarme conmigo misma, no voy a tener la salud que busco.

El paso más significativo que puedes dar después de tomar conciencia de tu estrés es identificar los estresores clave y diseñar un plan sencillo con pequeños cambios en tus rutinas diarias que ayuden a minimizar su impacto en tu salud. Además, es fundamental buscar apoyo profesional en salud integrativa para abordar estos desequilibrios desde la raíz, en lugar de limitarse a paliar los síntomas con soluciones temporales. Por otro lado, siempre recomiendo seguir el proceso de mejora física con un acompañamiento psicoterapéutico para que el manejo del estrés tenga un enfoque integral que no solo reducirá su impacto, sino que potenciará tu bienestar y calidad de vida a largo plazo.

Es hora de detenerte, darte un respiro y reflexionar sobre cómo estás llevando tu vida y qué hay a tu alrededor; ser consciente de tu situación y, a partir de ahí, planificar cambios y pedir el apoyo que te ayude a sentirte mejor.

Recuerda que cuando el estrés se acumula y el cortisol, esa hormona que lo cambia todo, se eleva de manera crónica, las consecuencias en tu organismo pueden ser indeseables. Por eso, regresa a esta parte del libro siempre que lo necesites. Evalúa cómo te sientes y aplica los consejos prácticos que aquí encontrarás para reducir el estrés y recuperar el equilibrio. ¡Es tu momento de priorizarte!

SEGUNDA PARTE

Entrenando el cortisol

6

Sincronizar los ritmos circadianos: el antídoto natural contra el estrés

Nuestro cuerpo necesita ritmo, orden, rutinas, no caos, desorden e irregularidad. Este ritmo debe estar sincronizado con el día y la noche, es decir, con los ritmos circadianos, ya que, como parte del universo, nuestro funcionamiento biológico está programado para responder a la luz solar y la oscuridad nocturna. A esto se le llama cronobiología. La cronobiología es la rama de la biología que estudia los ritmos biológicos y cómo el organismo humano se sincroniza con los ciclos naturales del ambiente, como el día y la noche o las estaciones del año. Analiza procesos como los ritmos circadianos (duran veinticuatro horas), ultradianos (duran menos de veinticuatro horas y son repetitivos) e infradianos (duran más de veinticuatro horas y son menos frecuentes), así como su impacto en la salud, el metabolismo y el comportamiento.

La clave para equilibrar la dieta, el sueño y la relajación y para potenciar los efectos de la actividad física pasa por sincronizarnos principalmente con nuestros ritmos circadianos. Cuando seguimos este ritmo natural —movernos, comer y relacionarnos durante el día, y descansar y dormir durante la noche—, el organismo trabaja de manera eficiente, optimizando la función de las hormonas, el metabolismo y la energía.

Los ritmos circadianos son ciclos biológicos de aproximadamente veinticuatro horas que regulan múltiples funciones fisiológicas, entre ellas la actividad de las hormonas, el metabolismo de la glucosa y la sensibilidad a la insulina. Estos ritmos están controlados por un reloj biológico central —ubicado en una estructura muy pequeña del cerebro, el núcleo supraquiasmático del hipotálamo— y por relojes periféricos, que funcionan en órganos como el hígado, el páncreas, el músculo y el intestino, que operan según el momento del día: algunos órganos y hormonas trabajan mejor de día que de noche y viceversa. Todas nuestras funciones corporales tienen un horario, y deberíamos respetarlo. Si alteramos este equilibrio, enviamos señales erróneas al cerebro, desajustando la maquinaria perfecta que regula nuestro metabolismo. Como consecuencia, nuestra salud física y mental puede verse afectada, dificultando el mantenimiento de un estado óptimo de energía, regeneración y bienestar.

La mayoría de nosotros estamos rompiendo la sincronía natural entre el día y la noche debido a los hábitos diarios que hemos adquirido, condicionados por las exigencias de la vida moderna. Estos desajustes actúan como estresores, agravando aún más el desequilibrio del cortisol, una hormona que sigue un ritmo circadiano preciso.

El cortisol trabaja en sintonía con el ciclo día/noche o luz/oscuridad, regulando la energía, el metabolismo y la respuesta al estrés. Como su liberación está estrechamente ligada a los ritmos circadianos, cualquier alteración en estos ritmos —como la exposición excesiva a la luz artificial, el sueño irregular o los horarios de comida desordenados— impacta directamente en su producción, lo que genera un desajuste hormonal con consecuencias en la salud física y emocional.

Siempre dedico un buen espacio de la consulta a explicar esto porque considero que trabajar en esta sincronización es literalmente poner «todos los relojes en hora», trabajando a favor del equilibrio que hemos perdido. De hecho, lo considero un acto de compasión hacia nuestro cuerpo, pues le estamos exigiendo constantemente que haga bien las cosas pero no le proporcionamos las condiciones para hacerlo. Este cuerpo, que es el único que vamos a tener en esta vida, merece el mayor respeto y cuidado, y en realidad no pide mucho más que cualquier otro ser vivo: agua, sol, nutrientes, descanso y movimiento en unos horarios concretos, ya que viene codificado para funcionar de esta manera.

Imagina encerrar una cabra en una oficina, sin permitirle ver la luz del sol, moverse con libertad o pastar cuando lo necesite. Sin acceso a hidratación adecuada ni la posibilidad de correr durante el día, y obligándola a permanecer activa en horarios en los que naturalmente debería descansar en su establo, siguiendo el ciclo de luz y oscuridad.

De algún modo, esto es lo que muchos hacemos con nuestro propio cuerpo cuando ignoramos los ritmos circadianos, exponiéndonos a luz artificial hasta altas horas, comiendo en horarios irregulares y manteniéndonos en un estado de inactividad cuando deberíamos estar en movimiento, o de actividad cuando deberíamos estar descansando.

Cómo trabajan nuestros relojes

Nuestro cuerpo cuenta con un reloj maestro: el reloj central, ubicado en el cerebro, que recibe señales de luz a través de la retina. Cuando esta detecta la luz solar, envía información al núcleo supraquiasmático, el centro de control de los ritmos circadianos, para ajustar su actividad.

La luz solar es el sincronizador más poderoso del reloj biológico interno, y permite que nuestros procesos fisiológicos se alineen con el ciclo natural del día y la noche, optimizando el metabolismo, la producción hormonal y la regulación del sueño. La palabra alemana *zeitgeber*, que tiene el significado de «dador de tiempo», se utiliza para describir estos estímulos externos que ayudan a sincronizar nuestro ritmo interno con el entorno. Este concepto fue introducido por el científico Jürgen Aschoff, considerado uno de los pioneros de la cronobiología, quien estudió cómo la luz y otros factores influyen en nuestros ritmos biológicos. En términos de cronobiología, se denomina *zeitgeber* a todo lo que dé una señal para poner en hora nuestros relojes.

El reloj central tiene la responsabilidad de producir hormonas como la melatonina, que favorece el sueño en la oscuridad y también regula los niveles de cortisol, que son altos por la mañana para ayudarnos a despertar y bajos por la noche para facilitar el descanso.

Además del reloj central o principal que regula nuestro ritmo diario, cada órgano del cuerpo tiene su propio reloj interno. Por ejemplo, el hígado ayuda a procesar los alimentos y liberar bilis, el tejido adiposo controla el hambre mediante hormonas como la leptina, y el intestino ajusta la digestión y la absorción de nutrientes según la hora del día. Aunque todos estos relojes siguen las señales del reloj central, también responden a factores como la comida, el ejercicio y la temperatura.

Todo esto funciona gracias a los genes reloj que regulan los ritmos circadianos en las células del cuerpo. Estos genes son, entre otros, CLOCK, BMAL1, PER (PER1, PER2, PER3) y CRY (CRY1, CRY2) (los genes tienen nomenclaturas muy raras). Todos ellos controlan los horarios en los que tiene que funcionar cada órgano. Fascinante, ¿verdad?

Cuando los relojes central y periféricos están desincronizados, como ocurre en el jet lag, el trabajo por turnos, la exposición prolongada a la luz artificial o las dietas irregulares, se pueden producir efectos negativos en la salud. Esto incluye problemas metabólicos (como la resistencia a la insulina y la obesidad), trastornos del sueño, alteraciones en el estado de ánimo y enfermedades cardiovasculares. ¡Los mismos desequilibrios que produce el cortisol elevado!

Investigaciones recientes han demostrado que los hábitos diarios tienen un impacto directo en los relojes periféricos del cuerpo. Por ejemplo, el horario de las comidas puede sincronizar o desajustar el reloj del hígado, independientemente de la luz solar. El ejercicio físico, sobre todo el realizado por la mañana, contribuye a alinear los ritmos circadianos. Y la microbiota intestinal también sigue estos ritmos diarios, y varía su composición según el reloj central y factores externos como la alimentación.

El reloj central, situado en el hipotálamo, sincroniza el metabolismo energético con el ciclo de luz y oscuridad, y regula:

- **La ingesta de alimentos:** Favoreciendo el consumo de energía en horarios óptimos.

- **El gasto energético:** Determinando cuándo el cuerpo quema más o menos calorías.

- **La sensibilidad a la insulina:** Haciendo que las células respondan mejor a la glucosa en ciertos momentos del día.

Cada órgano y tejido tiene su propio reloj circadiano que influye en la función metabólica:

- **Intestino:** Regula la absorción de glucosa y el equilibrio de la microbiota.

- **Hígado:** Controla la producción de glucosa, la síntesis de lípidos y la metabolización de toxinas.

- **Músculo:** Afecta a la sensibilidad a la insulina y la utilización de glucosa.

- **Tejido adiposo:** Modula el almacenamiento y liberación de energía.

- **Páncreas:** Su reloj regula la secreción de insulina en respuesta a los alimentos.

¿Te das cuenta de que todos los desequilibrios que se producen por el estrés crónico se pueden mejorar si nos sincronizamos con los ritmos circadianos?

Conozcamos mejor el horario en el que trabajan algunas hormonas:

Hormona	Órgano/ glándula	Función	Horario
Melatonina	Glándula pineal	Regula el sueño, antioxidante, sincroniza ritmos circadianos.	Noche (24-4 h).
Cortisol	Corteza suprarrenal	Moviliza energía, aumenta glucosa en sangre, activa el cuerpo.	Mañana (4-8 h).
Insulina	Páncreas	Regula la glucosa en sangre después de las comidas, promueve el almacenamiento de energía.	Después de comidas, mejor entre (12-16 h).
Glucagón	Páncreas	Moviliza glucosa en ayuno, aumenta niveles de azúcar en sangre.	En ayuno (8-12 h, aproximadamente, y durante la noche).

Hormona	Órgano/ glándula	Función	Horario
Hormona del crecimiento (GH)	Glándula pituitaria	Regenera tejidos, estimula crecimiento, quema grasa.	Noche (24-4 h).
Hormonas Tiroideas (T3 y T4)	Tiroides	Regula el metabolismo basal, producción de energía.	Estable durante el día.

Toma nota y ajusta tus rutinas para conseguir el máximo beneficio de tu propio cuerpo. Esto te ayudará a revertir los efectos del estrés crónico, y al mismo tiempo, mejorar tus rutinas te hará reducir el cortisol. ¡Es un plan perfecto!

Si la insulina es más eficiente entre las 12 y las 16 horas: La comida más completa del día debería realizarse en este horario, incluyendo la mayor carga de carbohidratos. Esto permite que el cuerpo los utilice de manera óptima para producir energía en lugar de almacenarlos como grasa.

HAZ ESTO: Realiza una comida principal en esta franja horaria que contenga proteínas, grasas y carbohidratos de calidad. Puedes tomar fruta antes de comenzar a comer e incluso terminar la comida con un poco de chocolate negro. Pero no comas solo carbohidratos ni tomes platos donde destaque la pasta, el pan y el arroz blanco.

Si la melatonina se activa en la noche porque requiere total oscuridad: Lo natural es sentir sueño cuando oscurece. Si tienes dificultades para dormir, es probable que no estés produciendo suficiente melatonina, lo que puede ser consecuencia de un desajuste en tu ritmo circadiano.

HAZ ESTO: Exponte a la luz natural nada más levantarte. Evita al máximo la exposición a la luz azul antes de dormir (prescinde del móvil, pantallas...) y reduce la iluminación en casa. Enciende luces rojas o naranjas de baja intensidad. Duerme en total oscuridad o con antifaz. Intenta ir a la cama a la misma hora todas las noches y no dormir mucho durante el día.

Si la leptina (hormona de la saciedad) alcanza su punto máximo en la noche: Entonces cenar muy tarde o con alimentos ultraprocesados puede interferir en su función, aumentando el hambre nocturna y favoreciendo el sobrepeso.

HAZ ESTO: Lo ideal es cenar temprano, con alimentos ricos en proteínas, carbohidratos y vegetales con fibra (para favorecer su efecto regulador del apetito) y almidón resistente (refrigerados veinticuatro horas antes de comerlos).

Si la grelina, conocida como la hormona del hambre, aumenta antes de las comidas: Es normal experimentar apetito en ciertos momentos del día; sin embargo, si no sientes hambre por la mañana pero sí por la noche, es una señal de que tu reloj circadiano está desajustado. Para regularlo, es fundamental establecer horarios fijos de comida y evitar los picoteos nocturnos, ya que estos interrumpen el ciclo natural y pueden alterar la señal de saciedad.

HAZ ESTO: Organiza y planifica tus comidas, procurando comer siempre a la misma hora y con hambre real. Si comes todo el tiempo o picas fuera de las comidas principales, tus niveles de grelina y leptina se verán alterados, impidiendo que experimentes correctamente la sensación de hambre y saciedad.

Si las hormonas tiroideas (T3 y T4) siguen un ritmo estable pero su actividad es más eficiente en la mañana: Es recomendable realizar actividad física en la primera parte del día para potenciar el metabolismo y optimizar el uso de energía.

HAZ ESTO: Intenta entrenar por la mañana o comenzar el día con la exposición al sol y una pequeña rutina de movimiento. Si tomas medicación para la tiroides, lo ideal es hacerlo en ayunas por la mañana, sin interferencias de otros alimentos o suplementos.

Si el cortisol aumenta de forma natural entre las 4 y las 8 horas: Deberías despertarte con energía, alerta y con los sentidos bien activos. Si al levantarte te sientes cansado, con dificultad para concentrarte o sin motivación, es una señal de que tu ritmo circadiano se encuentra desajustado y que tu eje HHA no está funcionando correctamente.

HAZ ESTO: Para optimizar su liberación, evita las cenas pesadas y deja al menos dos horas entre la última comida y la hora de dormir.

Cómo sincronizar los relojes periféricos

Estas variaciones en las horas son muy importantes porque marcan la pauta de lo que tenemos que hacer para funcionar mejor. Además de la luz solar, los investigadores en cronobiología han identificado otros factores que también actúan como *zeitgebers* o señales de tiempo, ayudando a sincronizar el reloj biológico con el entorno. Digamos que estas señales facilitan poner en hora los relojes internos, al igual que lo hace la luz solar.

- **Horarios de comida:** Tener horarios regulares de comidas es un potente *zeitgeber* para los relojes periféricos en el hígado, el páncreas y el intestino. Retrasar o alterar las comidas puede desajustar el metabolismo y generar resistencia a la insulina.

- **Actividad física:** El ejercicio es un regulador circadiano importante, especialmente cuando se realiza a la misma hora cada día. Dependiendo de cuándo se haga, puede adelantar o retrasar la fase circadiana y ajustar, así, la producción de hormonas como el cortisol y la melatonina.

- **Temperatura ambiental:** Cambios en la temperatura del ambiente pueden influir en el ciclo de sueño y vigilia. Una temperatura más baja durante la noche favorece la producción de melatonina y mejora el descanso.

- **Interacción social y rutinas diarias:** La exposición a interacciones sociales, la rutina laboral y la estructura del día también envían señales al reloj biológico. La falta de estructura (por ejemplo, trabajar en turnos rotativos o dormir en horarios irregulares) puede causar desincronización circadiana.

Estos *zeitgebers*, junto con la luz solar, son clave para mantener el equilibrio del reloj biológico y garantizar un funcionamiento óptimo del metabolismo, el sistema inmunitario y el bienestar general.

Cortisol y ritmos circadianos

La mayoría de las personas que tienen fatiga adrenal o desequilibro del eje HHA tienen una baja respuesta al cortisol al despertar, así que se levantan agotados. Lo que me explica la mayoría de mis pacientes cuando indago sobre sus rutinas es que se despiertan y van directos a la cocina a tomar un café. Si es de madrugada o aún no hay luz natural, encienden las luces y se exponen a la luz artificial y a un café antes de despertar de forma natural. Estos dos hábitos comunes se suman a que ese café a lo mejor se acompaña de un par de galletas o a que lo toman mirando el móvil, exponiéndose a primera hora no solo a pantallas con luz que perturba el ritmo circadiano, sino a información que puede generar más estrés o alteraciones en el estado de ánimo.

Entiendo que no podamos despertar cada día como nos gustaría y como sería lo ideal: en el campo o de cara al mar, saliendo a pasear en medio de la naturaleza y tomando después un desayuno totalmente natural y con calma, y por supuesto disfrutando de un buen café. Sé que la mayoría de nosotros no tenemos esa suerte, pero esto no impide que intentemos ajustar lo mejor posible nuestras rutinas según nuestra cronobiología, una forma de entender nuestro organismo como un sistema ligado al universo y sus tiempos.

Recuerda que un cortisol saludable se refleja en una correcta respuesta al despertar, lo que llamamos CAR en otros capítulos. Y para para activar correctamente la respuesta de cortisol al despertar y así empezar el día con energía, es fundamental aprovechar los estímulos naturales que regulan nuestro ritmo circadiano.

La luz solar es el principal activador del CAR, y para potenciar este mecanismo puedes utilizar el movimiento y agua fría, de modo que deja el café para más tarde.

HAZ ESTO:

✔ En cuanto te despiertes, exponte a la luz natural abriendo las cortinas y la ventana, sal al balcón o a la terraza, pasea al perro o airéate entre cinco y diez minutos. Esta señal lumínica estimula el núcleo supraquiasmático, reforzando la sincronización del reloj biológico y favoreciendo el aumento natural del cortisol.

✔ Muévete un poco. No es necesario hacer ejercicio intenso, nos sirve con caminar al aire libre, estirarse o realizar respiraciones profundas para activar el sistema nervioso simpático.

✔ Exponte al frío, ya sea lavándote la cara con agua fría, saliendo a ver la luz sin abrigarte, pisando descalzo el suelo o el césped o tomando una ducha con agua fría, pues esto estimula la alerta y refuerza la activación del cortisol a primera hora de la mañana.

Cuándo tomar el café

El consumo de café también puede influir en el CAR. Aunque muchas personas lo toman apenas despiertan, lo ideal es esperar entre sesenta y noventa minutos para no interferir con el pico natural de cortisol y optimizar su efecto. El café aumenta el cortisol y está bien que te lo tomes porque te ayudará, pero hazlo después de esta rutina de luz, movimiento y frío, y entonces potenciarás sus efectos.

HAZ ESTO: Cuando te despiertes, no vayas directamente a la cocina; lávate la cara con agua fría y ve hacia la ventana o a buscar la luz del sol donde puedas; si es posible, mira directamente al sol para exponer la retina. Muévete, estírate. Acaba de ducharte con agua fría.

Cortisol y cafeína

Según varios estudios realizados en distintos contextos y poblaciones, la cafeína aumenta los niveles de cortisol, pero se han encontrado algunas diferencias en sus efectos.

Las personas que consumen cafeína de forma habitual tienden a tener una respuesta más intensa del cortisol, es decir, su aumento del cortisol ante una situación estresante es mayor de lo normal en ellas, incluso en situaciones cuando no hay un estrés evidente. En otras palabras, la cafeína hace que el cuerpo reaccione con más intensidad ante el estrés, lo que puede contribuir a un estado de alerta constante y dificultar la relajación. Ahora bien, la respuesta del cortisol es más intensa después de un periodo de abstinencia de cafeína, aunque tiende a disminuir con el consumo diario. Sin embargo, ingerir dosis repetidas a lo largo del día puede mantener elevados los niveles de cortisol, independientemente del tipo de estrés o del sexo de la persona.

Además, la combinación de cafeína con situaciones de estrés mental o ejercicio físico puede potenciar aún más esta respuesta, lo que puede amplificar los efectos negativos del estrés en el organismo en hombres y mujeres. Por este motivo, es mala idea que tomes muchos cafés al día en épocas de estrés. El problema es que lo haces porque te sientes muy cansado, pero no olvides que este cansancio es también a causa del cortisol desequilibrado.

En realidad, el estrés y el cortisol desequilibrado son la causa del agotamiento que sienten millones de personas en el mundo que están enganchadas a la cafeína como una solución a su niebla mental, falta de concentración, cansancio, sensación de agotamiento, dificultad para entrenar y todos estos síntomas del estrés crónico.

Si ya te has dado cuenta de que estás en un estado de estrés crónico y de que eres una persona «cafeinada», despierta pero no descansada, alerta pero agotada, te recomiendo reducir el consumo de café. Disfruta del café únicamente por la mañana para acompañar y potenciar el CAR, como expliqué antes, pero no sigas tomando café durante el día porque estarás alterando aún más tu cortisol. A cambio…

HAZ ESTO: Si tomas más de tres tazas de café al día, debes hacer una reducción progresiva. Intenta tomar primero solo dos cafés, uno después de la rutina circadiana de día y otro por la tarde, sobre las 15-16 horas, pero no más tarde.

Estresores y ritmos circadianos

El estrés de nuestra vida moderna nos desincroniza, nos desconecta de la naturaleza y confunde nuestra biología. De hecho, gran parte de los estresores que mencionamos en la primera parte del libro afectan directamente a nuestros ritmos circadianos, interfiriendo con los procesos naturales que regulan el metabolismo, el sueño y la producción hormonal.

Al vivir en un entorno que ignora los ciclos naturales de luz y oscuridad, al someternos a horarios caóticos de alimentación y descanso, y al exponernos a estímulos constantes que activan nuestro sistema de alerta, estamos enviando señales contradictorias a nuestro cuerpo. Esto provoca un desajuste circadiano que repercute en la salud metabólica, el equilibrio hormonal y la capacidad de recuperación del organismo.

Reconocer estos estresores y comprender cómo alteran nuestros relojes biológicos nos permite tomar medidas para volver a sincronizarnos con el ritmo natural del día y la noche, promoviendo un estado de bienestar más profundo y sostenible.

Repasemos la lista de estresores que pueden alterar los ritmos circadianos y que afectan al metabolismo, la producción hormonal y la salud en general, y aprovecha para identificar los que más te están afectando; así irás descubriendo los «antídotos» para cada uno de ellos.

- **Exposición a la luz artificial:** Pantallas de dispositivos electrónicos (móviles, computadoras, televisores). Iluminación led y fluorescente en la noche. Falta de exposición a la luz solar durante el día.

- **Sueño irregular o insuficiente:** Dormir menos de seis o siete horas por noche. Horarios de sueño irregulares (dormir y despertarse en diferentes horarios cada día). Despertares frecuentes durante la noche. Insomnio o alteraciones en la calidad del sueño. Trastornos del sueño como apnea o insomnio crónico.

- **Alimentación fuera del horario biológico:** Comer tarde en la noche (sobre todo carbohidratos y grasas no saludables). Ayunos prolongados mal gestionados que alteran el ritmo de insulina y cortisol. No desayunar o retrasar la primera comida del día en condiciones de estrés.

• **Trabajo por turnos y jet lag:** Turnos nocturnos o rotativos que alteran el ritmo sueño-vigilia. Viajes a lugares con diversos husos horarios sin tiempo de adaptación.

• **Jet lag social:** Es el desajuste entre los horarios de sueño y vigilia del fin de semana y los de los días laborales. Cenar a horas diferentes cada noche, dormir muy poco de noche el fin de semana y mucho de día.

• **Falta de actividad física o ejercicio en horarios inapropiados:** Sedentarismo prolongado durante el día. Ejercicio intenso en la noche que eleva el cortisol y retrasa la melatonina.

• **Contaminación y factores ambientales:** Exposición a ruidos nocturnos (tráfico, vecinos, aparatos electrónicos). Contaminación del aire que afecta la oxigenación y el sueño. Temperaturas extremas que interfieren con el descanso nocturno. Exposición a contaminación lumínica nocturna.

• **Uso de sustancias estimulantes:** Consumo de cafeína o bebidas energéticas en la tarde o noche. Beber alcohol antes de dormir, que interrumpe las fases del sueño profundo. Uso excesivo de nicotina u otras sustancias que alteran el ritmo circadiano.

• **Luz azul:** La exposición a la luz azul de dispositivos electrónicos como teléfonos inteligentes, tabletas y computadoras portátiles antes de dormir puede suprimir la secreción de melatonina, retrasar el reloj circadiano y reducir la calidad del sueño. Esto puede llevar a un sueño insuficiente y afectar al estado de alerta al día siguiente.

Todos estos estresores físicos no solo pueden aumentar el cortisol, sino también desincronizar el reloj biológico, ya que ambos sistemas están estrechamente conectados. Estos dos sistemas se comunican entre sí a múltiples niveles, y la desregulación de cualquiera de ellos puede conducir al desarrollo de patologías.

Eje HHA y ritmos circadianos

El reloj central desempeña un papel fundamental en la regulación del eje HHA al coordinar la liberación de glucocorticoides como el cortisol, siguiendo un ritmo a lo largo del día. Este proceso ocurre a través de las glándulas suprarrenales, que responden a las señales del cerebro para ajustar la producción de esta hormona según las necesidades del organismo y según el nivel de estrés. No obstante, el sistema circadiano también tiene la capacidad de modular la liberación de cortisol de manera independiente del eje HHA, ajustando la sensibilidad de las glándulas adrenales a la señal de producción. Esto significa que una alteración en los ritmos circadianos puede activar el sistema nervioso autónomo o simpático, desencadenando respuestas de estrés incluso sin la intervención directa del eje HHA.

Uno de los mejores ejemplos de esta regulación es la respuesta de cortisol al despertar (CAR), el pico natural de cortisol que debería producirse en las primeras horas del día. Este aumento es clave para sentirnos alerta, con energía y listos para comenzar nuestras actividades. Sin embargo, si los ritmos circadianos están desajustados, este pico puede no tener lugar o ser insuficiente, lo que provocará una sensación de fatiga y dificultad para arrancar el día con vitalidad. Esto define al cortisol como una hormona circadiana que debería aumentar solo en los momentos del día que marcan los ritmos circadianos, pero debido a la sobrecarga de estrés acabamos fabricando cortisol muchas más veces.

El cortisol, como hormona reguladora del metabolismo, la inflamación y la función inmunológica, sigue un patrón circadiano preciso, alineándose con la liberación de otras hormonas que controlan estos procesos clave. Su pico matutino, entre las 4 y 8 horas, prepara al cuerpo para la actividad del día, movilizando energía, aumentando la glucosa en sangre y favoreciendo la sensibilidad a la insulina, lo que facilita la producción de hormonas metabólicas como la insulina y las catecolaminas. Esta sincronización es esencial para que el organismo tenga la energía necesaria para iniciar el día.

Por la noche, cuando los niveles de cortisol alcanzan su punto más bajo, el cuerpo cambia de enfoque: disminuye la actividad metabólica y se prioriza la reparación celular y la función inmunológica. Este descenso nocturno permite la liberación de melatonina y hormona de crecimiento, hormonas clave para el sueño profundo y la regeneración.

En otras palabras, para que el cuerpo funcione de manera óptima, es fundamental que el cortisol, el eje HHA y los ritmos circadianos trabajen en armonía. Mantener una rutina estable de sueño, la exposición a la luz natural por la mañana y los horarios regulares en la alimentación son esenciales para evitar alteraciones en esta sincronización y promover un equilibrio hormonal saludable.

Espero que, al comprender estos mecanismos, reflexiones sobre cómo puedes adaptar tu rutina diaria para sincronizar los ritmos circadianos de manera natural. Pequeños cambios en los hábitos diarios —rutinas sencillas convertidas en rituales basados en tu cronobiología— pueden marcar una gran diferencia en tu energía, metabolismo y bienestar general.

Atrévete a probarlo y observa cómo responde tu cuerpo. Los efectos te sorprenderán: más vitalidad por la mañana, mejor digestión, un sueño más profundo y reparador, y una sensación general de equilibrio y armonía con tu propio ritmo biológico.

Ritmos circadianos, sueño y sistema inmunitario

¿Recuerdas que uno de los efectos negativos del cortisol crónicamente elevado es que puede afectar de forma negativa al sistema inmunitario? Además, es uno de los efectos en el organismo que más preocupa, ya que es el inicio de cuadros inflamatorios crónicos, infecciosos y autoinmunes.

Las personas con un sistema inmunitario bajo suelen contraer virus respiratorios con frecuencia, infecciones bacterianas (urinarias o por *Helicobacter pylori*), por hongos (en la piel, vaginales o en otras mucosas), tienen reactivaciones frecuentes de los virus de la familia del herpes (herpes I y II, Epstein-Barr, CMV...) o pueden tener procesos alérgicos crónicos y enfermedades autoinmunes, pues nuestro sistema inmunitario o inflama o genera una reacción alérgica cuando se enfrenta a microorganismos patógenos, pero cuando se desequilibra del todo, puede acabar desencadenando una enfermedad autoinmune.

El sistema inmunitario también sigue un ritmo circadiano, lo que significa que su actividad cambia a lo largo del día y la noche, y esto depende del ritmo del cortisol. Durante la noche, el cuerpo entra en un estado de reparación y defensa, en el que aumenta la producción de moléculas proinflamatorias (citocinas IL-1β, IL-6 IL-12 y TNF-α) y se activan ciertas células inmunitarias. Es como si, mientras dormimos, el sistema inmunitario hiciera un mantenimiento profundo del organismo.

Durante el sueño, sobre todo en las fases más profundas, el sistema inmunitario reconoce y combate posibles infecciones o daños celulares. Te sorprenderá si te digo que la inmunidad por la noche genera moléculas o citocinas proinflamatorias, pero se trata una inflamación controlada que es parte natural e indispensable en el proceso de regeneración, y ayuda a eliminar células dañadas y reforzar la inmunidad.

Este proceso ocurre porque, durante la noche, el cuerpo entra en una configuración hormonal única: los niveles de cortisol y la actividad del sistema nervioso simpático (asociado al estrés y la alerta) disminuyen, mientras que aumentan las hormonas de crecimiento y prolactina, que favorecen la reparación y la respuesta inmune. El sueño profundo potencia este efecto, permitiendo que el cuerpo dedique más recursos a la regeneración y la defensa.

Por eso, dormir bien no solo es importante para el descanso, sino también para fortalecer el sistema inmunitario. Un sueño de calidad ayuda a que el cuerpo combata infecciones, repare tejidos y mantenga un equilibrio saludable en la respuesta inmune. Si alteramos nuestros ritmos circadianos con malos hábitos de sueño, comidas tardías o exposición excesiva a luz artificial en la noche, podemos afectar a este proceso y debilitar nuestras defensas.

Si pensabas que dormir solo era necesario para descansar, desconocías muchos superpoderes del sueño. O si creías que tomando suplementos para el sistema inmunitario ya estabas haciendo suficiente, te equivocabas. La mejor estrategia para recuperar nuestra la inmunidad es el sueño reparador; para el sistema inmunitario, no dormir equivale a desarmar su batallón de defensa contra los patógenos y contra las inflamaciones que tiene que controlar. Es como si tuvieras un ejército que necesita entrenamiento nocturno para defenderte al día siguiente, pero, en lugar de eso, lo dejas sin preparación, sin estrategias y sin recursos. Por más suplementos o medicamentos que tomes, si tu cuerpo no recibe el descanso adecuado, tu sistema inmunitario nunca estará en su mejor versión. Mantener horarios de sueño regulares es otra clave para un CAR saludable. Despertarse a diferentes horas cada día desajusta el ritmo circadiano, e impide que el cuerpo anticipe el pico de cortisol de la mañana. Lo ideal es acostarse y despertarse a la misma hora todos los días, incluso los fines de semana, para reforzar la sincronización hormonal. Por último, es importante evitar la exposición a luz azul por la noche, ya que esta inhibe la producción de melatonina, lo que afecta al ciclo de sueño y, en consecuencia, a la respuesta de cortisol al despertar. Apagar pantallas al menos una hora antes de dormir o usar filtros de luz azul puede marcar una gran diferencia en la calidad del descanso y la activación matutina.

En el capítulo sobre el sueño, profundizaremos en este tema y en muchos otros que revelan la estrecha relación entre el estrés y el descanso y su impacto en el metabolismo, el sistema inmunitario y el sistema nervioso.

Descubrirás cómo la falta de sueño no solo afecta a tu energía diaria, sino que también puede alterar tus niveles de cortisol, desregular la producción de insulina, debilitar tus defensas y favorecer la inflamación crónica. Veremos por qué dormir bien es una de las herramientas más poderosas para equilibrar el cuerpo, reparar daños y prevenir enfermedades.

Actividad física y ritmos circadianos

El ejercicio desempeña un papel clave en la sincronización de los ritmos circadianos, actuando como *zeitgeber* o señal de tiempo que ayuda al cuerpo a ajustarse al ciclo natural del día y la noche. Dependiendo de la hora en que se realice, puede adelantar o retrasar la fase circadiana. Hacer ejercicio en la mañana adelanta el reloj biológico, mientras que ejercitarse en la tarde puede retrasarlo, un efecto que varía según el cronotipo de cada persona.

Además de ayudar a sincronizar el reloj biológico, el ejercicio mejora la salud metabólica y cardiovascular, regula la presión arterial y optimiza el ciclo sueño-vigilia. Tiene, asimismo, efectos a nivel molecular, ya que influye en la expresión de genes circadianos en el músculo esquelético, lo que puede potenciar sus beneficios en función del horario en que se practique.

En las personas con desajustes circadianos, como los trabajadores por turnos, el ejercicio puede ser una herramienta natural para regular sus ciclos biológicos. Elegir la hora adecuada según el cronotipo individual puede maximizar sus efectos positivos, promoviendo un mejor rendimiento, salud y bienestar general.

Para terminar este capítulo, te resumo qué plantas y alimentos se ha demostrado que ayudan a regular los genes CLOCK. Ten en cuenta que la toma de suplementos sin un plan de ajuste de los ritmos circadianos o terapia cronobiológica no tiene mucho sentido. Lo que hacen estos compuestos es activar la expresión de genes que lo primero que necesitan es la información del entorno: la luz solar como protagonista. Aun así, es muy interesante contar con esta información y recursos para potenciar la salud de nuestro organismo de una manera inteligente. Todos los nombres que no entiendas son genes CLOCK que controlan los relojes de cada órgano.

**Ejemplos de suplementos que mejoran
la regulación circadiana**

- Genisteína (soja): Modula la señalización del receptor NMDA en el cerebro, influyendo en el reloj circadiano.
- Polisacáridos *L. barbarum* y jugo de granada: Estimulan la producción de melatonina, lo que mejora el ciclo de sueño.
- Capsaicina (ají picante) y polifenoles del té: Regulan BMAL1 en el hígado y reducen el estrés oxidativo.
- Fibra de avena y extracto de *Ciclorupa palturus*: Modulan la microbiota intestinal, que influye en la salud metabólica.
- Resveratrol y nobiletina (cítricos): Reducen la acumulación de grasa en el hígado y mejoran la función del reloj circadiano hepático.
- EGCG (té verde) y extracto de jengibre negro: Mejoran la sensibilidad a la insulina y regulan la leptina.
- Berberina: Regula la función metabólica hepática y mejora la sensibilidad a la insulina.

Inicia ya tu plan de sincronización con ayuda de todos estos consejos y comienza a notar cómo, a pesar de las circunstancias que alimentan tu estrés crónico, el organismo consigue sostenerse en equilibrio o comienza a recuperarlo.

Cualquier plan de tratamiento, con independencia del enfoque de salud o el tipo de medicina que elijas, debe incluir estas recomendaciones esenciales para respetar los ritmos biológicos del cuerpo. Si un tratamiento se basa únicamente en medicamentos o suplementos, será una intervención limitada que, lejos de resolver el problema de raíz, podría entorpecer los procesos naturales del organismo.

Para lograr una recuperación real y sostenible, cualquier estrategia terapéutica debe complementarse con medidas que restauren el equilibrio natural del cuerpo, optimizando su capacidad de autorregulación y sanación. La sincronización de los ritmos circadianos, al igual que el cortisol, ¡pueden cambiarlo todo!

7
¡No es tu dieta, es el cortisol!

Durante estos más de diez años de experiencia en la consulta de PNIE y veinte como nutricionista, he comprobado que la mayoría de las personas que vienen preocupadas por su alimentación tienen muy claro el concepto de una dieta saludable, más de lo que ellas mismas se imaginan. Saben que el azúcar es malo, que las harinas refinadas y los productos procesados inflaman, que hay grasas buenas y otras malas, que las verduras y la fibra vegetal benefician la salud de numerosas formas y, además, muchos ya conocen el concepto y la importancia de la microbiota, el conjunto de microorganismos que viven en la boca y el intestino, y que también necesitan comer bien para ejercer sus funciones. Pues con toda esta información y experiencia con diferentes tipos de dietas a lo largo de su vida, aún no consiguen buenos resultados a la hora de adelgazar, mejorar síntomas digestivos, reducir la inflamación o cualquier otro objetivo de salud que se hayan planteado y que requiera un cambio en la alimentación.

Han intentado eliminar el azúcar de su dieta en varias ocasiones, reducen el consumo de pan y de alimentos procesados durante un tiempo, pero inevitablemente vuelven a consumirlos de manera desproporcionada. ¿Por qué ocurre esto? La respuesta está principalmente en el estrés. El estrés puede aumentar el deseo de consumir alimentos que proporcionan energía rápida, como los azúcares y carbohidratos refinados, y afecta al equilibrio de la glucosa a través de múltiples vías, lo que puede llevar a la resistencia a la insulina.

Además, con el tiempo, el cortisol elevado puede desencadenar desequilibrios que afectan a la conducta alimentaria, no solo a nivel de la regulación de la glucosa, sino también en cuanto a la apetencia por el dulce y el salado, la hidratación y el mecanismo del hambre y de la saciedad.

Se sabe que la resistencia a la insulina y los desequilibrios de la microbiota oral e intestinal son las causas más comunes de inflamación de bajo grado, que probablemente es el problema de salud más importante en la actualidad. La inflamación de bajo grado es una inflamación silenciosa, en apariencia asintomática, pero así, casi sin hacer ruido, va tejiendo las bases sobre las que se puede desarrollar cualquier inflamación mayor y, en consecuencia, cualquier patología.

Las personas con inflamación de bajo grado tienen problemas para perder peso porque, en realidad, están sufriendo un proceso inflamatorio crónico que puede iniciarse de muchas formas pero que casi siempre es impulsado por el cortisol, y así es muy difícil pensar que solo lo van a resolver con dietas estrictas. En estas condiciones, cuando ya se han mezclado estrés + consumo de azúcar + resistencia a la insulina + disbiosis intestinal (desequilibrios de la microbiota intestinal), los resultados serán inflamación crónica de bajo grado, y este es el proceso que se ha de revertir, no solo haciendo dieta, sino trabajando en los factores asociados y desencadenantes.

Pero ¿cómo y por dónde comenzamos a resolver esta situación? Lo irás viendo en el apartado de recomendaciones, pero no dejes de leer para comprender los mecanismos que te han llevado hasta aquí, si es tu caso.

«El estrés no me deja comer bien»

Gemma, profesora de una escuela infantil desde hace treinta años, vino a la consulta desesperada por perder peso. Había sufrido varias situaciones adversas en la infancia y aún seguían presentándose otras. «Es como si el estrés se adueñara de mi vida, es un no parar, salgo de una y ya me está esperando otra», me decía. Y lo que ha pasado desde hace años es que tiene una relación con la comida muy nociva, no disfruta comiendo, para ella comer es una auténtica tortura. No le gusta cocinar, su familia se ha acostumbrado a que cada uno come lo que quiere y puede, y ella come cualquier cosa, e intenta que sea rápido.

Cuando se da cuenta de que se está hinchando, comienza a repetir los patrones de siempre: verdura hervida y pescado al vapor para comer y cenar, y desayuno solo con un café. Aunque luego toma varios cafés durante el día, «porque, si no, no soy persona, no podría trabajar ni hacer nada».

Sufre ansiedad desde hace años y ha vivido una depresión que le ha llevado a tomar una medicación con controles de su psiquiatra.

Está desesperada. Nada le funciona, no quiere hacer más dietas, quiere sentirse bien, pero es incapaz de dejar el dulce y el pan. De noche, cuando recoge la cocina y todos están en el sofá, va a la cocina y se da un «atracón». Puede comer grandes cantidades de azúcar en forma de galletas, pan blanco con cremas de cacao azucaradas, y lo pasa todo con dos vasos de leche. Entonces se calma y se va al sofá, donde nada más sentarse se queda dormida.

Con Gemma profundizamos en todos los estresores que hay en su vida y analizamos su situación de inflamación crónica de bajo grado, que la está llevando lentamente a una enfermedad más importante. Comenzamos un plan para reducir estresores, la derivé al psicoterapeuta, le pedí revisión con el psiquiatra porque no notaba mejoras con su mediación, y al saber que está de baja por ansiedad y que tiene deposiciones líquidas, reflujo gastroesofágico desde hace tiempo y dolor abdominal, decidimos comenzar a trabajar con el foco en recuperar su función digestiva. Para ello, le pedí que implementara una dieta terapéutica muy compensada con carbohidratos de calidad, para desinflamar su intestino y mejorar el reflujo, y que adelantara la hora de la cena lo máximo posible. Sabíamos que los atracones no iban a desaparecer, pero teníamos que intentarlo.

Gemma hizo un gran esfuerzo por cumplir (como otras veces) estas 4-5 semanas y volvió muy motivada para continuar la siguiente fase, pues se notó muy deshinchada y con menos reflujo. Sin embargo, seguía obsesionada con el peso y me pidió implementar una dieta cetogénica o algo «más radical» para quitarse diez o veinte kilos lo antes posible. Le pedí que comprendiera lo que explico a continuación.

A Gemma y a todos mis pacientes que han escuchado estas explicaciones y se han esforzado por comprenderlas y por hacer otro tipo de cambios (no solo dieta); a todos los que se fueron sin pautas nutricionales porque se dieron cuenta de que lo hacen bien pero no de forma sostenible; a todos los que entendieron que las dietas estrictas no son el camino y confiaron en mí; a aquellos con los que, durante la conversación, encontramos un trastorno alimentario oculto y me confiaron sus emociones; a quienes siguieron mi consejo de iniciar un proceso de psicoterapia paralelo a nuestro trabajo, y a quienes siguen luchando por conseguirlo: a todos ellos les dedico este capítulo.

Cortisol y azúcar: una relación recíproca

El cortisol es un glucocorticoide (se llama así porque es una hormona esteroidea que se fabrica en la corteza suprarrenal), y una de sus principales funciones es movilizar energía en forma de glucosa para ponernos en marcha cada día, al despertar, o para reaccionar ante una situación estresante. Pero esta relación es de doble vía: el cortisol influye en la regulación del azúcar en sangre, y el consumo de azúcar puede afectar a los niveles de cortisol.

Cuando los niveles de azúcar en la sangre disminuyen, el cuerpo responde liberando cortisol para restablecer el equilibrio. Esta hormona se encarga de movilizar glucosa a partir de las reservas de glucógeno (azúcar almacenado) en el hígado, asegurando un suministro constante de energía.

Las personas que tienen problemas con mantener una glucosa estable suelen comer varias veces al día, pican entre comidas o consumen carbohidratos de rápida absorción (productos con azúcar) con frecuencia; además, experimentan picos y caídas abruptas en sus niveles de glucosa. Tras una subida de glucosa, suele venir una caída brusca, lo que obliga al cuerpo a compensar con un aumento de cortisol. Este ciclo de altibajos no solo afecta a la energía y al estado de ánimo, sino que también contribuye a un estrés metabólico constante, manteniendo al organismo en un estado de inestabilidad hormonal.

El exceso de azúcar en la dieta puede ser convertido por el hígado en triglicéridos, que luego se almacenan en el tejido adiposo, lo que contribuye aún más a la inflamación crónica de bajo grado y al desequilibrio metabólico.

Creo que en cualquier libro sobre nutrición y salud actual se habla del azúcar y los productos que la contienen como uno de los desencadenantes más importantes de los problemas de salud de nuestro tiempo, y sé que lo sabes. El problema es ¿cómo dejar de tomarlo?

Primero, siendo conscientes de la siguiente realidad: el estrés nos condiciona a un mayor consumo de azúcar, el estrés crónico es un problema sistémico que se genera a partir de múltiples estresores (los vimos en el capítulo 3) y vivimos en una sociedad que favorece sin pudor el consumo de azúcar. Así que, por supuesto, no es un proceso fácil, pero puede ser aún más difícil vivir en el engaño de hacer una dieta detrás de otra, sin resultados a largo plazo. Es más difícil seguir pensando que tu caso no tiene solución, que es tu organismo el que falla y que tienes que conformarte con la salud que tienes. Y, peor aún, en el futuro será más complicado gestionar las consecuencias de estos desequilibrios para tu salud física y mental.

No obstante, todos necesitamos una cantidad determinada de carbohidratos (que no de azúcar) y por eso su consumo se debe individualizar. Cuando hablo de la relación cortisol y azúcar que da problemas, me refiero a un consumo excesivo, no a eliminar los carbohidratos de la dieta. Más adelante veremos qué carbohidratos son realmente saludables y por qué no tenemos que renunciar a ellos; todo lo contrario, los carbohidratos son esenciales para que las glándulas adrenales o suprarrenales funcionen correctamente, ya que dependen de estos y de otros nutrientes para mantener el equilibrio energético y responder al estrés. En resumen, no comer carbohidratos no te va a ayudar a mejorar la regulación del cortisol.

Esto se ha evidenciado en deportistas. Varios estudios han revelado que el consumo de carbohidratos antes y durante el ejercicio puede ayudar a mitigar el aumento de cortisol, lo que sugiere una menor respuesta fisiológica al estrés. Es decir, los carbohidratos evitan un exceso en la activación del eje HHA y previenen una subida excesiva de cortisol. Además, el consumo de carbohidratos durante el ejercicio prolongado puede evitar las alteraciones inmunológicas provocadas por el estrés físico, lo que significa que si haces un sobreesfuerzo físico sin haber comido carbohidratos, es posible que el sistema inmunitario se vea más afectado.

Finalmente, los carbohidratos pueden ser beneficiosos para mejorar la respuesta al estrés, sobre todo al influir en la producción de serotonina y reducir la respuesta de cortisol. Sin embargo, todos estos estudios destacan la importancia de evaluar tanto la calidad como la cantidad de los carbohidratos ingeridos. En resumen, no todos los carbohidratos son perjudiciales, pero tampoco todos son beneficiosos, y se deben tomar en la medida justa de acuerdo con el nivel de actividad física de cada uno.

Las calorías importan, pero hay algo que importa más

Cuando estudié la carrera de Nutrición en los años noventa, todo se basaba en calorías, y aunque es innegable que solo la restricción calórica puede hacernos perder peso, ahora comprendemos otros mecanismos y factores que afectan a la ganancia y pérdida de peso.

Cada día se publican numerosos libros en todo el mundo dedicados al metabolismo, dietas, combinación de alimentos, ayunos... Y la industria farmacéutica no deja de investigar y lanzar productos que prometen adelgazar con el mínimo esfuerzo. Por otra parte, existen millones de cuentas en las redes sociales y pódcast dedicados a las dietas, consejos de salud y fitness y, a pesar de todo esto, el sobrepeso, la obesidad, la inflamación y las enfermedades crónicas siguen en aumento. Tenemos que preguntarnos: ¿qué está pasando? ¿Por qué en la era de la máxima información, con acceso a todo el conocimiento científico que nunca imaginamos tener, no conseguimos revertir esta epidemia que es la inflamación?

Desde mi punto de vista, hemos puesto toda nuestra atención en el cuerpo y hemos olvidado la conexión inseparable entre cuerpo y mente. Nos hemos obsesionado con acumular información, consejos y autoexigencia, hacerlo mejor (con nuestro físico), perdiendo de vista el equilibrio integral con la mente que necesitamos como seres humanos. Y toda esta sobrecarga de información, en lugar de ayudarnos, nos abruma. Se ha convertido en un nuevo factor de estrés que nos deja confundidos, agotados y sin saber por dónde empezar.

«No sé qué comer ni cómo hacerlo»

Miguel, de cincuenta y cinco años, lucha con su peso desde hace años. Vino a la consulta con una lista muy larga de preguntas para que le ayudara a decidir qué hacer. Estaba lleno de confusión y frustración, y lo entendí al momento, me identifiqué con él y, además, me sentí parte del problema porque yo también comparto de vez en cuando algún consejo en las redes sociales.

Su lista contenía preguntas como:

¿Qué dieta es mejor, cetogénica o low carb?

¿Puedo comer un plato combinado o es obligatorio comer primero la ensalada?

¿Cuántos huevos puedo comer por semana?

¿Qué pasa si no desayuno?

Me estoy obligando a no cenar varios días, ¿esto es bueno?

¿Pasa algo si como verduras no ecológicas?

¿Tengo que tomar alimentos fermentados, aunque me sienten mal? ¿Puede ser que mi grasa sea un tema hormonal? He leído que puede deberse a las sartenes. ¿Qué agua puedo beber? Ya no sé si beber del grifo, de botella o poner un filtro, ¡todo tiene desventajas! Estuvimos comentando estas cuestiones durante una hora. Yo le di mi opinión sobre cada cosa, pero al final le pedí que me dijera lo que él pensaba que tenía que hacer, lo que él, con tanto conocimiento, creía que era lo mejor para él, y su respuesta fue: «¡Yo estoy agotado! Solo sé que tengo hambre y que, aunque intento hacerlo bien, no adelgazo. Creo que estoy muy estresado, ansioso, me siento triste y frustrado porque nada me funciona».

Esto nos enseña que estamos cayendo en una dinámica de alimentar la autoexigencia (sinónimo de estrés), en lugar de promover un estado de equilibrio cuerpo/mente. De nada sirve que digamos «gestiona el estrés, practica yoga, medita, respira, ríe...» si, por otro lado, estamos lanzando mensajes contradictorios que incitan al perfeccionismo y a la obsesión. Debería ser todo más sencillo, comer sano debería ser algo común a todos; el alimentarnos de forma natural se ha convertido en un lujo complicado de conseguir que cuesta mucho dinero. Pero podemos salir de esta trampa y volver a conectar con el origen. Recordar y dignificar las tradiciones, revivir las recetas de nuestros padres y abuelos, volver a los mercados y utilizar nuestras cocinas; así, sin más, sin más historias.

Pero para que no pierdas el rumbo como Miguel, quiero recordarte algo que no podemos seguir ignorando, como lo hemos hecho durante años en nutrición: el cortisol es la hormona directora de la orquesta. Según la situación de estrés en la que nos encontremos, el cortisol regula el metabolismo de la glucosa y, como han demostrado numerosos estudios, niveles elevados de cortisol están directamente relacionados con una menor sensibilidad a la insulina y un aumento en la producción de glucosa. En otras palabras, el cortisol decide cómo se distribuye la energía en nuestro cuerpo: regula la producción de glucosa en el hígado, puede reducir la entrada de glucosa en los músculos, aumentar el azúcar en sangre y determinar qué se almacena como grasa y qué se utiliza como energía.

Entonces, si el cortisol tiene tanto poder sobre nuestro metabolismo, ¿cómo es posible que sigamos sin darle la importancia que merece? ¿Vamos a seguir contando calorías como si fuera lo único que importa?

Es hora de entender que todos estos mecanismos están gobernados por la interacción entre cortisol e insulina, una relación clave que te explicaré a continuación.

Cortisol y resistencia a la insulina

En situaciones de estrés agudo, como cuando corres una maratón o tienes que correr porque se escapa el tren, el cortisol aumenta los niveles de glucosa o azúcar en sangre para garantizar que el cerebro y los músculos tengan energía suficiente para lidiar con la «amenaza» percibida. Si el cortisol está elevado continuamente en respuesta al estrés crónico, puede contribuir a la resistencia a la insulina al aumentar la producción de glucosa en el hígado y al reducir la captación de glucosa en los músculos. La resistencia a la insulina significa que los músculos y otros tejidos se niegan a recibir esta glucosa, así que esta aumenta en sangre porque no puede ser entregada y esto debe ser manejado de otra manera. En primer lugar, el páncreas libera más insulina para intentar compensar la resistencia de los músculos (voy a presionar un poco a ver si los tejidos se abren y la reciben) y facilitar la entrada de glucosa en las células. Sin embargo, cuando este mecanismo se mantiene durante largos periodos de tiempo, las células beta del páncreas pueden agotarse, reduciendo su capacidad de producir insulina, lo que podría llevar a la diabetes tipo 2.

Por otro lado, el hígado continúa produciendo glucosa a través de la gluconeogénesis (fabricar glucosa con otras materias primas), lo que aumenta aún más la glucosa en sangre. En consecuencia, el exceso de glucosa en sangre puede convertirse en grasa y almacenarse en el tejido adiposo, en concreto en la zona abdominal, lo que contribuye al desarrollo de obesidad central. Este tipo de acumulación de grasa está fuertemente relacionada con un mayor riesgo de sufrir enfermedades cardiovasculares y metabólicas.

Las personas que tienen resistencia a la insulina por estrés crónico me dicen frases como:

- «Últimamente engordo aunque coma poco. Estoy muy agobiado, ¡nada me funciona!».

- «Me noto hinchada como un globo, tengo la cara más redonda y ¡me ha salido una barriga que no me reconozco!».

- «Me quedo frito en el sofá después de comer. Si como mucho, no puedo coger el coche después, entonces me tomo dos cafés».

- «Siento que necesito azúcar a todas horas, y si no como, me mareo. Si no tomo algo dulce después de la cena, no puedo dormir pensando en eso».

- «De día como muy bien, el problema es por la noche; no puedo controlar las ganas de dulce, harinas, patatas fritas o pan a partir de las seis de la tarde».

- «Necesito una cerveza o una copa de vino al volver del trabajo y, de paso, picar algo porque me muero de hambre; a veces directamente no ceno».

- «Me gusta cenar un plato de fruta con un yogur, mucho más ligero, y me encanta».

- «Me despierto hinchado, con la cara y el cuerpo más pesados, y por más que intento cambiar mi alimentación, no veo resultados».

Es muy probable que estés en este punto en el que «hacer un poco de dieta y algo de ejercicio» ya no funciona. Cuando entramos en un estado de desequilibrio y se desencadenan las reacciones incorrectas en el cuerpo, las señales que debemos enviar al cerebro en forma de hábitos deben ser más contundentes y duraderas que antes. Llamo a esto «salir de la zona de riesgo» y lo veremos más adelante.

El cortisol aumenta el apetito y los antojos de comida basura

Además de los efectos sobre la insulina, existen otras vías o mecanismos por los cuales el cortisol elevado puede favorecer una dieta poco saludable, inflamatoria y, por lo tanto, la ganancia de peso en forma de grasa abdominal. El cortisol puede aumentar la producción de grelina (la hormona del hambre) y disminuir la acción de la leptina (la hormona de la saciedad). Por eso puedes tener más hambre de dulce y grasa (un cruasán suele ser la solución), pero te costará saciarte, así que al poco tiempo tendrás necesidad de comer más. Me dirás que necesitas una dieta para «poner orden», y así te obligas a controlarte. Pero te diré que no, que no te hace falta una dieta, sino regular el cortisol para que vuelvas a sentir hambre real y te sientas satisfecho después de una tortilla de verduras con aguacate y boniatos, y no un hambre «falsa» mediada por las hormonas del estrés que te hacen comer por comer sin aportarte los nutrientes que necesitas para funcionar bien.

Si crees que estás atravesando estos desequilibrios en el cortisol, la insulina, la grelina y la leptina, más que una dieta restrictiva, lo que realmente necesitas es romper este círculo vicioso y revertirlo en la dirección correcta. La clave está en abordar el estrés, ya que, al reducir los niveles de cortisol, mejorarás la sensibilidad a la insulina, regularás la grelina (la hormona del hambre) y potenciarás la acción de la leptina (la hormona de la saciedad). Sé que no es fácil, pero hemos de cambiar la manera de enfocar la pérdida de peso, así que más adelante te diré las claves para hacerlo.

Recuerda que el cerebro no diferencia entre una amenaza real a la supervivencia y un momento de estrés laboral o emocional. Sin embargo, esto no significa que el cerebro «pida azúcar» y que debamos satisfacer ese deseo consumiendo alimentos procesados. Más bien, esto es lo que ha aprovechado la industria alimentaria (incluida la ecológica) para vendernos azúcar por kilos sin ningún control de los gobiernos.

Muchas personas llevan a mano dulces o chocolate, o se detienen a media mañana o a media tarde en una panadería porque «el cuerpo les pide dulce». Es un error común creer que nuestro cerebro necesita directamente azúcar refinado, cuando lo cierto es que es capaz de obtener energía a partir de diferentes alimentos, como carbohidratos complejos (patata, boniato, calabaza, frutas, cereales como la avena, frutos secos, legumbres, quinoa, etc.), pero también puede funcionar con grasas buenas (aguacate, aceitunas, frutos secos, semillas, aceite de oliva o coco) y proteínas (huevo, yogur, queso, jamón, marisco, carnes, legumbres...).

De hecho, si ayunas o no te es posible comer a la hora prevista, el cerebro puede funcionar perfectamente sin tomar nada, y mucho menos un refresco o un café con azúcar añadido, ya que nuestro cuerpo tiene la capacidad de producir glucosa a través de varios mecanismos durante un tiempo. Pero no hace falta pasar hambre o hacer largos periodos de ayuno si no te has adaptado primero.

En momentos de estrés es normal sentir antojos intensos de alimentos dulces o ricos en carbohidratos, pero también salados, con grasas y de alta palatabilidad, lo que significa que un producto empaquetado en forma de triangulitos, hechos a base de maíz genéticamente modificado, muy crujientes porque están fritos con aceite vegetal inflamatorio, con sabor artificial a queso, chili o limón y un montón de aditivos más (ya sabes de qué producto hablo, ¿no?), es la opción perfecta para nuestro cerebro estresado. Obviamente esta no es una necesidad biológica que tengas que cubrir, no es «hambre real», sino una conducta aprendida, facilitada, reforzada e influenciada por nuestro entorno y por la industria de alimentos que nos pone este tipo de productos en primera línea desde que somos niños.

No obstante, si es algo puntual, si el estrés es puntual, y si no estás en «zona de riesgo», puedes comer lo que te apetezca y seguir tu vida con normalidad. El problema es cuando las situaciones estresantes se presentan con frecuencia o sin parar y acabas tomando azúcar en diferentes formas, directamente

o camuflada en productos industriales (o artesanales), y patatas fritas o similares con mucha frecuencia y, peor aún, de
noche, que es cuando se acentúa la ansiedad por comer, debido al desequilibrio del cortisol.

He mencionado el azúcar y la sal a partes iguales porque los
desequilibrios del cortisol nos hacen comer muy dulce, muy
salado o ambas cosas a la vez. ¿Te has sorprendido añadiendo sal a las comidas como no lo habías hecho nunca? ¿Buscas
la sal por todas partes y estás enganchado a las patatas fritas de
bolsa cubiertas de sal? ¿Para evitar engordar comes palomitas
muy saladas sin parar? ¿Comes embutido a todas horas para
calmar la ansiedad? Todo esto tiene una explicación.

Al mismo tiempo que estos alimentos o productos industriales están provocando estos desequilibrios, deterioran el
aparato digestivo, inflaman el estómago, y afectan a la barrera
intestinal y a la microbiota intestinal. La disbiosis intestinal,
o el desequilibrio resultante, será otra vía de inflamación que
también favorece las mismas enfermedades y, por el camino,
te volverás intolerante a un montón de alimentos naturales.

La gran paradoja de la alimentación es que el consumo de
comida ultraprocesada puede hacer que tu cuerpo termine
rechazando los alimentos naturales. Esto es algo que veo a
diario en consulta, y estoy convencida de que el primer paso
para revertirlo es recuperar la salud digestiva, permitiendo así
volver a tolerar y aprovechar los alimentos saludables. La salud
digestiva debe abordarse en función de los desequilibrios de
la microbiota de cada persona. No siempre hace falta un estudio avanzado de disbiosis intestinal; muchas veces con una
buena historia clínica y algunas pruebas sencillas podemos
diagnosticar el desequilibrio y pautar un tratamiento para restablecer el equilibrio del aparato digestivo. Pero olvídate de
tomar probióticos por tu cuenta o por recomendación sin antes

entender qué le pasa a tu sistema digestivo. Los probióticos pueden ser una gran herramienta para mejorar la salud digestiva, pero es posible que estén contraindicados según el caso. Es mejor que te guíe un buen profesional experto en el tema.

¿Te das cuenta de que los alimentos o productos que inflaman, producen resistencia a la insulina y grasa abdominal son los mismos que dañan la microbiota intestinal? Más tarde te explicaré todo esto y te daré unas claves para comenzar a revertir este daño.

La historia de cómo el estrés, la alimentación y la microbiota se conectan

María tiene veinticinco años y llegó a consulta con una larga lista de síntomas que llevaban años afectando a su calidad de vida: problemas digestivos, intolerancia a la lactosa, fructosa, sorbitol, sensibilidad al gluten, reacciones a los alimentos ricos en histamina, migrañas, dolor abdominal, diarrea y estreñimiento alternos, además de alergias que habían ido aumentando con el tiempo y mucho dolor con la regla.

Cuando analizamos su microbiota intestinal, encontramos una disbiosis importante, con muchas alteraciones en el equilibrio bacteriano, infecciones por hongos, daños en la mucosa intestinal y marcadores positivos de permeabilidad intestinal. Su dieta en ese momento era extremadamente limitada y muy estricta, pero, a pesar de todos los esfuerzos que había hecho, seguía sintiéndose mal. Esta situación le generaba frustración y mucho estrés, porque sentía que no podía comer casi nada, ni en casa ni fuera.

Al indagar en su historia, descubrimos que su relación con la comida había tenido muchos altibajos. Desde niña, su alimentación era buena, pero, hija de padres separados, tenía una alimentación muy diferente en cada casa, y muchas veces se basaba en productos ultraprocesados, precocinados o comidas rápidas con muchos refrescos y golosinas. En la adolescencia, comenzó a consumir bebidas energéticas con frecuencia porque se sentía muy cansada. Más adelante, cuando quiso cuidar su figura, empezó a hacer dietas muy restrictivas, con batidos sustitutivos de comida. Después, en la universidad, con el estrés, la presión y la autoexigencia, no tenía tiempo para cocinar y volvió a una dieta basada en pan, pasta, bocadillos y pizzas, con pocos alimentos frescos; cuando quiso cambiar estos hábitos y su alimentación, se dio cuenta de que todo lo natural le sentaba mal. Las frutas, las verduras, los huevos y el pescado azul le generaban muchos síntomas, y ella no comprendía por qué le pasaba esto.

La historia de María es el ejemplo perfecto de cómo el estrés crónico y las condiciones del entorno, en este caso el estrés originado en la familia, puede conducir a unos hábitos de alimentación muy desfavorables y, con el tiempo, dañar el intestino. En este caso no solo existen estresores emocionales, pues la alimentación y los problemas intestinales también actúan como tales y, por esto, es una prioridad trabajar en ello.

El trabajo con María no solo se centró en reparar su mucosa intestinal, sino en enseñarle a confiar de nuevo en la comida, en su cuerpo y en su capacidad para sanar. Porque cuando solo tratamos la dieta y los suplementos sin mirar la historia emocional y la relación con la comida, el proceso siempre se queda a medias.

Estrés crónico, digestión y microbiota intestinal

La microbiota intestinal está compuesta por billones de bacterias que conviven con hongos, arqueas, parásitos y virus, y es crucial para la digestión, la absorción de nutrientes y la regulación del sistema inmunitario. El estrés crónico altera esta microbiota, disminuyendo su diversidad y favoreciendo el crecimiento de bacterias proinflamatorias. Este desequilibrio, conocido como «disbiosis», puede provocar problemas digestivos, aumentar la inflamación y afectar al estado de ánimo debido a la conexión intestino-cerebro. El estrés crónico se asocia con una alteración en la composición y función de la microbiota intestinal. Específicamente, se ha observado una reducción en la abundancia de bacterias beneficiosas y un aumento de bacterias patógenas o perjudiciales.

El estrés crónico impacta también negativamente en el eje microbiota-intestino-cerebro, un sistema de comunicación bidireccional que, a través del nervio vago, mantiene un intercambio constante de información entre el intestino y el cerebro. Esto significa que nuestras emociones y estado de ánimo pueden influir en la salud intestinal, pero, al mismo tiempo, que el estado del intestino puede modular nuestras emociones, el estrés y la ansiedad. Un intestino desequilibrado puede contribuir a trastornos del estado de ánimo, mientras que el estrés crónico puede alterar la microbiota intestinal, creando un ciclo de desequilibrio que afecta tanto a la salud digestiva como al bienestar mental.

El cortisol, por lo tanto, tiene un impacto directo en el funcionamiento del sistema digestivo y en la salud intestinal. En un estado de estrés crónico, se puede alterar la función digestiva, afectar a la absorción de nutrientes y desestabilizar el equilibrio de la microbiota intestinal, lo que aumenta el riesgo de problemas gastrointestinales. Podemos valorar el impacto del estrés crónico en los estudios de microbiota intestinal, y suelo ver en los resultados de muchos de mis pacientes desequilibrios en diferentes grupos de bacterias (disbiosis intestinal), mayor permeabilidad intestinal, y marcadores inflamatorios y de neurobiología alterados.

Además, es típico de personas con disbiosis intestinal tener déficits nutricionales de vitaminas, minerales, ácidos grasos o baja disponibilidad proteica, debido a las alteraciones del sistema digestivo. Imagina tu cuerpo luchando durante mucho tiempo contra infecciones en el intestino o desequilibrios que no te permiten aprovechar bien los nutrientes de los alimentos que consumes. Es extremadamente estresante para nuestro organismo intentar funcionar sin estos nutrientes, tener el sistema nervioso entérico activo todo el tiempo, generar o fabricar constantemente proteínas inflamatorias luchando contra los patógenos y muchos otros procesos estresantes que se activan y que consumen mucha energía.

Efectos del estrés crónico en el intestino y la microbiota

- Desequilibrio del sistema nervioso entérico (red de células neuronales que se ubica en el sistema gastrointestinal y que también se conoce como «segundo cerebro»).
- Alteración de la motilidad intestinal que puede manifestarse como estreñimiento o diarrea.
- Inducción de hipersensibilidad visceral, que significa un aumento en la percepción de dolor gastrointestinal.
- Supresión del sistema inmunitario intestinal.
- Deterioro de la función de la barrera intestinal, caracterizado por una reducción del grosor de la capa de moco y una mayor permeabilidad.
- Infiltración de células inmunitarias circulantes.
- Aumento de la desgranulación de mastocitos, lo que eleva los niveles de histamina, un neurotransmisor que desencadena reacciones alérgicas.

El estrés crónico deteriora la barrera intestinal, que es la capa de moco que protege la piel del intestino, al reducir la función de unas proteínas que mantienen unidas las células intestinales y, cuando esto ocurre, se produce la permeabilidad intestinal. Si la permeabilidad intestinal aumenta, se permite el paso de bacterias y toxinas hacia el torrente sanguíneo, lo que puede provocar inflamación en el cuerpo y en el cerebro, además de conducir a otros trastornos digestivos. Todo este proceso altera aún más el sistema inmunitario.

Al mismo tiempo, tanto la permeabilidad como el estrés crónico pueden hacer que el intestino se vuelva más sensible a los antígenos (sustancias presentes en el interior del intestino como alimentos, toxinas, metales pesados...), lo que aumenta la absorción de estas sustancias y puede desencadenar respuestas inmunitarias excesivas, causando inflamación, riesgo de enfermedades autoinmunes y neuroinflamatorias (ansiedad, depresión, migrañas, párkinson...).

La inflamación producida por el estrés crónico incrementa la producción de citoquinas o moléculas proinflamatorias (IFN-γ, TNF-α e IL-6). Estas sustancias contribuyen a la inflamación del colon y pueden agravar enfermedades inflamatorias intestinales como la colitis ulcerosa y la enfermedad de Crohn, así como provocar síntomas como dolor abdominal, diarrea y distensión.

La **salud digestiva** me interesa muchísimo por varios motivos fundamentales:

- **Absorción de nutrientes:** Sin un intestino saludable, nuestro cuerpo no puede asimilar correctamente los nutrientes, lo que puede llevar a deficiencias nutricionales incluso si seguimos una alimentación equilibrada. Si además existen malos hábitos alimentarios, este proble-

ma se agrava, afectando a la energía, la función hormonal
y la salud en general, ya que nuestro cuerpo funciona
con nutrientes, agua y luz. ¡Como una planta!

• **Defensa inmunológica:** La microbiota intestinal actúa
como un batallón de defensa contra infecciones, regulando la respuesta inmunitaria. Sin embargo, en condiciones de estrés crónico, la microbiota puede debilitarse,
afectando a la barrera intestinal y favoreciendo procesos
inflamatorios y enfermedades autoinmunes.

• **Producción de neurotransmisores y vitaminas:** La
microbiota es responsable de fabricar vitaminas del grupo B y neurotransmisores clave como la serotonina, la
dopamina y el GABA, fundamentales para el equilibrio
emocional y la gestión del estrés.

• **Produce ácidos grasos de cadena corta (como butirato,
acetato, propionato y valerato) que desempeñan funciones esenciales en el organismo:** Estos compuestos
mejoran el metabolismo de la glucosa, previenen la resistencia a la insulina y optimizan la producción de energía,
lo que reduce la necesidad de una ingesta calórica excesiva y favorece la pérdida de peso de manera natural. Por
otro lado, tienen un impacto positivo en la función del
sistema nervioso al fortalecer la comunicación entre
el intestino y el cerebro, regulando la inflamación y promoviendo el equilibrio emocional.

• **Impacto en la respuesta al estrés:** Si la microbiota no
está en equilibrio y no produce adecuadamente estos
neurotransmisores, tendremos una menor regulación del
estrés, peor estado de ánimo y mayor vulnerabilidad a
la ansiedad. Esto crea un ciclo negativo donde el estrés

daña la microbiota y, a su vez, una microbiota deteriorada aumenta la respuesta al estrés.

Necesitamos todas estas funciones para combatir los efectos del estrés crónico. Más nos vale tener una función digestiva y una microbiota equilibrada y funcional para poder disfrutar de todos estos beneficios protectores.

Recordemos que nuestro enfoque debería ser reducir todo lo posible los diferentes estresores para poder vivir con salud, a pesar de las circunstancias de estrés vital que nos encontremos. Precisamente los síntomas digestivos son un estresor muy común que afectan aún más al estado emocional. Nadie puede tener calidad de vida con síntomas como dolor abdominal, reflujo gastroesofágico, diarreas, estreñimiento, hinchazón constante y malestar después de cada comida. Debería ser una prioridad trabajar en la salud digestiva, reducir su impacto como estresor y conseguir así que se den todos los mecanismos protectores que nos ayudarán a combatir el estrés y sus consecuencias.

Por todo esto, siempre recomiendo que, si tienes síntomas digestivos, comiences a resolverlos como una prioridad. Comer saludable y sentirte bien después son la base para mejorar cualquiera que sea tu estado de salud. Conseguir los nutrientes que necesitas para un buen funcionamiento de tu sistema nervioso es básico para resolver el estrés crónico, y si, además, quieres perder peso, es muy probable que no lo puedas conseguir fácilmente si tienes alterada la microbiota intestinal.

Asimismo, los procesos inflamatorios de bajo grado que se originan en un ambiente disbiótico (microbiota desequilibrada) van a reforzar la resistencia a la insulina y otros procesos inflamatorios mayores.

Finalmente, recuerda los efectos del estrés crónico que mencionamos en la primera parte del libro. Hablamos de cómo, en situaciones de estrés prolongado, el cerebro prioriza su propio consumo de energía y reduce el suministro a otros sistemas, como el digestivo. Como consecuencia, funciones esenciales como la producción de jugos gástricos, enzimas digestivas y flujo biliar, o los movimientos intestinales (actividad del complejo motor migratorio), pueden verse alterados. Estos procesos, fundamentales para una digestión y una absorción eficientes y un tránsito intestinal adecuado, no ocurrirán de manera óptima, lo que aumentará el riesgo de desarrollar afecciones como el SIBO (sobrecrecimiento bacteriano en el intestino delgado), el SIFO (sobrecrecimiento de hongos en el intestino delgado) o el IMO (sobrecrecimiento de microorganismos productores de gas metano en el intestino).

Si tus síntomas son reflujo, acidez, ardor o hinchazón nada más comer, es probable que tengas problemas con tu estómago. Si la hinchazón y los gases comienzan un poco después de comer y tienes la barriga muy hinchada, muchos gases (con o sin olor), diarrea o estreñimiento o dolor abdominal…

HAZ ESTO:

✔ Si llevas mucho tiempo sintiéndote así, pide a tu médico descartar cualquier patología del esófago, estómago o intestino.
✔ Si ya lo has hecho y todo ha salido «normal», no te conformes con este diagnóstico; aunque seguro que no tienes nada grave, hay desequilibrios microscópicos que no se ven en las pruebas convencionales y que tampoco se reflejan en las pruebas de sangre o heces de rutina.
✔ Puedes pedir una valoración a un profesional en nutrición experto en salud digestiva o microbiota para que, analizando tu

historia clínica y, si es necesario, solicitando algunas pruebas diagnósticas, diseñe para ti una pauta a medida. Lo primero es eliminar todos los productos inflamatorios y tóxicos de tu alimentación para dejar de agredir al tubo digestivo y a la microbiota. Además, dejar todos estos productos reducirá inmediatamente el estrés, ya que todos estos compuestos no están alineados con tu biología y el cuerpo tiene que hacer grandes esfuerzos para adaptarse a ellos, además de lo que le implica al organismo funcionar sin los nutrientes que le faltan, pues en estos productos no están las vitaminas, minerales, aminoácidos, ácidos grasos, antioxidantes y otras moléculas increíbles que sí encontramos en los alimentos naturales. Así que, antes de hacer cualquier dieta estricta que elimine frutas, verduras u otros alimentos naturales, primero realiza esta dieta de eliminación:

Dieta de eliminación para reducir la inflamación

- Azúcar y productos procesados que lo contengan.
- Lácteos procesados, como postres lácteos con azúcar o edulcorantes. Yogur azucarado o con aditivos, saborizantes o edulcorantes.
- Pan blanco industrial o de bolsa.
- Productos procesados con harinas refinadas o integrales, como galletas, bizcochos, magdalenas, cereales de desayuno, crepes, pastas, tortas, pasteles, etc.
- Refrescos y zumos de fruta industriales o caseros.

- Alcohol.
- Productos con aceites refinados como aceite de girasol, soja o palma.
- Frituras y alimentos ultraprocesados elaborados con aceites vegetales de mala calidad. Congelados listos para freidora de aire.
- Carnes procesadas, como embutidos industriales, salchichas, patés o fiambres con aditivos y conservantes.
- Salsas comerciales y productos con glutamato monosódico (MSG), ya que pueden alterar la microbiota y aumentar la inflamación.
- Edulcorantes artificiales como aspartamo, sucralosa o acesulfamo K, que pueden afectar negativamente al equilibrio intestinal.

Una vez que elimines todo lo que inflama y te hace daño (no solo al sistema digestivo, sino a cada célula de tu cuerpo), te podría plantear realizar una dieta terapéutica adaptada a tu condición. Deberás realizarla durante un tiempo, mientras se resuelven tus desequilibrios, con el uso de suplementos naturales enfocados a:

- Reparar la salud de las mucosas.

- Tratar las infecciones que se confirmen.

- Restablecer el equilibrio de la microbiota.

- Dar apoyo a otros órganos y sus fluidos que participan en el proceso digestivo (estómago, hígado, vesícula biliar, páncreas...) reponiendo los nutrientes importantes para la salud inmunológica y con los probióticos específicos según tu caso.

- Acompañar este plan con hábitos y ejercicios para activar el nervio vago y el complejo motor migratorio.
- Aplicar un plan de sincronización con los ritmos circadianos.

Dopamina, circuito de la recompensa y adicción al azúcar

La dopamina es un neurotransmisor o mensajero del cerebro asociado con la sensación de placer y recompensa. La dopamina no es ni buena ni mala; como todo en nuestro organismo, cumple una función esencial para la supervivencia. De hecho, quiero recalcar un concepto fundamental: en nuestro cuerpo, cada órgano, cada sistema, cada hormona y neurotransmisor y cada célula están programados y diseñados para ayudarnos a sobrevivir.

Esto encierra una idea clave sobre la salud: nuestro organismo está buscando permanentemente un equilibrio, hace todo lo posible por estar bien y funcionar de manera óptima. Su propósito es la supervivencia, y cada proceso que tiene lugar en él solo persigue el fin de que estemos sanos; en ningún caso se propone enfermarnos. Por eso, cada hábito que adoptemos debe verse como un gesto que refuerce o sabotee este mecanismo natural. Cuando elegimos hábitos que respetan esta lógica, potenciamos la capacidad innata del cuerpo para sanar, adaptarse y evolucionar.

La dopamina realiza funciones muy importantes: nos ayuda a experimentar placer, recompensa y motivación, la motivación necesaria para obtener las cosas que necesitamos para nuestra supervivencia básica. También es fundamental para el movimiento (la enfermedad de Parkinson se caracteriza por la rigidez y los temblores causados por una disminución de la dopamina en una parte del cerebro llamada sustancia negra). Esta conexión entre motivación, recompensa y movimiento tiene sentido evolutivamente, ya que la mayoría de los organismos deben moverse para alcanzar lo que quieren.

Un experimento en ratas sin dopamina reveló que, aunque podían comer si se les ponía la comida en la boca, morían de hambre si la comida estaba a una pequeña distancia, ya que no tenían la motivación para ir a alcanzarla. Esto sugiere que, si no tenemos niveles equilibrados de dopamina, nos esforzaremos lo menos posible por hacer lo necesario para sobrevivir, como es el acto de alimentarnos. Si tenemos desequilibrios en los niveles de dopamina, comeremos lo que sea más fácil, algo rápido que no requiera esfuerzo y que además nos aporte placer inmediato. Pero, ni somos ratas ni estamos encerrados esperando a que nos den de comer. Podemos mejorar nuestros niveles de dopamina si dejamos de sobreestimularla.

La dopamina se convierte en un problema cuando el cerebro responde a la sobreestimulación causada por placeres intensos y fácilmente accesibles en el mundo moderno. Este exceso de placer desencadena un proceso de neuroadaptación en el que el cerebro intenta recuperar un equilibrio entre el placer y el dolor o sufrimiento.

En medio o después de un día difícil o de una temporada de alto nivel de estrés, el cortisol ha estado ahí pidiendo dulce y otros placeres a todas horas y, aunque intentas no romper la dieta o no caer en otras tentaciones igual de adictivas como el dulce, al final decides que, después de pasarlo mal todo el día, ¡te lo mereces! En ese momento placentero y fugaz, tu cerebro descarga grandes cantidades de serotonina y dopamina, y tienes un subidón maravilloso. Pero es que, además, los productos procesados tienen sabores muy intensos al paladar, porque liberan aún más dopamina y esto nos engancha. Este es el motivo por el que no te satisface una fruta, unas aceitunas o un huevo duro, necesitas más: una mezcla brutal de azúcar, jarabes, edulcorantes, saborizantes y potenciadores del sabor junto a otros ingredientes que parecen «no tan malos» y que, cuando explotan en la boca, crean una descarga dopaminérgica que da un ratito de placer disfrazado de felicidad pero que dura muy poco, y por eso al rato quieres más.

Entonces el cerebro debe adaptarse a este exceso de placer inmediato, y para ello cuenta con unos mecanismos:

- **Tolerancia:** El cerebro disminuye los receptores de dopamina, por lo que se necesitará más cantidad o formas más potentes de la sustancia para obtener el mismo efecto. Siguiendo con el ejemplo anterior, la misma cantidad de dulce generará cada vez menor placer, y desearás consumir más.

- **Abstinencia:** Cuando se interrumpe la fuente de placer, el cerebro, que se ha adaptado a un nivel alto de dopamina, nota que necesita más, lo que lleva a síntomas como ansiedad, irritabilidad, insomnio, depresión y ansia intensa o incontrolable.

- **Cambio en el punto de ajuste del placer:** Con el consumo crónico y adictivo, el cerebro puede cambiar su punto de referencia de placer hacia el lado del dolor. En este estado, el cuerpo demanda consumir la sustancia o realizar el comportamiento adictivo no tanto para experimentar placer, sino simplemente para sentirse «normal» o para aliviar los síntomas de abstinencia.

- **Adicción:** La adicción se define como el uso compulsivo y continuado de una sustancia o un comportamiento a pesar del daño que causa a uno mismo o a los demás. La disponibilidad constante y la potencia de las recompensas artificiales en el mundo actual pueden alterar el circuito de recompensa y llevar a patrones adictivos.

- **Pérdida de interés en otras actividades:** La intensa concentración en la fuente de dopamina adictiva puede hacer que otras actividades que antes eran placenteras pierdan su atractivo.

Cuando decimos: «Mira, hoy me daré este capricho, ¡me lo merezco!», estamos reforzando un circuito de gratificación instantánea que puede generar una dependencia de ciertos estímulos —como la comida ultraprocesada y el azúcar— para sentir bienestar inmediato. ¡Justo lo que menos necesitamos para lidiar con el estrés!

Precisamente este efecto momentáneo refuerza el deseo de consumir más azúcar, lo que genera una descarga de otra hormona que es buena también pero que, si acude a salvarte del azúcar muy a menudo, comienza a funcionar muy mal: la insulina. ¿La recuerdas? Te expliqué antes que el cortisol aumenta el azúcar en sangre, el azúcar que tomas refuerza la liberación de insulina y dopamina, y este desequilibrio hormonal contribuye tanto a un aumento en los antojos como, pasado un tiempo, a problemas metabólicos como sobrepeso, obesidad, aumento de la grasa abdominal o hígado graso, diabetes y otras enfermedades. ¡Madre mía!, vaya combo está montando el cortisol con la insulina y dopamina…

Pero, insisto, ninguna hormona es mala, incluido el cortisol. Todo en nuestro cuerpo es perfecto, no hay nada que ocurra por azar, y todo lo que hace, lo hace buscando un equilibrio. Lo que pasa es que lo interpretamos mal y debemos aprender cómo funciona para poder darle las señales correctas para que trabaje como él sabe. No tienes que enseñarle a tu cuerpo a utilizar las hormonas, sino aprender tú lo que tienes que hacer para que las hormonas trabajen correctamente.

Cortisol, dopamina y adicciones

La relación entre la dopamina, el circuito de recompensa y el estrés es profunda y ocurre en varias direcciones. El estrés, que también lo podemos definir como cualquier tipo de desequilibrio que obliga al organismo a adaptarse, activa mecanismos de compensación en el cerebro, desencadenando la liberación de adrenalina y afectando a la regulación del placer y el malestar. En respuesta a situaciones estresantes, el cerebro puede buscar fuentes externas de dopamina, lo que explica por qué impulsa conductas adictivas.

Diferentes estudios han demostrado que, tras desarrollar una adicción a la cocaína, una situación de estrés extremo llevaba a los exadictos a recaer en el consumo, lo que sugiere que el cerebro usa estos estímulos como una forma de aliviar el malestar.

Las adicciones pueden funcionar como un mecanismo maladaptativo para afrontar el estrés; las sustancias o los comportamientos compulsivos proporcionan un alivio temporal, pero terminan empeorando la regulación del sistema de recompensa, creando un ciclo vicioso.

El trauma, especialmente en la infancia, es un factor determinante en la vulnerabilidad a la adicción, ya que altera el equilibrio de base del sistema de recompensa y hace que la persona sea más propensa a buscar alivio en sustancias o hábitos adictivos. Incluso el estrés cotidiano, como puede ser tener hambre, enfadarse, sentir soledad o cansancio, puede desencadenar estos patrones, sobre todo en personas adictas en recuperación o que están intentando dejar cualquier hábito o sustancia adictiva.

El trabajo no gratificante también puede ser un factor de riesgo, ya que el estrés laboral sostenido puede aumentar la necesidad de mecanismos de escape, como el alcohol o las drogas, para «anestesiar» el malestar. En definitiva, el estrés y el sistema de dopamina están intrínsecamente conectados: el estrés puede impulsar la búsqueda de placer a corto plazo, mientras que la adicción surge como una respuesta desadaptativa para lidiar con él. Comprender esta relación es fundamental para desarrollar estrategias efectivas que aborden tanto el manejo del estrés como la prevención de conductas adictivas.

El problema de la adicción a la comida o a los productos procesados con alto contenido de azúcar, grasas malas y harinas refinadas es que están a disposición de todos en cualquier momento, y esta no es una situación que podamos revocar nosotros. Es como si tuviéramos adicción a una droga y esta estuviera disponible en todas las esquinas. En este sentido, hemos de seguir desarrollando estrategias contra la producción, consumo, publicidad y distribución masiva de este tipo de productos que atentan contra la salud humana.

El consumo de azúcar y procesados también es responsabilidad de los gobiernos

Es muy frustrante que seamos parte de una sociedad «obesogénica» que pone a nuestro alcance con muchísima facilidad productos alimenticios procesados altamente adictivos. Casi en cualquier lugar encontramos un horno de pan y bollería o un minisúper abarrotado de dulces y productos empaquetados. En los pasillos de los hipermercados abundan las cajas de cereales, galletas y refrescos, y las neveras están llenas de postres procesados con azúcar. Basta con salir a la calle para ver azúcar en todas sus formas: heladerías, churrerías, vitrinas con docenas de dónuts y *cupcakes*, pastelerías y otras tentaciones que, en momentos de estrés, no ayudan a mantener la calma, al contrario; en un impulso por tranquilizar la mente y sentir un instante de placer, caemos y comemos o bebemos ese chute de azúcar que nos hace olvidar por un tiempo todo lo que nuestra mente está procesando (serotonina y dopamina rápida). Así que no es fácil cumplir objetivos, no es tan sencillo hablar de autocuidado cuando los gobiernos y la industria no se implican, y no hay un ambiente ni un entorno propicios. Todo lo contrario, vivimos en una sociedad que fomenta el estrés, el consumismo y la autoexigencia, empujándonos a buscar estímulos que generen una gratificación inmediata. Esto crea desequilibrios con la dopamina y, por lo tanto, produce conductas adictivas. Y no solo a la comida o al azúcar: como sociedad, somos adictos a muchas cosas más: al móvil, la tecnología, las redes sociales, la información, la pornografía, las compras, el juego, las sustancias tóxicas como alcohol y drogas, etc.

No es que no deban existir estos elementos en nuestra vida, sino que no deben ocupar el espacio que tienen, no deben estar presentes en la infancia temprana ni estar tan disponibles. Todos, como individuos y como sociedad, tenemos una gran responsabilidad en el control de esta situación. En cuanto a la alimentación, los gobiernos deben ser más estrictos con las normativas, y la industria ha de mejorar sus prácticas de producción para que un producto de calidad, elaborado con harinas de cereales no modificados y con fibra, endulzantes naturales, un mínimo de aditivos y grasas saludables, no cueste una fortuna y pueda estar al alcance de cualquiera. Las instituciones educativas deben promover y divulgar hábitos saludables, y cada uno de nosotros debe ser consciente de esta situación y comenzar un plan para revertir sus efectos.

Estrés, azúcar y dificultad para mantener hábitos saludables

El azúcar puede generar un comportamiento adictivo que dificulta la adopción de hábitos saludables, convirtiéndose en un obstáculo para el bienestar físico y mental. Su consumo excesivo, especialmente a través de productos ultraprocesados, no solo altera el metabolismo y el sistema digestivo, sino que también impacta directamente en la función cerebral, afectando a la toma de decisiones, la claridad mental y el equilibrio emocional.

Varias investigaciones han demostrado que el azúcar activa los mismos circuitos de recompensa en el cerebro que sustancias adictivas como la nicotina y la cocaína, lo que genera una liberación excesiva de dopamina y promueve la búsqueda compulsiva de más azúcar para mantener esa sensación de placer momentáneo. Este mecanismo de recompensa refuerza el hábito de consumo, dificultando la moderación y fomentando la dependencia.

Además, los picos y caídas bruscas en los niveles de glucosa en sangre pueden generar irritabilidad, ansiedad y fatiga, contribuyendo a un ciclo de deseo constante por alimentos dulces y ultraprocesados. Este fenómeno no solo impacta en la salud metabólica, aumentando el riesgo de resistencia a la insulina y obesidad, sino que también interfiere en la estabilidad emocional y la capacidad de tomar decisiones conscientes, de forma que se perpetúan hábitos poco saludables. Reconocer el efecto del azúcar en el cerebro y el cuerpo es clave para romper este ciclo y recuperar el control sobre la alimentación y el bienestar general.

Mis alumnos y pacientes saben que tengo abierta una batalla contra el azúcar y, en contraposición, defiendo que la proteína y la grasa deberían priorizarse por el bien de nuestras células y nuestro cerebro. Y que, por el bien de la microbiota intestinal, hemos de llenar el plato de vegetales con fibra y tomar alimentos con bacterias vivas como los yogures, el kéfir, los encurtidos, los fermentados de col como el chucrut, los quesos curados y la sopa de miso. Pero para poder comer todo esto y beneficiarte de sus beneficios, tienes que recuperar primero la función digestiva o te convertirás en una máquina de fabricar gas y heces malolientes. Luego veremos cómo hacerlo.

El circuito de la recompensa y la adicción al azúcar

El azúcar en cualquiera de sus formas tiene un efecto en el cerebro exactamente igual al que producen sustancias tan adictivas como la cocaína y otras drogas. Estudios científicos han demostrado que el consumo de azúcar estimula la liberación de dopamina en el núcleo accumbens —zona del cerebro clave en el sistema de recompensa— que también responde intensamente a sustancias como las anfetaminas, la nicotina y la cocaína. Este circuito es un sistema del cerebro que nos motiva a repetir acciones placenteras, liberando dopamina cuando hacemos algo que nos gusta, como comer, socializar o lograr un objetivo. Cuanto más largo es el camino hacia la recompensa, mucho mejor, porque si el placer viene de manera inmediata, nos engancharemos.

En épocas prehistóricas, el circuito de recompensa era muy largo. El momentazo de placer llegaba al caer la tarde o después de un esfuerzo muy grande por conseguir alimentos, tras cazar o recolectar frutos dulces. Cuando por fin nuestros antepasados podían disfrutar de comer y tomar un puñado de bayas dulces tras horas de esfuerzo, experimentaban esa descarga de dopamina que les motivaba a levantarse al día siguiente y seguir encontrando estos alimentos para sobrevivir. Cuanto más largo es el circuito de la recompensa, más equilibrados somos como individuos. Pero ahora, que no tenemos que hacer apenas ningún esfuerzo para conseguir alimentos, que llevamos picoteo en el bolso, abrimos la nevera o «pedimos un Glovo» desde el sofá, el circuito de la recompensa es mínimo, y por eso la liberación de dopamina es constante, lo que nos convierte en personas adictas que comemos por vicio y no por supervivencia.

Cuando cuento esto a mis pacientes, me dicen: «Pero es que a mí me gusta comer, yo disfruto comiendo». ¡Claro!, obviamente tenemos que disfrutar de comer y de la vida, pero hemos de volver a entrenar nuestra fisiología básica, regresar un poco al origen y alargar este circuito cambiando nuestros horarios de comida, dejando de picar entre horas y reduciendo de la dieta estos productos adictivos, ¡porque sí! El azúcar es una droga, y muchas personas hemos tenido épocas de adicción al dulce inducida por el cortisol.

De hecho, investigaciones en animales han mostrado que el azúcar puede inducir patrones de comportamiento similares a los observados con el abuso de drogas, como episodios de atracones, síntomas de abstinencia y sensibilización cruzada a otras sustancias adictivas.

¿Vas entendiendo cómo el cortisol sabotea tu dieta y tus objetivos nutricionales?

Nunca me cansaré de insistir a mis pacientes sobre lo importante que es comprender estos mecanismos para dejar de hacer dietas estrictas que les generan un alto nivel de estrés, con lo que el circuito de cortisol, insulina y dopamina se halla desequilibrado constantemente.

¿Qué tal si primero intentamos corregir el circuito de recompensa y así mejoramos la dopamina?

HAZ ESTO:

✔ Prioriza alimentos que estabilicen la dopamina: Proteínas de calidad, grasas saludables y carbohidratos saludables.

✔ Realiza actividad física regularmente, en la medida de lo posible, en contacto con la luz solar directa: El ejercicio estimula la liberación de dopamina de manera sostenida.

✔ Abstente de tomar alimentos procesados o industriales durante un tiempo: Intenta dificultar el acceso a ellos, no los compres en el supermercado ni tengas reservas en la despensa; que te suponga un esfuerzo o ir a buscarlos si los quieres consumir. Ponte las barreras que puedan funcionar para ti. A veces la tentación se acaba cuando piensas en tener que ir a buscar aquello que deseas.

✔ Cambia los horarios de consumo de azúcar, grasas inflamatorias y productos procesados con sal: Una forma de comenzar, para no ser radicales y evitar el efecto rebote, y entrenar el circuito de la recompensa es, por ejemplo, tomar los alimentos solo de día con la luz del sol. El esfuerzo de ubicar estos productos en una franja horaria, exponerte a la luz y evitar su consumo en horas de la noche puede ser favorable desde varios puntos de vista: mejora el circuito de recompensa, pues esta dificultad ayuda a equilibrar la dopamina, mejora los ritmos circadianos y contribuye a prevenir o revertir la resistencia a la insulina.

✔ Prepara en casa los alimentos dulces, grasosos o salados que te apetecen: Esto permite enfocarte en el proceso y disfrutarlo en lugar de focalizarte solo en el placer inmediato. Si quieres comer patatas fritas, córtalas, remójalas, sécalas y hazlas al horno con aceite de oliva. Si te apetecen galletas o bizcochos, prepáralos en casa en familia, buscando además la interacción social y afectiva que tiene un efecto muy poderoso en la regulación del cortisol y la dopamina.

✔ Siente el presente y acepta la incomodidad: A veces también tenemos que aprender a autorregularnos y a vivir conscientemente un momento de malestar porque vamos a contener el impulso de comer lo que nos apetece. No juzgarnos por sentirnos así y aprender a tolerar este momento puede ser un' gran entrenamiento para tu dopamina.

Ganas de dulce y su relación con la serotonina

El deseo de consumir alimentos dulces en momentos de estrés no es solo una cuestión de preferencia, sino un mecanismo biológico impulsado por la serotonina, un neurotransmisor clave en la regulación del estado de ánimo y el apetito.

Bajo situaciones de estrés, el cuerpo experimenta una disminución en la actividad de la serotonina, lo que puede generar una necesidad compulsiva de comer alimentos ricos en azúcar para compensar esta deficiencia y restaurar temporalmente el bienestar emocional. Este fenómeno, conocido como «automedicación con azúcar», se explica porque los carbohidratos de rápida absorción aumentan la liberación de insulina, lo que facilita la entrada del aminoácido triptófano al cerebro, el cual tiene la capacidad de fabricar serotonina.

Sin embargo, el estrés no solo aumenta la tendencia a consumir alimentos dulces, sino que también modifica la forma en que se experimenta el placer al ingerirlos.

Un estudio de Eva Pool, publicado en 2015 («Stress increases cue-triggered "Wanting" for Sweet Reward in Humans»), reveló que, en situaciones de estrés crónico, ocurre un desequilibrio en el sistema de recompensa. Demostró que el deseo o impulso por consumir dulce (*wanting*) se intensifica, pero la sensación de placer real (*liking*) en el momento de tomarlo es inferior a esa expectativa. Esto significa que la persona siente una necesidad compulsiva de buscar azúcar para obtener una recompensa, pero cuando lo consume, la satisfacción es menor de lo esperado. Este mecanismo sugiere que el cerebro prioriza o nos hace disfrutar más de la búsqueda del estímulo que del placer que este debería proporcionar, lo que puede conducir a un consumo impulsivo y repetitivo sin una verdadera sensación de satisfacción, saciedad o bienestar.

Es increíble cómo esto define nuestra conducta actual: ¡imaginar ese trozo de pastel o chocolate es mucho más intenso que lo que sentimos al comerlo! ¿Te das cuenta de cómo no es hambre de verdad? Ni tampoco es placer real.

Otros estudios han encontrado que nuestros genes pueden influir en cómo reaccionamos al estrés y en cuánto azúcar consumimos. En particular, ciertas variaciones en los genes que regulan la serotonina (una sustancia que afecta al estado de ánimo) pueden hacer que algunas personas sientan más deseo de comer dulces cuando están estresadas. Esto ocurre especialmente en quienes tienden a ser más ansiosos, ya que su cerebro busca el azúcar como una forma rápida de sentirse mejor.

Este vínculo entre serotonina, estrés y alimentación emocional es fundamental para comprender por qué muchas personas recurren a los dulces en momentos de tensión y cómo este comportamiento puede convertirse en un hábito difícil de romper. Nuestros esfuerzos, como profesionales de la salud y como sociedad, deben enfocarse en abordar este problema desde la raíz. No basta con imponer restricciones sobre el consumo de azúcar en las consultas; es fundamental reducir los factores estresantes que nos llevan a buscar estas recompensas instantáneas y reformular las estrategias que nos alejan de una alimentación equilibrada.

Pero, más allá de las políticas y estrategias colectivas, recordemos nuestro poder sanador. Seamos conscientes de que tenemos la capacidad de revertir todo esto, sobre todo si nos centramos en cultivar una salud emocional robusta que nos haga menos vulnerables a estos distractores adictivos. El camino es largo y difícil, pero el conocimiento nos empodera. Mejor aún, el autoconocimiento es la clave para encontrar el camino de regreso a nosotros mismos, para priorizar lo que realmente nos nutre, el cuerpo y la mente, y reconocer las trampas que el mundo pone en nuestro camino.

Las dietas estrictas estresan

En medio de toda esta inestabilidad en nuestras hormonas y neurotransmisores, nos enfrentamos a un problema añadido como sociedad: la obsesión con el peso, la báscula y el ansia de estar delgados. Las conductas adictivas hacia ciertos alimentos y otros hábitos poco saludables tienen un papel clave en la ganancia de peso.

Comer dulces mientras pasamos horas en el sofá viendo el móvil es una escena común en la vida moderna. Salir a tomar una cerveza o una copa después del trabajo, acompañado de algo de picoteo, se ha convertido en una rutina diaria para muchas personas que buscan aliviar el estrés. Regresar tarde a casa tras largas jornadas de trabajo, responsabilidades o autoexigencia, haciendo mil cosas al día, nos deja agotados y con el impulso de comer cualquier cosa rápida y poco nutritiva.

Si a esto le sumamos la falta de sueño adecuado, tenemos el cóctel perfecto para desarrollar resistencia a la insulina, ganar peso y generar otros desequilibrios. Y, paradójicamente, en medio de este desajuste hormonal y emocional, aparece el estrés constante de: «¡Tengo que hacer algo, tengo que perder peso!», lo que solo perpetúa el ciclo de ansiedad y hábitos poco sostenibles como hacer dietas estrictas de forma intermitente.

Las dietas estrictas se pueden convertir rápidamente en un estresor más, pues cuando comemos muy poco de un día para otro generamos una señal de carencia de energía y nutrientes que encienden las «alarmas de la supervivencia», que a su vez llevan un mensaje al cerebro que dice: «Peligro, esta persona no va a poder comer», y esto aumenta el cortisol.

Insisto en que antes de pensar en una dieta estricta, debes considerar el momento en el que estás. Si existen varios estresores afectando a tu organismo, no añadas uno más porque no te dará resultado. El primer paso es equilibrar el sistema nervioso, comenzar a elaborar los mensajes correctos para que tu cerebro entienda qué quieres y necesitas, y poner en práctica hábitos saludables en sincronía con los ritmos circadianos. Así que antes de iniciar una dieta estricta...

HAZ ESTO:

✔ Estabiliza tu sistema nervioso.

✔ Haz la dieta de eliminación (página 206).

✔ Sincroniza tus ritmos circadianos.

✔ Estimula el nervio vago.

✔ Prioriza la salud digestiva y de la microbiota.

✔ Comienza un plan básico de actividad física.

La trampa del hambre emocional

El hambre no siempre surge de una necesidad física. En muchas ocasiones, las emociones pueden impulsar el deseo de comer, llevándonos a elegir alimentos, casi siempre procesados y no naturales, en un impulso que no está motivado por el hambre real, sino por la necesidad de alivio emocional. Este comportamiento es una respuesta aprendida que puede estar profundamente influenciada por el estrés, la ansiedad y los hábitos adquiridos desde la infancia.

Los trastornos de ansiedad y del estado de ánimo están estrechamente ligados a lo que en inglés se llama *craving*, es decir, el intenso deseo de consumir ciertos alimentos o sustancias. Se ha demostrado que la ansiedad aumenta los antojos, lo que explica por qué en situaciones de estrés o malestar emocional buscamos alimentos ricos en azúcar, grasas o carbohidratos refinados. Al igual que ocurre con el consumo de alcohol u otras sustancias, el estrés y las señales emocionales pueden desencadenar un deseo incontrolable de comer, como una forma de regular la ansiedad instantáneamente.

En este sentido, la comida puede convertirse en una recompensa emocional, ya que ciertos alimentos generan una liberación de dopamina, y activan los circuitos de placer y recompensa del cerebro. Desde la infancia, muchas personas han aprendido a asociar ciertos alimentos con consuelo, amor o premios, lo que refuerza esta conducta. Para mucha gente, el acto de comer no responde únicamente a una necesidad fisiológica, sino que se convierte en una herramienta de afrontamiento frente a emociones difíciles. Al igual que algunas personas recurren al alcohol o a otras sustancias para aliviar la tristeza o el estrés, la comida puede ser utilizada como un método de evasión o compensación emocional.

Sin embargo, tras un episodio de hambre emocional, es común experimentar sentimientos de culpa y frustración, lo que genera un ciclo negativo en el que la culpa aumenta el estrés y, por lo tanto, refuerza la necesidad de seguir comiendo de manera emocional. En este punto es importante diferenciar los episodios de hambre emocional de los trastornos de la conducta alimentaria (TCA). Aunque no todas las personas que experimentan hambre emocional desarrollan un TCA, este patrón de alimentación basado en la regulación de emociones puede predisponer a conductas alimentarias desordenadas y aumentar el riesgo de desarrollar trastornos como la bulimia nerviosa, el trastorno por atracón y, en menor medida, la anorexia nerviosa.

Antonio: una vida de estrés y sobrepeso

Desde pequeño, siempre estuve obsesionado con mi peso. Recuerdo una frase de mi madre: «No me gustan los niños gordos». Curiosamente, cuando me lo decía, parecía prestarme más atención, algo difícil de conseguir en una familia con muchos hermanos. Quizá asocié que ser gordo implicaba ser rechazado, pero también ser visto.

Crecí en un ambiente con cierto nivel de violencia. Mis padres discutían a menudo, eran muy severos y, en ocasiones, sufrí agresiones físicas. La calle, la escuela y la televisión parecían invadidas por el miedo. Con el tiempo, hice un pacto de supervivencia conmigo mismo: «Nadie más me va a agredir». Sentí que debía ser grande para defenderme, construyendo así la imagen que, cuarenta años después, sigue definiéndome.

Como padre y empresario, el miedo y la ansiedad no han desaparecido. Vivo y trabajo en barrios complicados de Barcelona, y la necesidad de proteger a mis hijas refuerza ese temor, haciéndome sentir que debo ser aún más grande. En el ámbito laboral ocurre lo mismo: más trabajadores, más proveedores, más clientes, más responsabilidades... y más ansiedad. Vivo en un estado de alerta permanente, con noches y días inquietos, alternando picos de energía y de cansancio extremo.

Cuando se vive en estado de huida, el hambre desaparece y el cuerpo parece almacenar todo lo que ingiere. El sedentarismo se instaló en mi vida casi sin darme cuenta, y con él, las cenas se convirtieron en mi mejor tranquilizante. Podía pasar el día trabajando de ocho de la mañana a siete de la tarde sin beber agua ni comer, pero, al llegar a casa, necesitaba ese momento: dos pizzas, dos *durums* o cualquier comida intensa que cayera en mi estómago como un ladrillo. En ese instante, sentía una especie de paz, como si ya no tuviera que huir de nada. Solo quedaba tumbarme en el sofá, desconectado, viendo Netflix y revisando Instagram al mismo tiempo. Era mi «momento *rush*», mi «momento yonqui», que inevitablemente terminaba convirtiéndose en mis «preciosas lorzas».

He probado todo lo posible para perder peso sin pasar por el quirófano, pero siempre acabo recuperando más. Sé que es algo más psicológico. Alguien me dijo una vez: «A ver si vas a pensar que lo que engorda es lo que comes», dando a entender que importa más cómo comes que lo que comes.

Durante un tiempo seguí las indicaciones de mi nutricionista, y me fue bastante bien, pero mi «bloqueador interno» o mi «asustado interno» terminó apoderándose de nuevo de mí y fui desistiendo. Aun así, sigo luchando y realizando varios tipos de terapia para vencer a este saboteador.

El papel del sueño y el estrés en el hambre emocional

El hambre emocional no solo es una cuestión psicológica; también tiene una base hormonal y fisiológica. La privación del sueño afecta al equilibrio de dos hormonas clave en la regulación del apetito:

• La grelina, que aumenta el hambre y nos impulsa a buscar alimentos de alta densidad calórica.

• La leptina, que regula la saciedad y cuya producción disminuye con la falta de sueño.

Cuando no dormimos bien, los niveles de grelina se elevan y los de leptina disminuyen, generando una mayor predisposición a comer impulsivamente, influenciada tanto por el cansancio como por el estado emocional.

El estrés crónico también desempeña un papel clave en este fenómeno. Cuando estamos sometidos a altos niveles de estrés personal, laboral o interpersonal, cualquier intento de controlar la alimentación se vuelve más difícil. El cortisol elevado no solo incrementa los antojos de alimentos ultraprocesados, sino que también puede provocar resistencia a la insulina cerrando un ciclo difícil de romper, ya que la resistencia a la insulina, a su vez, te hará comer con más azúcar, te pedirá acabar las comidas con algo dulce y, cuando tengas una bajada en los niveles de glucosa en sangre, te obligará a volver a comer.

El hambre emocional es una respuesta compleja a una combinación de factores psicológicos, hormonales y sociales. Aprender a identificarla y manejarla de manera más consciente es un paso fundamental para recuperar el control sobre la alimentación y desarrollar una relación más saludable con la comida. Quizá un buen comienzo para gestionar el hambre emocional sea detenerte unos segundos o minutos, respirar profundamente para liberar el momento ansioso y darte tiempo para preguntarte: ¿es hambre real? Para resolver esta pregunta ten en cuenta lo siguiente:

- Si tienes hambre real, podrías comerte un plato de cualquier comida nutritiva que te haya quedado en la nevera, o si estás fuera de casa, podrías buscar una alternativa saciante principalmente rica en proteínas y grasa saludable como, por ejemplo, tortilla de patatas, aceitunas, ensaladilla rusa, tortilla con tomate y aceitunas, sepia o calamares a la plancha… o incluso un buen bocadillo de salmón y aguacate o de jamón ibérico. En cambio, si es hambre emocional, lo más probable es que solo puedas pensar en pan, galletas, chocolate, cereales, helado…

- Si identificas que es hambre emocional, intenta averiguar cuál es el desencadenante. Conecta este momento con las emociones o pensamientos que te abordaron antes. Lograr ser consciente de los factores estresantes que están envolviendo esta decisión es muy importante, pues te permitirá saber el origen real de esta conducta alimentaria y podrás trabajarla en tu proceso psicoterapéutico.

- Practicar el retraso de la respuesta. Espera diez minutos y realiza una actividad diferente, como salir a caminar o beber agua.

- Realiza ejercicios de respiración para reducir el estado ansioso.

- Alternativas saludables al azúcar. No soy partidaria de consumir alternativas al azúcar o los edulcorantes de forma regular, pero para comenzar puede funcionar reemplazar productos procesados por fuentes naturales como frutas, canela o cacao puro.

- Hidrátate adecuadamente, ya que la deshidratación puede generar antojos de azúcar. Puedes incluso tomar un té verde con canela y un poco de estevia.

- Por último, ¿quieres mi consejo estrella?

HAZ ESTO: Un consejo que suelo dar en la consulta es tomar un yogur griego con una medida de proteína de suero de leche con sabor a chocolate o vainilla, con edulcorantes saludables como eritritol o estevia, y añadir una cucharadita de ashwagandha en polvo y canela al gusto (te hablaré sobre este maravilloso adaptógeno más adelante). Es una manera de calmar este momento ansioso sin alimentar la adicción al azúcar y aportando un delicioso snack proteico que te ayudará a fabricar serotonina y dopamina, respetando tu microbiota intestinal. Además, la canela ayuda a revertir la resistencia a la insulina.

Romper con la relación disfuncional entre el estrés, el hambre emocional y el consumo de azúcar es clave para restaurar el equilibrio hormonal y mejorar nuestra salud. La alimentación antiestrés no se basa en restricciones extremas, sino en la elección consciente de alimentos que nutran el cuerpo y estabilicen el sistema nervioso. Integrar estrategias de regulación emocional, mejorar el circuito de recompensa y sincronizar la alimentación con los ritmos circadianos nos permitirá recuperar el control sobre nuestra alimentación y bienestar general.

Cortisol, dieta y ritmos circadianos

Como vimos en el capítulo anterior, el cortisol es una hormona circadiana porque funciona en total sincronía con el día y la noche. En condiciones normales, al amanecer aumenta el cortisol, y esta respuesta de nuestro cerebro al estímulo de la luz del sol (aunque haya nubes) nos ayuda a levantarnos y comenzar el día con energía, a estar a alerta, a regular la inflamación, a tener despierto el sistema inmunitario por si hace falta que nos defienda de un virus y a repartir la energía o la glucosa disponibles hacia los músculos para ponernos en marcha y correr si hace falta.

Al caer la tarde, en condiciones normales, los niveles de cortisol comienzan a descender, promoviendo una sensación de relajación y preparación para el sueño. Este ritmo natural no solo influye en nuestro estado de ánimo y energía, sino que también regula funciones clave como el apetito y el metabolismo.

La alimentación debe estar en sintonía con nuestra cronobiología, tenemos que ajustar lo máximo posible nuestros horarios de comida al ritmo circadiano de veinticuatro horas, ya que el cortisol desempeña un papel fundamental en la producción de insulina y de esto depende la utilización de la energía que nos aportan carbohidratos, proteínas y grasas. ¿Se van a gastar o se van a almacenar? Durante la mañana y la tarde, la sensibilidad a la insulina es mayor, lo que significa que los carbohidratos y otros nutrientes se utilizan más eficientemente como energía en lugar de almacenarse como grasa. Sin embargo, por la noche, con el cortisol de bajada, la sensibilidad a la insulina también disminuye, lo que significa que las comidas abundantes o ricas en carbohidratos pueden alterar el equilibrio metabólico y favorecer el almacenamiento de grasa.

Por la mañana, cuando el cortisol está alto, solemos sentir más deseo de comer carbohidratos, mientras que, por la noche, cuando el nivel de cortisol es bajo, esta necesidad debería disminuir. Al escribir esto me doy cuenta de lo desregulados que estamos, que no enfermos. Estamos desincronizándonos constantemente porque priorizamos todo antes que las comidas. Generalizo a propósito para decirme también a mí misma que cada día es un reto para comportarnos como humanos de verdad.

Ejemplos de comer sin coherencia cronobiológica

- Comer nada más despertarte, antes de exponerte a la luz natural (por ejemplo, tomar un café con galletas en la cocina solo con luz artificial).
- Cambiar cada día el horario de las comidas, improvisando, sin seguir un patrón ni un orden.

- Comer en la oscuridad o frente a la luz azul (delante del ordenador, el móvil o en ambientes con intensidad lumínica artificial alta).
- Comer más de noche que de día.
- Consumir carbohidratos en grandes cantidades en horas nocturnas.
- No respetar los ayunos naturales entre comidas (comer varias veces entre una comida y otra).
- No respetar los ayunos nocturnos (no estar mínimo doce horas sin comer desde la cena hasta el desayuno).
- No dejar pasar dos horas desde la cena hasta irte a la cama.
- Beber café o estimulantes a deshoras.
- No comer con hambre real y no respetar la señal de saciedad.

Cuando los ritmos circadianos están desregulados y además estamos sometidos a mucho estrés, los picos de cortisol ocurren en momentos inapropiados, por la tarde o incluso por la noche. Esto explica por qué muchas personas sienten un hambre voraz al llegar a casa por la tarde o noche y, en cambio, no tienen hambre por la mañana. Y también explica por qué se levantan cansadas y luego, por la noche, están tan despiertas que podrían volver a trabajar o seguir de fiesta. ¡El mundo al revés!

Respetar estos ritmos naturales no solo optimiza la digestión y el metabolismo, sino que también ayuda a mantener una respuesta hormonal equilibrada, promoviendo un mejor descanso y un funcionamiento más eficiente del organismo.

Ajustar tus horarios de comidas, teniendo en cuenta el ritmo circadiano, es lo mejor que puedes hacer para conseguir un máximo rendimiento de tu maquinaria metabólica y no permitir que el estrés crónico te lleve por el camino indeseable de la resistencia a la insulina y la grasa abdominal. Así que te recomiendo comer de día y no tanto de noche, para optimizar tu cronobiología.

HAZ ESTO:

✔ Exponte al sol al amanecer antes de la primera comida.

✔ Mantén un horario de comidas regular cada día. Intenta hacer las comidas en un mismo horario. Por ejemplo, desayuno a partir de las 8 horas (cuando haya luz), comida a las 14 horas y cena a las 19-20 horas.

✔ En la medida de lo posible, desayunar y comer en exteriores con luz natural y no mirando pantallas. De noche, evita la exposición a la luz azul o blanca, y cambia las bombillas de casa por luz naranja o roja.

✔ Prioriza la ingesta de alimentos durante el día y reduce la comida nocturna.

✔ Consume la mayor cantidad de carbohidratos en la primera mitad del día. Toma las frutas en este horario.

✔ Respeta el ayuno nocturno, dejando varias horas entre la cena y el sueño. Una vez que hayas cenado, no comas nada más. Podrías beber una infusión, un caldo de verduras o agua con electrolitos si sientes la necesidad de tomar algo.

✔ Permite espacios entre comidas sin picoteos constantes. Si no pudiste comer bien, puedes adelantar la cena a las 18 horas en lugar de estar picando toda la tarde y retrasar la cena.

✔ Cena ligero y, al menos, dos o tres horas antes de dormir.

✔ Evita cafeína y estimulantes en la tarde y noche.

Tus antojos de dulce y de sal son del cortisol. ¡Vamos a resolverlo!

La alimentación es un gran recurso para enviar los mensajes correctos al cerebro y revertir los daños que hace el cortisol a nuestro metabolismo. Qué comer, cómo y a qué hora es fundamental, así como entender que muchos antojos provienen de desequilibrios del cortisol y no son solamente un capricho o una costumbre. Las hormonas, los neurotransmisores y la microbiota tienen el poder de inducir conductas alimentarias; podemos decantarnos hacia el dulce, el salado, el crujiente o lo grasoso en función de nuestra bioquímica interna.

Como ya sabes, el cortisol es una pieza clave dentro de nuestro plan de supervivencia, diseñado para activarse de forma puntual en situaciones de emergencia. Sin embargo, no está concebido como un mecanismo para utilizarlo de manera constante. Esta es la diferencia fundamental entre el estrés agudo y el estrés crónico, y por ello sus efectos en el cuerpo son muy distintos.

Sabemos que el estrés agudo es una respuesta temporal y adaptativa que nos permite reaccionar ante una amenaza inmediata. En este estado, el cuerpo activa el mecanismo de «lucha o huida», liberando cortisol para aumentar los niveles de glucosa en sangre, proporcionando energía rápida para enfrentarse al peligro. Durante este proceso, el apetito suele disminuir, ya que el organismo prioriza la supervivencia sobre la digestión. Delante de un león, ¡toca correr y no comer!

Te habrás dado cuenta de que, cuando estás corriendo porque llegas tarde, no puedes pensar en comer, y si lo haces, te va a sentar fatal porque el cuerpo en ese momento corta el suministro de energía al proceso digestivo y prioriza la del cerebro y los músculos, llevando la glucosa a los sitios que necesites para correr, llegar a tiempo y resolver el problema.

Sin embargo, cuando el estrés se vuelve crónico, el mecanismo de alerta se mantiene encendido de forma prolongada, provocando un desequilibrio en el eje HHA y agotando la capacidad de respuesta de las glándulas suprarrenales. Este desequilibrio adrenal puede generar antojos específicos, dependiendo del grado de alteración hormonal. En algunos casos, el cortisol elevado aumenta los deseos por alimentos ricos en azúcar y grasa, tal y como lo describí antes, ya que el cuerpo busca energía rápida para compensar el desgaste.

En otros casos, cuando las glándulas suprarrenales están sobrecargadas y la producción de aldosterona (hormona que regula el sodio) se ve afectada, puede aparecer una apetencia por alimentos salados, ya que el cuerpo intenta recuperar el equilibrio de electrolitos. Te lo explico a continuación.

El vínculo entre el estrés crónico y los antojos de sal

Los antojos de sal también están directamente relacionados con el estrés, pero en este caso la clave está en otra hormona muy cercana al cortisol: la aldosterona. Esta hormona mineralocorticoide (que controla las sales minerales y se produce en la corteza suprarrenal) es clave en la regulación del equilibrio de sodio, potasio y agua en el organismo. Actúa sobre los riñones, favoreciendo la retención de sodio y la eliminación de potasio, lo que a su vez ayuda a mantener la presión arterial y el volumen sanguíneo.

Cuando el cuerpo está sometido a estrés crónico, el eje HHA se desregula, y es posible que afecte a la producción de aldosterona de dos maneras:

1. **Fase de hiperactividad suprarrenal:** Durante los primeros momentos del estrés prolongado, la producción de aldos-

terona y cortisol puede estar elevada. En este estado, el cuerpo retiene más sodio y agua, lo que puede provocar hinchazón o retención de líquidos. Este mecanismo es una respuesta adaptativa (una reacción normal para preservar la supervivencia) con el propósito de mantener la presión arterial estable en situaciones de alerta.

2. **Fase de agotamiento suprarrenal:** Si el estrés se prolonga en el tiempo, las glándulas suprarrenales comienzan a fatigarse, y la producción de aldosterona disminuye. Cuando esto sucede, el cuerpo pierde sodio con mayor facilidad a través de la orina, lo que puede provocar desequilibrios electrolíticos, presión arterial baja, mareos y antojos intensos de sal. Este deseo de alimentos salados es un intento del cuerpo por reponer los niveles de sodio perdidos y restablecer el equilibrio de líquidos.

Así pues, cuando hay una deficiencia de mineralocorticoides o de aldosterona, el cuerpo pierde sodio rápidamente, lo que puede llevar a deshidratación, desequilibrios electrolíticos y disminución de la presión arterial. En cambio, cuando hay un exceso, puede provocar una retención excesiva de sodio y agua, aumentando la presión arterial y favoreciendo la hipertensión.

A veces, los mareos por bajadas de tensión se confunden con necesidad de azúcar. Muchas personas llevan a mano chocolate, galletas, refrescos azucarados o caramelos por si se marean, pero, en realidad, podrían estar experimentando este desequilibrio que pide reponer el sodio.

Esos desequilibrios son muy comunes y muchos de mis pacientes me explican que tienen más ganas de salado que de dulce, que vuelven del trabajo directos a cortar fuet o cualquier embutido o quesos, o no pueden parar de comer patatas fritas o palomitas saladas. Es tan común que, hace unos años, el investigador Jean-Philippe Henry propuso la teoría de que el consumo de sal en una sociedad refleja sus niveles de estrés, y que este aumento en la ingesta de sal podría ser un factor importante en el desarrollo de la hipertensión. Henry sugirió que el estrés psicológico podría impulsar el deseo de consumir más sal, lo que a su vez contribuiría a elevar la presión arterial.

El papel del sodio y otros minerales en la función adrenal

Como he mencionado antes, las glándulas suprarrenales tienen un papel clave en la regulación del equilibrio de minerales, especialmente del sodio, a través de la producción de mineralocorticoides como la aldosterona. Estos regulan la cantidad de sodio que el cuerpo retiene o elimina, asegurando un adecuado funcionamiento cardiovascular y metabólico.

La importancia del sodio en la función adrenal se ha demostrado de forma muy contundente en estudios con ratas adrenalectomizadas (a las que se les han extirpado o retirado las glándulas suprarrenales). En estas condiciones, los animales buscan activamente sales de sodio para sobrevivir y evitar síntomas de insuficiencia, lo que indica que el sodio es un elemento esencial para la vida y la regulación hormonal. Las ratas que volvieron a tomar sal sobrevivieron y las que no, murieron.

En resumen, lo que esto quiere decir es que la sal no es mala, todo lo contrario. Pero en un contexto de estrés crónico, si hay desequilibrios en los mineralocorticoides como la aldosterona, tendremos síntomas indeseables, incluida la ganancia de peso en forma de agua, que se deben corregir aunque sin perder de vista el origen: el estrés crónico.

Es curioso que lo que estamos consumiendo en exceso es azúcar y sal a la vez. Quiero que seas consciente de que los desequilibrios hormonales de tu cuerpo, comenzando por el cortisol, hacen que tengas estos antojos y que no debes sentirte culpable por tus malos hábitos de alimentación. Hemos de comprender nuestro cuerpo y comenzar a interpretar bien estas señales para hacer lo necesario por recuperar el equilibrio.

¿Te habías planteado hasta ahora que las ganas de dulce y de sal fueran producto de tu estrés? ¿Te das cuenta de cómo una dieta por sí sola no puede resolver estos desequilibrios? Así, si tienes antojos de sal o síntomas de este tipo...

HAZ ESTO:

✔ Mantén una adecuada hidratación con agua y electrolitos. No es suficiente beber agua normal de botella o filtrada. Mezcla el agua con una pizca de sal sin refinar dos o tres veces al día o con treinta mililitros de agua de mar.

✔ Consume sal de buena calidad, como sal marina o sal rosada, en cantidades moderadas.

✔ Evita el exceso de cafeína y estimulantes, ya que pueden agravar la disfunción suprarrenal.

✔ Toma alimentos ricos en potasio, como patatas, plátanos, aguacates, espinacas, tomates, setas, productos lácteos naturales de calidad, legumbres (alubias) y frutos secos (cacahuetes).

✔ Incluye fuentes de magnesio en la dieta, como frutos secos, legumbres, semillas y chocolate negro.

✔ Reduce el consumo de ultraprocesados y comidas ricas en sodio artificial.

✔ Disminuye el consumo de embutidos.

✔ Evita ayunos prolongados si hay fatiga suprarrenal.

✔ Realiza actividad física moderada sin excesos, para no aumentar el estrés en el cuerpo.

En la tercera parte del libro, dedicaré un capítulo a la alimentación inteligente que desinflama y relaja, donde descubrirás cómo hacer de tu dieta una herramienta poderosa para tu bienestar físico y mental.

Es momento de despedirte de la alimentación adictiva y estresante y darle la bienvenida a un enfoque más consciente y equilibrado, donde lo que comes no solo te nutra, sino que también regule tu energía, estabilice tus emociones y apoye tu sistema digestivo y nervioso.

Convierte tu manera de alimentarte en un aliado antiestrés, deja atrás los hábitos que te desgastan y construye un plan que te ayude a sentirte más ligero, con más claridad mental y en armonía con tu cuerpo. Porque la comida no debería ser una carga ni una fuente de ansiedad, sino un pilar de salud y equilibrio. ¡Nos vemos en el siguiente capítulo para descubrir cómo lograrlo!

8
La mente miente y el cortisol no reconoce sus mentiras

Conocer un poco cómo funcionan el cuerpo y el cerebro puede ayudarnos a entender lo que nos pasa, qué hay detrás de nuestro comportamiento y de nuestros hábitos. El conocimiento nos empodera y nos ayuda a tomar mejores decisiones, pero la sobreinformación solo nos estresa y condiciona la autoexigencia. Vivimos una revolución de la información (y desinformación) en las redes sociales, llegando incluso a la saturación. Pero busquemos lo positivo de todo esto.

Desde la pandemia, hemos tenido más acceso a conocimientos de biología, fisiología, ciencias del deporte, psicología y nutrición que nos han permitido abrir la mente y probar nuevas cosas; intentamos hacerlo mejor.

Cada vez se publican más libros que nos ofrecen nuevas oportunidades para avanzar en nuestros procesos de optimización de la salud física y mental. Tenemos a nuestra disposición más herramientas para decidir qué hacer por nuestra cuenta y a quién consultar en caso de necesidad. Contamos con más recetas, conocemos más opciones sobre productos y servicios, tenemos más rutinas de entrenamiento y más consejos para relacionarnos mejor. Hace solo una década esto no era posible.

Crecí en una generación en la que lo que el médico decía era una ley. Nadie ponía en duda su prescripción y posiblemente nos medicaron más de la cuenta: tomamos antibióticos sin medida, nos dieron anticonceptivos desde los doce años y nos recetaron fármacos para el estrés, colocando etiquetas de ansiedad y depresión de por vida a muchas personas que solo atravesaban un duelo, un episodio de estrés puntual o un *burnout*. Arrastramos los efectos adversos de estos medicamentos, aceptando que no había más salida. Nos dijeron que la comida no tenía importancia, excepto si éramos obesos; que si teníamos dolor era mejor no movernos, y que debíamos hacer varias comidas al día para poder sobrellevar la jornada. Nos dijeron que los huevos eran malos, que tuviéramos cuidado con las grasas y que evitáramos los ejercicios de fuerza si nos dolía la espalda. Hoy muchas personas siguen intentando salir de esta trampa que ha condicionado su vida.

Por eso, es un gran salto evolutivo en materia de salud escuchar a profesionales expertos en diferentes áreas, quienes nos ofrecen consejos actualizados basados en la ciencia. Y, sin embargo, a pesar de este acceso a la información, seguimos cayendo en las trampas que nos tiende nuestra propia mente. Porque el problema no es solo lo que nos dijeron afuera, sino también lo que nos decimos por dentro. Podemos tener toda la información correcta y aun así sentir miedo, culpa o inseguridad. Y es que, aunque aprendamos a cuidar el cuerpo, si no entendemos cómo funciona nuestra mente, el cerebro puede convertirse en nuestro mayor saboteador.

El cerebro puede distorsionar la realidad de varias maneras, y muchas veces sin que seamos conscientes de ello, la mente nos engaña, nos hace creer cosas que no son reales o ver amenazas donde no las hay. A veces nos descubrimos pensando en cosas que no tenemos ni idea de cómo pueden estar allí en nuestra cabeza; nos vienen ideas como auténticos saboteadores o pensamientos intrusivos con los que tenemos que lidiar, y más si tenemos una alta necesidad de control sobre las cosas.

Cuando voy a terapia, mi psicólogo siempre me hace caer en la cuenta de que más de la mitad de mis reflexiones, preocupaciones y causas de mi sufrimiento en ese momento no son hechos reales, sino proyecciones de mi mente. Son ideas y suposiciones que me he construido sobre ciertas situaciones, muchas veces influenciadas por miedos y creencias basadas en experiencias pasadas. Es normal que, si nuestro sistema nervioso se ha desregulado desde temprana edad, vivamos en un estado de alerta más agudo. En este escenario, nuestro cuerpo se halla siempre preparado para reaccionar ante cualquier estímulo que parezca amenazar nuestra supervivencia, este es el motivo de esos pensamientos, ¡protegernos! Una vez más, quiero que seas consciente de que incluso estos pensamientos saboteadores vienen porque detectan un peligro para tu supervivencia. La clave está en identificarlos y ponerlos en su sitio, enviar una señal al cerebro para que se dé cuenta de que no estamos en peligro, y esto puede hacerse, por ejemplo, con una simple respiración.

Sentir miedo es una forma en la que el cerebro se anticipa a lo que podría pasar, pero anticipar no significa que vaya a suceder, y mucho menos que esté ocurriendo en el presente. La anticipación es una estrategia adaptativa de nuestra mente: actúa como un radar capaz de detectar posibles peligros, y gracias a este mecanismo hemos sobrevivido a lo largo de la historia.

Sin embargo, cuando vivimos en un estado de alerta crónico, este mecanismo deja de ser útil y se convierte en un problema. ¿Por qué?

Esto es lo que sucede si no aprendemos a diferenciar el presente y la realidad de la anticipación:

- **Aumentan nuestros miedos e inseguridades:** Cuando el cerebro está atrapado en la anticipación constante de amenazas, el sistema nervioso se mantiene en alerta máxima, generando un ciclo de ansiedad y preocupación. Esto provoca que veamos peligro donde no lo hay (sumados a los que sí existen). Nuestra mente, influenciada por el cortisol y un estado de hipervigilancia, interpreta cualquier situación como una amenaza, incluso aquellas que son neutras o positivas. Por ejemplo, un simple silencio en una conversación puede percibirse como rechazo, o un cambio en el trabajo como una gran amenaza de inestabilidad que no nos permitirá sostener nuestro ritmo de vida.

- **Perdemos el momento presente:** Nuestra energía mental se agota en resolver escenarios futuros que ni siquiera han ocurrido. Esto no solo nos impide disfrutar de lo positivo que está sucediendo ahora mismo, sino que también nos roba la capacidad de identificar nuevas oportunidades o soluciones reales.

- **La inseguridad nos aísla:** Al sentirnos desbordados por la ansiedad, es común retraernos y evitar pedir ayuda. La mente, nublada por el miedo, nos hace creer que estamos solos o que nadie entenderá nuestro problema. Sin embargo, al aislarnos, perdemos acceso al apoyo, los consejos y los recursos valiosos que podrían ayudarnos a superar la situación. Vivimos en una constante anticipación de problemas, agotados emocionalmente, sin avanzar y sin poder disfrutar de lo que sí está bien, y sentirnos así nos impide conectar con los demás.

- **Nubla nuestra capacidad de tomar decisiones:** En estado de alerta, el cerebro activa su sistema de respuesta rápida (la amígdala), priorizando la reacción emocional sobre el pensamiento racional. Esto ocurre porque, evolutivamente, la supervivencia dependía de actuar rápido ante una amenaza. Pero, en la vida moderna, este sistema juega en nuestra contra, pues hará que reaccionemos impulsivamente, que tomemos decisiones desde el miedo o la urgencia, sin analizar las consecuencias. Esto puede llevarnos a conflictos personales innecesarios, malas decisiones financieras o resolver problemas de forma superficial, sin arreglar las cosas desde la raíz.

• **Desaparece la perspectiva:** Bajo el efecto del cortisol, el cerebro se enfoca en lo negativo, dificultando la evaluación de riesgos y beneficios. Por eso, ante una crisis, a menudo solo vemos dos opciones: huir o atacar, ignorando caminos intermedios o soluciones creativas.

• **Bloqueo y parálisis:** En ocasiones, la respuesta es la opuesta: quedarnos inmóviles. El cerebro, saturado por la incertidumbre, simplemente colapsa, postergando decisiones importantes y acumulando problemas.

Vivir en estado de alerta nos desconecta de nosotros mismos y de la realidad

Vivir en constante anticipación nos lleva a perder contacto con el momento presente, no nos permite darnos cuenta de cómo nos sentimos, a veces ni siquiera notamos nuestros síntomas físicos. En cambio, nos atrapa en escenarios mentales extremos, nos conectamos con lo que está fuera de nosotros, con los demás y con las amenazas del entorno, pero no con nuestras propias necesidades.

El cerebro, bajo el efecto del cortisol, multiplica el impacto de los problemas, imaginando siempre el peor desenlace posible. Nos vemos perdiendo el trabajo, enfermando de gravedad o quedándonos solos, incluso ante situaciones que objetivamente no son tan graves. No solo anticipamos lo malo, sino que creamos historias paralelas, basadas en miedos y suposiciones. Estas fantasías pueden generar resentimiento («Seguro que lo hizo para hacerme daño») o expectativas irreales («Todo cambiará cuando...»), alejándonos de la verdadera causa del malestar. A medida que nos encerramos en nuestra mente, perdemos la capacidad de sentir el presente. Los momentos agradables pasan desapercibidos, y las relaciones interpersonales se resienten porque estamos físicamente presentes, pero mentalmente ausentes.

Si te sientes así la mayor parte del tiempo, es momento de reconectar con el aquí, el ahora y contigo mismo. Existen muchos caminos para lograrlo, pero el más efectivo será el que resuene contigo. Explora, prueba, experimenta y encuentra lo que de verdad te ayude a estar más presente. No hay un método único ni correcto, e iré mencionando algunos que respalda la ciencia o que he probado yo; serán ideas para que comiences tu propia búsqueda para reducir este ruido mental que tanto daño hace y sentirte más en sintonía contigo.

La trampa del miedo y la anticipación

La trampa de la anticipación es una distorsión cognitiva que hace que la mente reproduzca, una y otra vez, una película titulada «¿Y si...?», donde el desenlace siempre es el peor posible.

Cuando digo que la mente miente, me refiero precisamente a estas películas, no a los hechos reales de la vida. Al imaginar lo peor, hablarte mal a ti mismo y visualizarte en escenarios catastróficos, tu cerebro cree esa historia como si fuera cierta. Y, al hacerlo, surge la necesidad de controlar o resolver algo que en realidad no está ocurriendo. Por eso, las estrategias más efectivas para gestionar el estrés se enfocan en vivir el momento presente con conciencia.

Técnicas como la meditación, el *mindfulness* o la respiración consciente funcionan porque te hacen aterrizar, te ayudan a salir de esa nube mental engañosa y a reconectar con la realidad. Estas prácticas te enseñan a dejar de luchar contra problemas imaginarios y a dedicar tu energía a lo que es real y prioritario.

Cuando la mente miente, tu impulso es preocuparte en lugar de ocuparte. Si esto ocurre de vez en cuando, es normal. Pero imagina vivir constantemente en un estado de angustia, nervios y ansiedad por cosas que no están pasando. Lo más probable es que cuando pase algo de verdad ya no tendrás energía para gestionarlo. Pasar años en un estado de alerta constante, reaccionando a amenazas que solo existen en tu cabeza, desgasta progresivamente los mecanismos de respuesta al estrés. El resultado es el estrés crónico, que, como te expliqué en la primera parte del libro, provoca una disfunción adrenal que lo cambia todo.

Los pensamientos pueden ser potentes estresores

Cuando el sistema encargado de gestionar el estrés se sobrecarga y agota, debido a la acumulación de múltiples estresores y a una mente que no deja de generar miedo ni de anticipar escenarios negativos, el cuerpo entra en un estado de colapso. Es como si tu sistema nervioso hubiera estado pisando el acelerador sin descanso, hasta que el motor se quema y te deja sin recursos para responder de forma adecuada. Como resultado, sentirás un cansancio extremo, irritabilidad, dificultad para concentrarte y una baja tolerancia a cualquier situación estresante. En este punto, incluso pequeños retos cotidianos pueden parecer imposibles de gestionar, porque el organismo ya no tiene capacidad de adaptación ni recuperación.

Hemos de tener presente que este mecanismo lo podemos corregir, pues nuestra inteligencia también nos permite discernir y podemos parar un momento después de una respiración profunda y ser conscientes de que los pensamientos no son hechos, no todo lo que pienso es cierto, y puedo cuestionar esos pensamientos desde la calma.

El cerebro interpreta señales constantemente y hace una lectura de la realidad basada en nuestro estado físico, postura, respiración y comportamiento. Si respiramos de manera agitada y adoptamos una postura cerrada, rígida y tensa, el cerebro asumirá que estamos en peligro, activando la respuesta de alerta. No necesitamos ver algo aterrador para que el cerebro sienta miedo; un simple pensamiento, acompañado de un lenguaje corporal de tensión, es suficiente para que perciba una amenaza donde no la hay.

En muy importante reconocer y cuestionar los pensamientos negativos, no normalizarlos. A veces, llegamos a creer que estados como sentir miedo todo el tiempo, preocuparnos en exceso o tener pensamientos en bucle son normales o simplemente rasgos de nuestra personalidad. Pero no nos quedemos solo en el proceso cognitivo o mental para deshacer esta idea. Los cambios en el cuerpo son un maravilloso instrumento para desbloquear estos estados. Es decir, no pienses únicamente si es real o no, si es normal o no pensar estas cosas. A veces, el lenguaje del cuerpo genera señales más potentes y esto se consigue a través de prácticas sencillas y compasivas.

Si nuestro cuerpo está relajado y en calma, la interpretación del cerebro será completamente diferente, aunque tengas pensamientos negativos. Podemos influir en nuestra mente mediante el cuerpo, y una forma sencilla de hacerlo es modificar la postura y la respiración en momentos de miedo o anticipación.

HAZ ESTO:

✔ Cambia esa postura de hombros arriba, encorvada y con el pecho cerrado por una postura abierta, con los hombros sueltos, el pecho abierto y la espalda recta.

✔ Toma aire de forma súbita y suelta los hombros de golpe. Después toma aire profundamente y exhala el aire lo más lento posible.

✔ Relaja el rostro, sé consciente de tus gestos faciales, relaja el ceño si está contraído, incluso cierra los ojos y sonríe ligeramente; esto envía una señal inmediata de seguridad al cerebro.

✔ Levántate, mueve el cuerpo suavemente, puedes estirarte o caminar despacio para liberar la tensión. Aprovecha para poner música si es posible.

✔ Si estás en un lugar y un momento donde no puedes hacer esto, simplemente cambia de postura, pon los pies en el suelo, siente la gravedad, respira profundamente y suelta el aire muy poco a poco. Nadie lo notará, pero tu cerebro sí.

Estos simples ajustes envían un mensaje claro al cerebro: «Todo está bien», lo que ayuda a calmar la mente y cambiar la narrativa interna de miedo y anticipación, y a ubicarte en tu cuerpo y en el momento presente.

Conecta con el momento presente: *mindfulness*

Los ejercicios anteriores te llevarán automáticamente a conectar contigo, a sentir tu presencia, y esto no es otra cosa que lo que se conoce como *mindfulness*, una técnica que busca despegarnos de los pensamientos y llevar la mente al momento presente, en especial a sentir el cuerpo y la respiración.

En lugar de intentar eliminar los pensamientos negativos (lo cual puede empeorarlos y generar ansiedad), desviar la atención hacia las sensaciones físicas puede ser mucho más útil. Existe evidencia científica sobre los beneficios de esta técnica si se hace de forma regular. Lo más interesante es que es capaz de crear caminos neuronales que facilitan este desvío de la mente. Imagina que, al respirar diferente, cambiar la postura y sentir tu cuerpo presente con ayuda del movimiento o simplemente siendo consciente de lo que estás haciendo, creas nuevos caminos por donde tus pensamientos pueden transitar y abandonar el espacio en el que te están saboteando. Es así, tu cerebro tiene este poder y tú puedes activarlo en cualquier momento.

Obviamente en momentos de estrés agudo, deja que el cortisol haga su trabajo. Si te encuentras en una situación de emergencia real, no necesitas controlar tu respiración ni tu cuerpo. ¡Al contrario! Permite que las hormonas del estrés activen los mecanismos de supervivencia que te ayudarán a reaccionar y salir a salvo de la situación.

Pero si hablamos de estrés crónico, la estrategia debe ser diferente. No podemos permitir que nuestro sistema de respuesta al estrés se desgaste continuamente en situaciones que no representan un peligro real. Es aquí donde debemos aprender a reducir el ruido mental, regular nuestra percepción del estrés y evitar que el cuerpo permanezca en un estado de alerta constante sin motivo. Reservemos la activación del cortisol para cuando realmente lo necesitemos.

Puedes incorporar el *mindfulness* como una actividad diaria, entre diez y veinte minutos al día es suficiente. No se trata de obligarte a sentarte a meditar. Se trata de desarrollar conciencia corporal durante unos minutos, y esto significa sentir el cuerpo con ayuda de la respiración.

La mayoría de mis pacientes me explican que, cuando intentan «poner la mente en blanco», se ponen más nerviosos, y a mí también me pasa. No lo hagas con este propósito, está claro que tendrás pensamientos que no se irán y no tienes que forzar nada. Simplemente...

HAZ ESTO:

✔ Encuentra un lugar tranquilo: Siéntate en un espacio cómodo, sin interrupciones.

✔ Cierra los ojos o mira un punto fijo y respira profundamente: Inhala por la nariz, exhala muy lentamente por la boca.

✔ Enfoca tu atención en la respiración: Siente cómo el aire entra y sale, sin intentar controlarlo. Nota cómo tu abdomen se hincha y se deshincha cuando tomas y exhalas el aire. Siente la temperatura del aire al entrar y al salir.

✔ Cuando vengan pensamientos, obsérvalos y no hagas nada, no luches contra ellos. Reconócelos y vuelve a tu respiración.

✔ Usa tus sentidos: Escucha los sonidos a tu alrededor, siente la temperatura de tu piel o percibe cualquier aroma presente. Nota las zonas del cuerpo donde hay tensión e intenta imaginar que el aire que respiras llega hasta allí liberando esta tensión.

✔ Si no lo consigues, regresa con suavidad al momento presente. No te frustres, es normal. Vuelve a intentarlo después.

Si te cuesta mucho hacer esto, no te preocupes, la meditación es como ir al gimnasio; no se conecta con ella de repente, no apetece hacerla cada día, no tiene por qué encajar con todo el mundo, no se aprende de un día para otro. Es un entrenamiento para el cerebro, pero es uno entre una lista de varias estrategias que puedes hacer para moldear tu cerebro. Aun así, la evidencia científica es muy contundente sobre sus beneficios.

Si la meditación, de momento, no es para ti, tienes más poderes y herramientas para salir de la trampa del estrés. Prueba la técnica del suspiro; realiza un suspiro fuerte en dos tiempos: toma aire de forma súbita una primera vez, después toma aire de nuevo, retén el aire unos segundos y luego suéltalo lo más despacio posible.

Así se activa el nervio vago de manera inmediata. En el siguiente capítulo, veremos este y otros trucos que activan el sistema de relajación de nuestro cuerpo, el sistema nervioso parasimpático, gracias a la ayuda de este superhéroe: el nervio vago.

Factores externos que exacerban pensamientos negativos

Nuestro entorno influye profundamente en la generación de pensamientos negativos y el estrés crónico. La falta de límites saludables en las relaciones nos expone a la negatividad de los demás, lo que afecta a nuestra estabilidad emocional. Cada persona vive su propia realidad y, como «pobres criaturas», todos lidiamos con nuestra propia carga. Sin embargo, esto no significa que debamos exponer nuestro sistema nervioso a todo tipo de comentarios, conversaciones, juicios y opiniones que solo aumentan la sensación de inseguridad.

Es fundamental estar en espacios donde nos sintamos seguros, y nuestro cuerpo nos da señales claras de ello. La sensación de seguridad es física y reconocible: hay personas, situaciones, ruidos y lugares que nos generan tensión, alteran nuestra respiración y nos hacen contraer músculos sin que nos demos cuenta. Escuchar estas señales y aprender a proteger nuestra energía es clave para mantener el equilibrio mental y emocional.

Del mismo modo, la sobrecarga de información negativa en redes sociales, las noticias y, en general, los medios informativos pueden generar un estado de alerta constante, influyendo en nuestra percepción del mundo y aumentando nuestros miedos.

Otros factores externos, como entornos desordenados, ruido constante y el exceso de trabajo, también pueden aumentar la ansiedad y dificultar la regulación emocional. Ser conscientes de estos estímulos y hacer ajustes en nuestro entorno nos permite reducir el estrés, filtrar mejor lo que consumimos y mejorar nuestra salud mental, enfocándonos en lo que realmente aporta equilibrio y bienestar.

HAZ ESTO:

✔ **Escucha a tu cuerpo:** Observa cómo reaccionas en ciertos entornos o con ciertas personas. Si notas tensión, respiración acelerada o entrecortada o rigidez muscular, tu cuerpo te está diciendo que algo no te hace bien. Hazle caso, intenta salir de allí o realiza las respiraciones para reducir su impacto. Si sientes incomodidad en una situación, haz una pausa, pon los dos pies en el suelo, respira profundamente y enfócate en realizar exhalaciones largas para relajar tu sistema nervioso.

✔ **Establece límites saludables:** No tienes que involucrarte en conversaciones que te alteren ni permitir que las opiniones ajenas afecten a tu bienestar. Aprende a decir «Esto no es para mí» y retírate cuando sea necesario.

✔ **Elige entornos que te aporten calma:** Rodéate de personas y lugares que te brinden seguridad y tranquilidad, no donde te desgasten todo el tiempo emocionalmente.

✔ **Reduce la exposición a noticias negativas y redes sociales:** La sobrecarga de información tóxica alimenta la ansiedad y el miedo. Desconéctate de las redes sociales y evita ver o escuchar las noticias o tener conversaciones que no aporten nada positivo a tu vida. Selecciona lo que consumes para proteger tu salud mental.

✔ **Minimiza el ruido y los estímulos estresantes:** Si ciertos lugares o sonidos te ponen nervioso, busca espacios más tranquilos o utiliza herramientas como tapones para los oídos, música relajante o busca momentos de silencio.

✔ **Confía en tu intuición:** Si una persona, conversación o ambiente te genera malestar sin una razón aparente, escucha esa señal y respétala. No necesitas justificar por qué algo no te hace sentir bien.

✔ **Prioriza tu bienestar sin culpa:** No te sientas obligado a permanecer en situaciones que afectan a tu paz. Desconectar es un acto de autocuidado, no de egoísmo.

El poder de la interconexión humana

En la primera parte del libro hablé sobre las diferentes caras del estrés y sobre los eventos, situaciones y traumas vitales que más pueden desequilibrar el eje HHA. Esto es real y cada día hemos de lidiar con muchas cosas. No son nada fáciles el mundo en que vivimos y la forma en que hemos construido esta sociedad. Este es un mundo hostil que invita al individualismo y, sin embargo, justo en la interconexión, es donde podemos encontrar alivio para nuestro dolor. Así lo explica el Dr. Siegel, experto en neurobiología interpersonal, quien describe la conexión del ser humano con el entorno como un proceso de «intraconexión». Siegel ha acuñado un término en el que fusiona los pronombres «Me» (yo) y «We» (nosotros) para formar «MWe», destacando la necesidad de integrar al individuo (el yo individual) con las relaciones y comunidades que nos rodean.

Siegel propone que nuestra identidad no es una entidad aislada, sino que se configura y evoluciona a través de nuestras interacciones y conexiones con los demás. Eso supone que, para comprender plenamente quiénes somos, debemos reconocer no solo nuestras propias experiencias internas, sino cómo se entrelazan con las relaciones que tenemos y con el entorno social en el que vivimos. Somos parte de un todo, no estamos solos, y lo que hacemos afecta a los demás y lo que pasa en el entorno nos afecta a cada uno. Para bien y para mal.

Desde este punto de vista, el estrés que vivimos no es solo nuestro ni está solo configurado en nuestra mente, sino que surge cuando la persona se identifica exclusivamente con su individualidad (el «Me»), ignorando su interconexión con los demás y el mundo (el «We»). Esta falta de integración puede manifestarse como caos o rigidez en los cuatro aspectos importantes de la mente, que son: la experiencia subjetiva (cómo lo sentimos), la conciencia (nuestra capacidad de darnos cuenta), el procesamiento de la información (cómo interpretamos y respondemos al mundo) y la autoorganización (cómo nos regulamos y adaptamos). Al final, esta adaptación que tenemos que forzar para controlar los factores estresantes es lo que nos estresa, pero darnos cuenta de que todo esto es más difícil si lo hacemos solos, sin tener en cuenta a los demás o desconociendo el poder del entorno donde se producen los estresores, y ser conscientes de que podemos regularnos con «el otro» y con apoyo del entorno, nos hará sentir menos rígidos e impotentes.

La rigidez mental tiene lugar cuando perdemos la capacidad de adaptarnos y nos quedamos atrapados en patrones repetitivos de pensamiento, emoción y comportamiento. Es decir, cuando vivimos desconectados, aislados o hipercontrolando nuestra experiencia interna, nuestro sistema pierde flexibilidad.

Como he explicado varias veces, lo que observo cada día es que vivimos un alto nivel de estrés por autoexigencia, perfeccionismo y necesidad de control, y creo que en parte es porque consideramos que hemos de enfrentarnos a todo solos, sin apoyo, sin cooperación, sin ayuda, sin sostén ni soporte. Parece que la sociedad nos está moldeando en un individualismo que hace daño, que no nos ayuda a adaptarnos ni nos brinda los apoyos necesarios para expandir nuestro potencial, nuestros dones y talentos hacia el mundo con una sensación de confianza y seguridad.

En cambio, nos sentimos insuficientes, inseguros y poco sostenidos cuando estamos en desconexión con los demás y dejamos de recibir apoyo, validación y nuevas perspectivas. La falta de interacción con los demás empobrece nuestra mente, que queda atrapada en círculos de pensamiento repetitivos.

Condiciones externas como precariedad laboral, discriminación, falta de seguridad o apoyo social generan una sensación de peligro constante, que activa el modo de supervivencia. La mente se aferra a hábitos rígidos para mantener el control frente a un entorno caótico. Narrativas como «debo ser fuerte», «no puedo fallar» o «el mundo es un lugar peligroso» crean patrones de pensamiento rígidos, bloqueando nuestra capacidad para adaptarnos a nuevas experiencias o soluciones.

El desequilibrio entre activación y descanso (por insomnio, mala alimentación o falta de movimiento) hace que el sistema nervioso pierda plasticidad, favoreciendo así respuestas automáticas y rígidas.

Aceptar que no somos islas, sino redes interconectadas, y que las emociones y el bienestar se moldean y regulan mejor si estamos en relación con el entorno (un entorno seguro), puede ayudar a reducir el estrés, pues promueven un sentido de pertenencia a una unidad más grande, con sentido y propósito más allá del individuo.

Además, Siegel señala que, dado que la mente construye nuestro concepto del «yo», si esta construcción es rígida e individualista, generará sufrimiento; sin embargo, la mente también puede transformar esta percepción hacia una visión más integrada y relacional. Para ello, es crucial pasar del conocimiento intelectual a la experiencia sentida de la interconexión, lo que puede lograrse mediante prácticas como la inmersión en la naturaleza, que disuelve la ilusión de separación, o técnicas de meditación que nos ayuden a observar pensamientos y emociones sin identificarnos con ellos.

En resumen, creo que puede ser muy útil expandir nuestra identidad más allá del «yo solo» hacia el «nosotros», y esta visión más amplia y sistémica puede ser una herramienta poderosa para reducir el estrés y fortalecer nuestro bienestar. Reconocer nuestra conexión con los demás y con el planeta nos ayuda a ver la vida con mayor perspectiva, entendiendo que formamos parte de algo más grande. Esta visión no solo nos permite afrontar la vida con más calma y resiliencia, con una sensación de «tranquilo, no todo depende de mí», sino que también nos motiva a actuar con mayor compromiso hacia el bienestar colectivo y la sostenibilidad del entorno.

HAZ ESTO:

✔ **Amplía tu perspectiva:** Reflexiona sobre cómo tus pensamientos y acciones impactan no solo en ti, sino también en los demás y en el entorno, y viceversa. Cultivar una visión más amplia ayuda a reducir el estrés y fomenta un sentido de propósito.

✔ **Conéctate con los demás:** Dedica tiempo a relaciones que te importen, comparte experiencias y busca espacios de comunidad donde puedas sentirte parte de algo más grande. Ten conversaciones sobre todo esto y sobre cómo te sientes con personas que escuchen y tengan empatía.

✔ **Practica la gratitud y la empatía:** Reconocer lo que tenemos y conectar con la realidad de los demás fortalece la resiliencia emocional y disminuye la sensación de aislamiento.

✔ **Reduce el consumo de información negativa:** Limita el tiempo que pasas en redes sociales y viendo noticias que refuercen la desconexión o la ansiedad. Opta por contenidos que te inspiren y te ayuden a crecer.

✔ **Pasa más tiempo en la naturaleza:** Conectar con el planeta nos recuerda que formamos parte de un todo, promoviendo calma y claridad mental. Los baños de bosque (*shinrin-yoku*, en japonés) han sido ampliamente estudiados, y la ciencia ha demostrado que la inmersión en un entorno natural conlleva múltiples beneficios físicos y mentales. Si no puedes ir a la naturaleza, tráela a tu casa y cuida de ella. La jardinería o tener algunas plantas en casa, cuidarlas, conectar con ellas y sus necesidades, activa el sistema de relajación y te hace sentir parte de la naturaleza.

✔ **Involúcrate en acciones con propósito:** Participar en iniciativas solidarias, proyectos comunitarios o actividades que beneficien a otros refuerza el sentido de interconexión y bienestar.

✔ **Integra el «Me» y el «We» en tu día a día:** Pregúntate cómo puedes equilibrar tu bienestar individual con tu impacto en el mundo. Pequeños cambios en tu estilo de vida pueden generar una diferencia significativa.

Al cambiar nuestra manera de vernos a nosotros mismos en relación con el mundo, reducimos el estrés, cultivamos un bienestar más profundo y tejemos redes de apoyo que nos servirán de sostén.

Muchas veces la familia no será el eje que te ayudará a regular ni te dará el espacio que necesitas para sentirte conectado y seguro. Pero en mi vida he comprobado que podemos elegir a las personas que queremos que formen parte de la familia que deseamos construir. Nadie nos impone quedarnos donde no nos sentimos seguros, pero para poder elegir bien, para poder sentir seguridad y así calmar nuestro sistema nervioso, muchas veces tenemos que seguir primero un proceso psicoterapéutico.

Estoy convencida de que conseguir poner el foco en nosotros mismos, ser capaces de priorizarnos y sanar nuestras heridas emocionales profundas nos ayuda a relacionarnos mejor de dos formas: por un lado, podemos identificar mejor quién nos hace bien y quién nos hace mal, y, por otro lado, es posible sintonizar o conectar mejor con personas que están en un nivel de conciencia similar. Seremos más capaces de identificar las señales que nos dicen que «ahí no es», nos sentiremos más seguros y confiados, y podremos elegir quién merece nuestra presencia y empatía, y quién no. Nos vamos antes de que nos dañen, nos levantamos de la mesa en Navidad, rompemos relaciones, aunque llevemos años o tengamos hijos, generamos distancia emocional con las personas que despiertan nuestras alarmas; en definitiva, nos cuidamos emocionalmente, así como cuidamos el cuerpo de cualquier amenaza.

¿Te has preguntado alguna vez por qué si ves un agujero en el suelo mientras caminas, te topas con un animal que te da miedo o hay fuego y humo cerca de ti, tu cuerpo te avisa: aumenta la frecuencia cardiaca, te pones nervioso y casi no puedes ni pensar (respuesta del cortisol)? Entonces, le haces caso y te alejas o buscas la forma de huir. En cambio, cuando sientes eso mismo en presencia de alguien, es posible que no hagas nada: te paralizas, no eres capaz de evitar a esa persona; a menudo incluso nos enganchamos a esas personas que generan en nosotros un estado de alerta. Esto se explica desde varias teorías de la psicología en las que no voy a entrar porque no es mi especialidad, pero, dado que lo he estudiado y vivido, y dado que sigo en mi proceso para sanar y no seguir en estos patrones autodestructivos, quiero que tú también puedas trabajarlo. Se trata de apartarnos de las personas tóxicas de nuestra vida o, al menos, de que ya no puedan hacernos tanto daño. Y es que de eso se trata, de vivir mejor a pesar de las circunstancias de cada uno. Esto no es fácil; el proceso puede llevarnos a romper lazos familiares. Pero te aseguro que, por ti, por tu salud emocional y por una vida en paz, todo esto vale la pena.

¿Personas tóxicas o «pobres criaturas»?

Para mí, ha sido importante comprender que, en muchos casos, estas personas que he descrito antes y a las que normalmente se les llama tóxicas se encuentran en un punto de su vida en el que no pueden relacionarse de igual a igual, debido a sus heridas emocionales no resueltas. La disonancia que sentimos al interactuar con ellas suele manifestarse primero a nivel físico: una sensación de incomodidad, tensión o malestar en el cuerpo que nos advierte antes de que podamos procesarlo mentalmente. A menudo, esa incomodidad nos lleva a pensar: «¡Qué persona más desagradable!». Sin embargo, si aprendemos a confiar en las señales de nuestro cuerpo y a interpretar esa incomodidad como una alerta, podemos responder desde la empatía en lugar de desde el juicio.

En vez de reaccionar con rechazo, podemos cultivar una actitud de compasión, reconociendo que esa persona es, en el fondo, una «pobre criatura» que aún no ha tenido la oportunidad de evolucionar y sanar sus heridas emocionales. Esto no significa justificar sus acciones ni permitir que nos dañen, sino comprender su comportamiento desde un lugar de empatía y respeto, al tiempo que mantenemos los límites necesarios para proteger nuestro bienestar. De este modo, logramos relacionarnos con los demás desde un espacio de equilibrio emocional, sin permitir que sus conflictos internos alteren nuestra paz interior.

Tampoco significa que debamos sentirnos superiores o mirar a los demás con condescendencia. Todos tenemos la responsabilidad de trabajar en nosotros y ofrecer nuestra mejor versión. Se trata, más bien, de un ejercicio de empatía que nos invita a comprender los comportamientos ajenos sin recurrir a etiquetas simplificadoras. Cada persona actúa desde su propia historia emocional, y reconocer esto nos permite relacionarnos de manera más consciente y compasiva. No todas las conexiones son posibles ni necesarias, y es natural sentirnos más cómodos y seguros con quienes comparten un lenguaje emocional similar al nuestro.

Tampoco nos tenemos que convertir en salvadores de nadie, y el único humano que se nos ha encomendado cuidar en esta vida es a nosotros mismos, y tenemos mucho camino aún para aprender a hacerlo. ¿Puede ser que hayamos venido a esta vida solo a eso y nos vayamos sin cumplirlo? La trampa de las heridas emocionales es que acabamos cuidando más de los demás que de nosotros, y eso que perdemos por el camino, llamado amor propio o autoestima, es lo que nos toca recuperar después, pero ¿cuándo? ¿Cuando estemos ya enfermos?

En cambio, con otras personas todo es fácil y fluido, quizá porque están en la misma onda o sintonía que nosotros, no porque hayan nacido siendo mejores personas; se lo han trabajado y conectan contigo desde la autenticidad, te aceptan como eres y te acogen, te ayudan a relajar el sistema nervioso. Esta afinidad no solo ocurre a nivel mental, sino también a nivel físico. Nuestro cuerpo responde a las dinámicas emocionales de las relaciones a través de sensaciones de bienestar o incomodidad, reflejando la sintonía o disonancia que experimentamos con los demás. Este fenómeno forma parte del complejo mundo de la psicología, donde la corriente de la psicología somática tiene un papel fundamental.

La psicología somática explora la interacción entre el cuerpo y la mente, demostrando que las emociones se experimentan de manera abstracta, pero también se manifiestan físicamente. Por ejemplo, el estrés, la ansiedad y las relaciones interpersonales conflictivas pueden provocar tensiones musculares, dolores de cabeza o molestias digestivas. Del mismo modo, las conexiones emocionales positivas generan sensaciones de relajación y bienestar. Al aprender a escuchar y comprender estas señales corporales, desarrollamos una mayor conciencia de nuestras necesidades emocionales y podemos tomar decisiones más saludables en nuestras relaciones. En última instancia, este enfoque nos invita a comprender que nuestras reacciones ante los demás son respuestas integrales del cuerpo y la mente. Cultivar la empatía y aprender a interpretar las señales de nuestro cuerpo nos ayuda a construir relaciones más sanas, basadas en el respeto mutuo y la comprensión, sin necesidad de juzgar o etiquetar a los demás.

Considerar la psicoterapia

Si los pensamientos negativos son persistentes y afectan significativamente a tu bienestar, buscar la ayuda profesional de un psicólogo puede ser muy beneficioso. La terapia puede ayudarte a comprender y cambiar patrones de pensamientos negativos arraigados que se basan en experiencias previas sin asimilar.

Después de cada sesión en terapia, me doy cuenta de que, si bien no puedo controlar todo lo que mi mente proyecta, sí puedo elegir qué hacer con esos pensamientos. ¿Me los creo y me dejo arrastrar por ellos, o los observo, los cuestiono y decido si tienen fundamento? Esto requiere práctica y entrenamiento, pero lo más bonito que he aprendido es que el cerebro es moldeable, puede generar nuevos caminos o rutas de pensamiento y que existen otras técnicas y herramientas complementarias para potenciarlo. Lo más importante de momento es aprender a diferenciar lo que es real de lo que es imaginado, si hace falta, con apoyo terapéutico, y hemos de intentar salir de la constante anticipación con la consecuente necesidad de control y empezar a habitar el presente, porque es ahí donde verdaderamente se encuentra la vida.

Detenernos un momento y ser conscientes de que estamos teniendo uno de esos pensamientos saboteadores, comprender que lo que estamos pensando no es real, puede ser muy difícil en momentos de alto nivel de estrés, pero es posible en un estado de calma. Por ese motivo es importante aplicar estrategias que nos ayuden a activar el sistema parasimpático (SNP), el sistema de la calma y la relajación, para bajar estos niveles de cortisol que han subido sin motivo. Sin duda, desde la calma, podemos ver todo con más claridad.

No olvides que nada en tu cuerpo ocurre por azar. Cada mecanismo de activación tiene su antídoto para la desactiva ción. Todo lo que sube tiene algo que lo baja. Todo lo que se enciende tiene un sistema que lo apaga. Tu cuerpo no está diseñado para quedarse atrapado en el estrés, no está diseñado para que la alarma suene sin parar, y cuenta con los mecanismos para repararse, pero necesita tu colaboración. No estás solo en este proceso, tu cuerpo es sabio, es el aliado de tu mente, tu cuerpo sabe avisar que algo pasa y sabe autorrepararse, pero debes proporcionarle lo que necesita para activar su capacidad natural de autorregulación.

Entender cómo interactúan cuerpo, emociones y pensamientos puede ser algo poderoso; nos permite una nueva perspectiva y conocer los recursos para autorregularnos en momentos de estrés o cuando el estrés crónico nos ha hecho sentir desregulados la mayor parte del tiempo.

Lo que aprendemos de la neurociencia es que tenemos capacidades extraordinarias para contrarrestar los pensamientos negativos, para cambiar la forma en que vemos y hacemos las cosas gracias a la neuroplasticidad del cerebro, esa capacidad de moldearse y conseguir cambios increíbles. Pero esto no quiere decir que solo aplicando estos consejos vamos a recuperarnos de trastornos de salud mental como la ansiedad o la depresión.

Estamos hablando del estrés y de cómo nos podemos sentir cuando nuestro sistema nervioso está desregulado y nos sentimos inseguros, hipercontrolando, y de cómo podemos generar algunas señales con cambios sutiles que pueden avisar a nuestro cerebro que puede apagar las alarmas, que estamos bien, a salvo, y que ya puede activar los sistemas de relajación. Estas señales pueden ser muy simples, pero tienen grandes poderes. Os dejo una lista de posibles actividades que pueden convertirse en señales potentes para activar nuestro sistema nervioso parasimpático:

HAZ ESTO:

✔ Sal a caminar o sacude el cuerpo. Realiza una pequeña rutina de estiramientos, yoga o entrenamiento de fuerza.

✔ Practica respiraciones lentas.

✔ Conecta con alguien o algo que te genere buenas vibraciones, acércate a tu mascota o sal al campo a observar animales o insectos.

✔ Cuida animales de granja, practica la jardinería.

✔ Si no puedes salir, conecta con las plantas de casa, cuida de ellas, cámbialas de sitio, retira las hojas secas.

✔ Modifica tu postura, abre el pecho y relaja la expresión facial. Intenta incluso dibujar una sonrisa a medida que te vayas sintiendo más relajado.

✔ Escribe, dibuja o moldea.

✔ Bebe agua con un poco de sal y limón bajo la luz natural o al sol.

✔ Escucha música y si te apetece, baila o canta, tararea o simplemente disfrútala.

Todas estas acciones no pretenden curar un ataque de ansiedad y mucho menos resolver una depresión; son señales para que nuestro cerebro comprenda que puede activar la batería que calma y repara. En realidad, a veces hemos de hacer cosas por mera fisiología, actuando como un animalito que necesita lo básico y, una vez cubierto esto, pasar a atender las demandas emocionales que, por su complejidad, necesitan un abordaje diferente.

Conocer el impacto del estrés, del sistema nervioso y de mis patrones mentales no ha reemplazado la terapia, lo que ha hecho es empoderarme sobre todo lo que sí puedo hacer día a día en cualquier lugar y en cualquier momento para regular mi sistema nervioso a pesar de las circunstancias; me ha abierto la mirada hacia los superpoderes humanos que tenemos, y no solo reparar en las sensaciones negativas que produce el estrés.

La PNIE me ayuda cada día a comprender más profundamente el vínculo entre cuerpo y mente. Con cada persona que acompaño, se amplía mi visión de nuestra biología y, al mismo tiempo, me conecto más a nivel emocional con la experiencia humana. Mis pacientes lo saben, lo sienten, algunos más que otros, pero siempre procuro ofrecerles un espacio seguro, donde puedan comprender lo que les está ocurriendo en el cuerpo sin invalidar ni ignorar sus emociones, todo lo contrario. Y soy consciente de que, para acompañar mejor a otros, debo seguir trabajando en mí misma: en mi evolución, en mi propia sanación y en mi madurez, tanto personal como profesional.

Mi objetivo no es hacer terapia psicológica, tengo muy claro cuáles son mis límites en la consulta, pero la PNIE incluye la «P» de «psico» y entender cómo funcionamos, qué conecta el cerebro y cuerpo, qué efectos tienen las emociones en nuestro organismo y cómo podemos mejorar nuestra mente desde el cuerpo, es parte de mi trabajo y es la base del enfoque de esta disciplina: entender mente y cuerpo como un todo interconectado que afecta en todas sus direcciones; explicar tus síntomas, porque todos son reales y válidos; entender tus hábitos, pues todos son fruto de tu historia de vida; comprender tu forma de cuidarte y de seguir las recomendaciones, ya que de esto depende el éxito de los tratamientos.

Cualquier profesional de la salud debería tener el mismo objetivo, porque desde ese lugar de comprensión y seguridad se puede favorecer un estado de calma, y desde la calma surgen los verdaderos cambios: aquellos que restauran el equilibrio del cuerpo de modo duradero. Las personas necesitamos comprender lo que nos pasa, entender cómo funciona el cuerpo y la mente, el conocimiento calma a muchas personas, nos hace sentir más seguras. No queremos una pastilla sin explicación ninguna, ni una etiqueta y un medicamento de por vida. Nos merecemos ser escuchados, que nos expliquen lo que nos pasa y que nos ayuden a recuperar el equilibrio de nuestra salud. Y, por otro lado, hemos de usar este conocimiento para poner en marcha nuestro propio plan, porque los cambios solo los ejecutamos cada uno de nosotros y, en la peor de las situaciones, he visto a personas de todas las edades haciendo cambios que les han ayudado. Tú cuentas con tu cuerpo, una máquina perfecta y maravillosa, cuentas con una mente privilegiada que te hace caso en todo (¡vigila lo que le dices y cómo le hablas!). Y los dos necesitan recibir unos mínimos de materia prima para darte lo mejor.

La mente miente para protegerte y, en cambio, el cuerpo, por la misma razón, siempre dice la verdad. Todo lo que sentimos en el cuerpo es real y es un aviso de algo. Entrenarte para escuchar más a tu cuerpo y salir un poco de tu mente puede ser muy sanador. Es posible que practicar las estrategias para activar el nervio vago, que verás ahora, te ayude a mejorar esta conexión con tu cuerpo y a activar tus sistemas de relajación cuando más lo necesites. ¡Vamos a ello!

9

Descubre y entrena a este superhéroe: ¡el nervio vago!

Nuestro cuerpo está diseñado de forma increíblemente sabia, provisto de todo lo que necesita para funcionar, autorregularse y regenerarse. Nunca dudes de su capacidad natural, pues es una máquina perfecta, pero tampoco olvides que debes proporcionarle los elementos básicos que requiere para funcionar sin estresarse.

Como todo ser vivo, nuestra existencia depende de elementos fundamentales que la naturaleza nos proporciona de manera gratuita: agua, luz solar, movimiento, nutrientes y descanso. Resulta realmente fascinante que todo lo esencial para nuestra vida nos lo ofrezca la naturaleza porque, en esencia, somos parte de ella. Nuestra naturaleza humana nos hace únicos entre todas las especies, y por eso las relaciones humanas también juegan un papel fundamental en la salud de las personas. Así, cuando no nos sentimos bien en nuestras relaciones, es decir, cuando el estrés es emocional y relacional, es fácil desconectarnos de lo esencial: nos cuesta más cuidar de nosotros, sostener buenos hábitos, comer y dormir bien, y hacer actividad física. Y aun sabiendo que cuidar la salud significa reconectar con lo esencial, y que todos estos buenos hábitos son vitales, cuesta mucho hacerlo desde el aislamiento; necesitamos no solo rutinas de cuidado personal, sino también el apoyo mutuo y un entorno que nos sostenga.

En tiempos de estrés, volver a lo esencial es tanto un acto de autocuidado como un acto colectivo, ya que un entorno amable y justo, libre de estresores como la contaminación, el ruido, una iluminación excesiva, las injusticias sociales, los precios desorbitados o jornadas extenuantes, es fundamental para nuestra salud. Cuidarnos, por lo tanto, también implica participar en la creación de espacios y comunidades que protejan el bienestar de todos.

El estrés es, en el fondo, un desequilibrio en el sistema de conexión mente-cuerpo-entorno. Regularlo supone atender estos tres elementos, pero no de forma aislada, sino integrada. Sin embargo, no todo está bajo nuestro control, especialmente las condiciones sociales, políticas o económicas que nos rodean. Por eso, el enfoque relacional implica distinguir lo que sí podemos hacer mientras trabajamos en un mundo más justo y saludable: cuidar nuestro cuerpo, entrenar nuestra mente y construir redes de apoyo.

Pero esta perspectiva no es incompatible con potenciar lo que cada persona puede hacer en su día a día. Está en nuestras manos modificar cómo nos relacionamos con el sistema y con nosotros mismos. Lo que hacemos diariamente, cómo comemos, descansamos, nos movemos y cuidamos nuestro diálogo interno, varía nuestra bioquímica, reduce el estrés y, además, nos prepara para relacionarnos mejor. En definitiva, el autocuidado y el cambio colectivo se alimentan mutuamente: nuestras pequeñas acciones diarias contribuyen a un bienestar más amplio, y un mundo más justo nos facilita cuidarnos mejor.

Mi propuesta, como nutricionista y persona consciente de la realidad, es que hagamos uso de nuestro potencial humano y comencemos integrando pequeños gestos de autocuidado.

No desde la obligación ni la responsabilidad impuesta, y mucho menos desde la culpa, sino desde el reconocimiento de nuestro potencial humano, físico y mental, un recurso valioso con el que podemos jugar a nuestro favor, en lugar de ir en nuestra contra. Lo interesante es que, a medida que conocemos más sobre el cuerpo humano, surgen descubrimientos que nos permiten ir más allá y explorar enfoques novedosos, pero igual de sencillos, como es el caso de la estimulación del nervio vago para mejorar la inflamación y la salud digestiva, y calmar la mente. El nervio vago es un claro ejemplo de cómo el cuerpo viene equipado con las estructuras necesarias para equilibrarse. Recuerda que el SNS nos activa y el parasimpático nos calma; así funciona todo en nuestro organismo: ningún proceso es malo y ninguna de las sustancias que fabricamos, incluido el cortisol, nos puede dañar a menos que no exista un equilibrio, a menos que estresemos nuestra mente y nuestro cuerpo.

El nervio vago es el elemento principal del SNP y funciona como un auténtico botón para resetear el cortisol. Es lo contrario al sistema de alerta o SNS liderado por el cortisol. El nervio vago activa la respuesta de relajación que se encarga de reducir el ritmo cardiaco y la presión arterial, disminuye el consumo de oxígeno y los niveles de las hormonas del estrés, y activa el proceso digestivo, además de muchas funciones más. ¿No sientes un gran alivio al leer esto? Es como si tuvieras un superhéroe dispuesto a rescatarte cada vez que haga falta, y ¡así es!

Este nervio nace en la base del cerebro y conecta el sistema nervioso con varios órganos y sistemas; además, juega un papel clave en la comunicación entre el cerebro y el sistema digestivo. El 80 por ciento de las fibras del nervio vago son aferentes, es decir, llevan información desde los órganos al cerebro, y son fundamentales para detectar información relacionada con la inflamación, el estado digestivo, la saciedad y el metabolismo energético. El 20 por ciento restante de las fibras son eferentes, esto es, traen información del cerebro a varios órganos como el corazón, los pulmones y el intestino. Estas fibras llevan señales del cerebro hacia los órganos, permitiendo la regulación de funciones como la secreción de jugos gástricos, la producción de enzimas digestivas y la contracción del sistema digestivo durante la digestión; asimismo, reducen la frecuencia cardiaca, facilitan la digestión, mejoran la función inmunológica y disminuyen la inflamación sistémica. Por todo ello, el nervio vago es un aliado y está en tu cuerpo siempre preparado para actuar si le das las condiciones para hacerlo.

El nervio vago también desempeña un papel importante en la salud mental y en trastornos inflamatorios crónicos. Además, en algunos trastornos psiquiátricos, como la depresión resistente y el trastorno de estrés postraumático, ayuda a regular el sistema de neurotransmisores y a equilibrar el eje HHA, reduciendo el impacto del cortisol.

Cuando lo estimulamos, favorece que activemos el estado de calma, recuperación y regeneración, ¡todo lo contrario a lo que hace el cortisol! Por eso conocerlo y saber los trucos que lo activan es crucial para contrarrestar los efectos del estrés crónico.

Es maravilloso que conozcas estos superpoderes que muchas veces nos podrían ahorrar suplementos y medicamentos. Lo que necesitamos es entenderlos, saber cómo usarlos y, sobre todo, creer en ellos, porque, al final, creo que no nos falta conocimiento (el exceso de información es evidente), sino confianza en lo que somos y sabemos, confianza en nosotros mismos y en nuestro increíble organismo que tiene capacidades extraordinarias. Me parece que nos hemos creído que somos muy frágiles y que es inevitable estar mal, cuando es todo lo contrario.

Para activarlo, básicamente tenemos que hacer vibrar el cuerpo, en especial, la zona de la garganta, y lo ideal es que esas vibraciones lleguen hasta el pecho. También se puede activar con estímulos físicos, pero primero conozcamos mejor al supernervio vago.

Efecto antiinflamatorio del nervio vago

El nervio vago actúa como un «apagafuegos» natural cuando hay inflamación en el cuerpo, como un sistema de emergencia que evita que nuestro organismo se dañe a sí mismo con una respuesta inmune excesiva. Este proceso lo realiza a través de una vía antiinflamatoria colinérgica, y funciona así:

- Cuando hay inflamación en el cuerpo, los receptores del nervio vago recogen esta información y la envían al cerebro con sus vías aferentes.

- En respuesta, el cerebro, a través también de las vías eferentes, envía señales de regreso a través del nervio vago hacia los órganos afectados.

- Estas fibras liberan en los órganos y tejidos inflamados una sustancia llamada acetilcolina. La acetilcolina actúa directamente sobre las células del sistema inmunitario, como los macrófagos, bloqueando la producción de moléculas inflamatorias como el TNF-α (citocina proinflamatoria que se libera en respuesta a infecciones, lesiones y otros estímulos inmunológicos).

De esta forma, el nervio vago nos ayuda a controlar las inflamaciones existentes y a activar ciertos procesos inmunológicos que reparan los daños celulares asociados a la inflamación.

El nervio vago regula el proceso digestivo

El nervio vago, al estar profundamente conectado con el sistema digestivo, desempeña un papel esencial en la salud intestinal y en su adecuado funcionamiento, ya que no solo facilita procesos clave como la secreción de jugos gástricos, la producción de enzimas digestivas y los movimientos intestinales, sino que también influye en el equilibrio de la microbiota intestinal.

Un tono vagal elevado, es decir, una actividad correcta del nervio vago, contribuye a que tengamos una microbiota más saludable, una mejor absorción o asimilación de los nutrientes y una reducción de la inflamación en el sistema digestivo.

El nervio vago realiza esta función del siguiente modo:

• Cuando comemos, el nervio vago se activa porque detecta señales desde el estómago y los intestinos.

• Aumenta la secreción de jugos gástricos en el estómago para descomponer los alimentos. Y estos activan órganos como el páncreas para liberar enzimas digestivas y regular los niveles de azúcar en sangre.

• Estimula los movimientos intestinales o peristaltismo, que son como olas que empujan la comida a través del sistema digestivo. Si no funciona bien, la digestión será lenta, la comida pasará mucho tiempo en el estómago, se fermentará y aumentarán las bacterias en el intestino delgado (SIBO).

• Estimula la sensación de saciedad, pues el nervio vago también informa al cerebro cuando ya estás lleno, ayudando a regular cuánto comes. Si el nervio vago no se activa, no se genera esta señal y te costará sentirte saciado y parar de comer.

- El nervio vago está influido por las bacterias que viven en el intestino (microbiota intestinal). Si la microbiota está equilibrada, el nervio vago funciona mejor y apoya tanto la digestión como el control de la inflamación.

Recientemente, se ha descubierto que, en el intestino, las células T reguladoras (Tregs) —células inmunitarias esenciales para mantener la tolerancia inmunológica intestinal, un proceso que evita la autoinmunidad— no solo son controladas por la microbiota intestinal, sino también son reguladas a través del nervio vago.

Relación entre el nervio vago y el complejo motor migratorio (CMM)

Dentro de las funciones del nervio vago a nivel digestivo, se encuentra la regulación de un proceso que es crucial para la limpieza del intestino llamado complejo motor migratorio (CMM). Se trata de nuestro sistema de «autolavado» con el que podemos eliminar restos de alimentos, bacterias y secreciones digestivas arrastrándolas desde la parte alta del intestino hacia el colon, evitando el sobrecrecimiento de bacterias en el intestino delgado (SIBO) y otros desequilibrios de la microbiota que provocan disbiosis y daño en la mucosa intestinal. Cuando no dejamos que este mecanismo se ponga en marcha, es fácil acabar muy hinchados después de las comidas, tener muchos gases por un exceso de fermentación fuera de lugar y esto, a su vez, es una de las principales causas de la diarrea y el estreñimiento. Y ¿qué se necesita para que se active?

El nervio vago activa el CMM durante los periodos de ayuno y se desactiva en el momento en que comemos. Por lo tanto, estar picando continuamente no permite que se inicie la función de «autolavado» del aparato digestivo. Por este motivo, el ayuno mejora los problemas digestivos.

Por ejemplo, durante la noche, que es cuando realizamos el ayuno más prolongado, este sistema se activa, pero también ocurre en las fases de ayuno entre una comida y otra. Esta es una de las razones por las que te recomiendo no hacer varias comidas al día y respetar un ayuno nocturno mínimo de doce horas, ya que de este modo no solo favorecemos los ritmos circadianos y una mejor salud metabólica, sino que también promovemos la salud digestiva y evitamos la disbiosis intestinal.

El CMM funciona en ciclos de aproximadamente 90 a 120 minutos y se divide en tres fases. Para permitir su correcto funcionamiento, es fundamental respetar estos ciclos, evitando tomar alimentos durante al menos 150 minutos después de una comida. Esto le da el tiempo necesario para activarse y realizar su función de limpieza intestinal de manera óptima. En la primera fase (30-60 minutos), detecta que no estamos comiendo; en la segunda fase (20-40 minutos), aumenta de forma gradual la actividad eléctrica y comienzan las contracciones irregulares o movimientos rítmicos, y en la fase tres (5-15 minutos), los movimientos en forma de ondas peristálticas son más intensos y frecuentes, capaces de barrer el contenido intestinal hacia el colon.

Cuando el CMM no funciona adecuadamente, pueden aparecer trastornos digestivos como:

- SIBO, debido a la falta de limpieza intestinal.

- Síndrome de intestino irritable (SII), por alteraciones en la microbiota, la motilidad y ciertos cambios en las mucosas que pueden contribuir a padecer síntomas como hinchazón y diarrea.

• Gastroparesia: Retraso en el vaciamiento gástrico asociado a una disfunción del nervio vago.

Si padeces algún tipo de desequilibrio digestivo como SIBO, el síndrome de intestino irritable u otros problemas de digestión, debes mejorar el funcionamiento del nervio vago para que active el complejo motor migratorio, pero también puedes estimularlo directamente.

HAZ ESTO:

✔ Estimula el nervio vago mediante las técnicas que verás más adelante.

✔ Mantén periodos de ayuno entre comidas para permitir su activación. Come cada tres horas como mínimo, aunque, cuanto más tiempo pase entre una comida y otra, mucho mejor.

✔ Realiza ejercicio físico para mejorar la motilidad intestinal.

✔ Optimiza los niveles de serotonina, ya que este neurotransmisor regula la motilidad intestinal y puede estimular el inicio del MMC. Un déficit de serotonina puede afectar a la propagación de estas contracciones y enlentecer el vaciado intestinal. Por este motivo, es común el estreñimiento en personas con niveles bajos de serotonina.

✔ Consume alimentos que faciliten el vaciado gástrico y que estimulen la motilina (hormona que se fabrica en el intestino y que promueve las contracciones intestinales favoreciendo el CMM): jengibre, vinagre de manzana, caldo de huesos y aceite de oliva virgen extra.

✔ También es importante consumir fibra soluble, presente en

alimentos como chía, linaza, avena, frutas y verduras, pues favorece el tránsito intestinal.
✔ Bebidas como el té verde y el café (en moderación) pueden estimular la motilina, al igual que el agua con limón en ayunas.

Cómo se mide el tono vagal

La variabilidad de la frecuencia cardiaca (HRV, por sus siglas en inglés) es uno de los principales indicadores del tono vagal. Un HRV alto indica un tono vagal elevado y una mejor capacidad del cuerpo para adaptarse al estrés, mientras que un HRV bajo sugiere un menor control parasimpático y una respuesta más limitada ante situaciones de estrés o enfermedad. Muchos centros especializados en fisioterapia están equipados con herramientas para medir la variabilidad de la frecuencia cardiaca y pueden ayudarte a entender el funcionamiento de tu sistema nervioso. En ellos podrán ver si hay una activación del SNP o si solo hay una activación del SNS.

Asimismo, existen técnicas manuales que estimulan el nervio vago y que puedes probar de la mano de profesionales cualificados. Veamos de qué depende que se active o no este botón antiestrés.

Un tono vagal elevado se asocia con una mejor capacidad para regular el estrés, una respuesta inmune equilibrada, una digestión eficiente y una menor predisposición a enfermedades inflamatorias y cardiovasculares. En cambio, un tono vagal bajo puede contribuir a trastornos como la ansiedad, la depresión, el síndrome de intestino irritable y enfermedades inflamatorias crónicas.

Por lo tanto, mejorar el tono vagal a través de hábitos saludables puede ser una estrategia clave para fortalecer la salud física y emocional.

Estrategias para estimular el nervio vago

Aprender a regular el nervio vago y fortalecer su función es un recurso poderoso para contrarrestar los efectos del estrés, mejorar el bienestar emocional y optimizar la salud física en general.

El nervio vago es el mediador entre el SNS y el SNP; imagina cuál es su potencial para devolverte el equilibrio después de una subida de cortisol. Y lo mejor es que, curiosamente, se puede estimular o activar con varios gestos sencillos que podemos realizar durante el día sin necesidad de herramientas, mucha inversión de tiempo o suplementos.

Gracias a su ubicación y recorrido, podemos llegar a él con estímulos físicos, ya que nace en la base del cerebro y, desde allí, desciende por el cuello pasando por la garganta hasta el pecho; luego, atraviesa el diafragma y se ramifica en terminaciones nerviosas que alcanzan los pulmones, el corazón y los órganos del sistema digestivo. La estimulación del nervio vago es un tema de creciente interés en la neurociencia y la medicina, y diversas investigaciones han explorado técnicas efectivas para activarlo. Estas se han centrado sobre todo en técnicas sencillas como la respiración, la exposición al frío, la meditación, el yoga, la música y la estimulación eléctrica. Veamos un resumen de los métodos respaldados por la ciencia para activar el nervio vago:

Respiración profunda y regulada

Distintos estudios recientes han resaltado la importancia de la respiración diafragmática lenta y profunda en la activación del nervio vago. Los científicos Gerritsen y Band propusieron el llamado modelo de estimulación vagal respiratoria, con el que destacan que la respiración controlada en prácticas como el yoga y la meditación aumenta la actividad vagal y mejora la salud mental.

Por otro lado, descubrieron que determinados patrones de respiración con exhalaciones prolongadas incrementan la variabilidad de la frecuencia cardiaca y la activación del nervio vago, lo que mejora la regulación emocional y la toma de decisiones. Suspirar de manera consciente también activa el nervio vago. Varias investigaciones han demostrado que suspiramos durante el sueño como un mecanismo natural de regulación vagal.

HAZ ESTO: Cierra la boca y respira profundamente por la nariz, tomando suficiente aire y permitiendo que el abdomen se expanda mientras el pecho permanece relativamente quieto. Inhala durante cuatro segundos, exhala lentamente por la boca o nariz seis segundos y realiza una pausa de dos segundos antes de la siguiente inhalación. Siente cómo el abdomen se contrae y el diafragma asciende durante la exhalación.

Existen muchos tipos de respiración y puedes practicar el que quieras, pero en este caso la clave está en la exhalación lenta y prolongada. En cualquier momento del día puedes tomar aire rápidamente por la nariz y soltarlo muy lento por la boca. Practícalo sentado en tu puesto de trabajo, en el transporte público, andando, limpiando, en medio de una reunión... ¡cuando quieras! La respiración es parte de ti, tú la controlas y sabes hacerlo desde que naciste, pero estamos tan desconectados de nuestro cuerpo que no nos damos cuenta de lo mal que respiramos: hacemos respiraciones cortas o agitadas, vivimos con la boca abierta y hemos olvidado llenar de aire nuestro cuerpo. A veces, me sorprendo aguantando la respiración y, de repente, soltando un suspiro, ¿verdad que te ha pasado? Se trata solo de volver a respirar de forma correcta, y esto nos puede cambiar la vida.

Curiosamente, se ha descubierto que suspiramos y bostezamos para activar el nervio vago; es un mecanismo natural para entrar en un estado de relajación. Podemos forzar un suspiro inhalando fuerte en dos tiempos por la nariz y soltando muy lentamente el aire por la boca. Así, en cualquier momento y lugar, puedes activar tu sistema de emergencias antiestrés. ¿Lo acabas de hacer? ¿Cómo te sientes ahora?

Canto, tarareo y vibraciones sonoras

La vibración generada por el canto, el tarareo y la repetición de mantras estimula el nervio vago al activar las cuerdas vocales y la laringe, estructuras que tienen conexión directa con el nervio. Esto ha sido observado en prácticas religiosas y espirituales como la recitación de mantras en el hinduismo, el rezo del rosario en el cristianismo y los cánticos sufíes. Otros estudios han mostrado que el canto en grupo reduce el estrés y aumenta la actividad parasimpática, lo que refuerza su impacto positivo en la salud emocional y fisiológica.

Si no, recuerda cómo te quedas después de un concierto donde has cantado y tarareado las canciones en masa; cómo te sientes cuando vas en el coche, suena tu canción preferida y la cantas a todo pulmón; cómo sales de la ducha si has estado cantando, o qué estado de ánimo tienes después de repetir el «om» en una clase de yoga. Cantar, especialmente en grupo, no solo activa el nervio vago, sino que también reduce el estrés y mejora el estado de ánimo.

HAZ ESTO:

✔ Canta en la ducha o en el coche, de camino al trabajo y a la vuelta; cada vez que puedas escuchar música, canta con el propósito de activar el nervio vago.

✔ También puedes recitar el «om», una práctica ancestral utilizada en diversas tradiciones espirituales y de meditación para inducir un estado de calma, concentración y conexión interior. Para hacerlo correctamente y sentir sus efectos, haz lo siguiente:

■ Siéntate con la espalda recta y relajada, ya sea en el suelo con las piernas cruzadas o en una silla con los pies apoyados en el suelo. Mantén los hombros relajados y cierra los ojos para favorecer la concentración.

■ Inhala profundamente por la nariz, permitiendo que el aire llene tu abdomen y no solo el pecho. Siente cómo se expande el diafragma al tomar aire.

■ El «om» se recita en tres partes: «a-u-m», cada una con una vibración distinta. La pronunciación correcta es «aaaa-uuuu-mmmm», pasando suavemente de un sonido al otro.

■ «A» («ahh»): comienza con la boca bien abierta, sintiendo la vibración en la parte baja del abdomen y el pecho. «U» («ooo»): redondea los labios y deja que la vibración suba desde el abdomen hacia la garganta. «M» («mmm)»: cierra los labios lentamente y deja que la vibración resuene en la cabeza y el entrecejo.

- La duración ideal es aproximadamente 6-9 segundos por cada «om», dependiendo de la capacidad respiratoria.
- Puedes repetirlo entre tres y diez veces para obtener un mayor efecto relajante.
- Después de cada «om», permanece en silencio unos segundos y observa la vibración residual en tu cuerpo.
- Cuando termines la práctica, respira profundamente y abre los ojos poco a poco.

Exposición al frío y cambios de temperatura

Varias investigaciones han demostrado que la exposición controlada al frío, salir descalzo al balcón o la terraza, las duchas frías o sumergirse en agua fría, activa el nervio vago a través del reflejo de inmersión. Este proceso reduce la frecuencia cardiaca, mejora la regulación del estrés y promueve la relajación.

Además, la combinación de calor y frío, como entrar a la sauna seguido de una ducha fría, potencia la activación vagal. El calor de la sauna acelera el ritmo cardiaco en la fase de calor y activa el nervio vago cuando el cuerpo se enfría.

Técnicas como sumergir la cara en agua a baja temperatura o aplicar compresas frías también son eficaces. Si, además, lo haces a primera hora de la mañana, puedes conseguir una buena sincronización con los ritmos circadianos.

La exposición controlada a cambios de temperatura es una forma efectiva de estimular el nervio vago. Las duchas frías activan inicialmente el sistema simpático, pero, al calentarse después, se estimula el nervio vago, generando una sensación de relajación.

HAZ ESTO:

✔ Cuando te levantes por la mañana, sumerge la cara en agua helada; puedes añadir hielo a un bol grande donde te quepa la cara completa y dejar que transcurran unos segundos. Si esto no te convence, quédate un par de minutos bajo el agua fría de la ducha o alterna agua caliente y fría en la ducha.

✔ Al terminar de entrenar en el gimnasio, intenta ir a la sauna. Comienza poco a poco, con cinco minutos en la primera sesión, y aumenta progresivamente el tiempo hasta llegar a quince o veinte minutos. Hidrátate bien y respira profundamente; además de estimular el nervio vago, ayudarás a desintoxicar tu cuerpo y activar el sistema linfático. Si puedes acceder a un circuito de spa, pasa por la fuente de hielo o deja caer el cubo de agua fría después de la sauna, o simplemente toma una ducha fría.

Cuanto más te cueste exponerte a cambios de temperatura, esfuerzo físico o realizar ayuno, más desadaptado estás al entorno natural, y esto también es un reflejo de que la activación de tu SNS (alerta) es superior a la del SNP (relajación). Por este motivo, las personas que están en estado de alerta por estrés crónico tienen más frío, se adaptan muy mal a los cambios de temperatura, necesitan confort constante porque están en modo supervivencia y no tienen energía para adaptarse a los cambios.

Además, nuestro cuerpo está diseñado para responder y ajustarse a estresores horméticos, es decir, estímulos que en pequeñas dosis fortalecen nuestra fisiología y nos hacen más resilientes. Sin embargo, la comodidad extrema de la vida moderna nos ha llevado a evitar cualquier incomodidad, lo que puede debilitar nuestra capacidad de adaptación.

En la sociedad actual, tendemos a abrigarnos en exceso y a ducharnos siempre con agua muy caliente en invierno, y en verano preferimos permanecer en lugares con aire acondicionado en lugar de permitir que nuestro cuerpo regule su temperatura de manera natural. Este estilo de vida reduce la capacidad de nuestro sistema nervioso y metabólico para enfrentarse a cambios y, con el tiempo, puede afectar a nuestra salud.

Por eso, es importante salir del confort y permitir que el cuerpo experimente ciertos estímulos naturales, imitando un poco el modo en que vivimos en épocas prehistóricas. Exponerse al frío moderado, hacer ejercicio al aire libre en distintas condiciones climáticas y practicar duchas de contraste con agua fría son formas efectivas de fortalecer el sistema nervioso, mejorar la circulación y optimizar la respuesta inmunológica a través de la activación del nervio vago. Así que actívate y desafía a tu cuerpo saludablemente, porque la comodidad excesiva no siempre es sinónimo de bienestar.

Mindfulness, *meditación y yoga*

La práctica de la meditación, especialmente técnicas como el *mindfulness* y el yoga nidra, ha sido asociada con una mayor regulación del sistema nervioso autónomo o SNS. Varios estudios en neurociencia y psicología indican que estas prácticas aumentan la variabilidad de la frecuencia cardiaca, lo que sugiere una mejora en la activación del nervio vago y una mayor resiliencia al estrés.

La meditación y las prácticas de atención plena ayudan a equilibrar el SNS, aumentando la actividad parasimpática mediada por el nervio vago y reduciendo la respuesta al estrés. Existen muchos métodos y técnicas de meditación. No tienes que convertirte en un monje tibetano o un yogui a tiempo completo, ni tampoco meditar durante horas. Se trata de encontrar el momento para conectar contigo mismo a través de la respiración consciente.

El objetivo del *mindfulness* no es dejar la mente en blanco, sino aprender a enfocar la atención. Es completamente normal que surjan pensamientos durante la práctica; lo importante es entrenar la mente para fijarse en algo concreto y, cuando esta se distraiga, traerla de vuelta al presente. Por esta razón, la respiración es un pilar fundamental en la meditación, ya que nos proporciona un ancla natural para redirigir la atención de manera consciente.

Entrar en un estado meditativo no debe ser un momento estresante y menos producir sufrimiento o frustración, pero también hemos de entender que cuesta entrenar la mente tanto como el cuerpo (o más), y que si llevamos años con el cerebro hiperactivo, sin pausa en ningún momento del día, no será tan fácil conseguir simplemente conectar con la sensación de nuestro cuerpo a través de la respiración. Practica tan solo sentir tu respiración y tus pulsaciones, es bonito notar tu propia vida libre de pensamientos.

HAZ ESTO:

✔ Céntrate en la respiración; respirar es algo que haces muchísimas veces al día sin darte cuenta. Solo siente cómo inhalas y exhalas, no es necesario que la controles ni la analices. Si tu mente divaga, vuelve a la sensación del aire entrando y saliendo por tu nariz, cómo se hincha y se deshincha tu cuerpo con el aire.

✔ Si te cuesta enfocarte en la respiración, dirige la atención a las sensaciones físicas; la temperatura de tu piel, la posición de tu cuerpo o los puntos de contacto con el suelo o la silla. Esto ayuda a salir del bucle de pensamientos y te hace conectar con el presente, con tu presencia y tu momento actual.

✔ Sé constante y paciente, pues los beneficios de la meditación se manifiestan con el tiempo, no de manera inmediata. La clave está en la práctica frecuente, sin expectativas. Al principio los pensamientos intentarán «secuestrar» tu atención, pero con constancia y perseverancia aprenderás a regresar una y otra vez al aquí y ahora.

✔ Hay evidencia científica de los beneficios del *mindfulness* con tan solo veinte minutos al día de práctica. Comienza con cinco minutos. No te presiones, solo sé consciente de que tu cerebro se puede entrenar igual que los músculos de tu cuerpo. El *mindfulness* no consiste solo en parar y poner la mente en blanco, es estar presente en todo lo que haces.

Es increíble la relajación que siento desde que me propuse dejar de lado el móvil (en modo avión o descanso) cuando estoy cocinando, hablando con mi hija, realizando deberes, leyendo o cenando. No permitir que interrupciones vacías interfieran con el momento presente, con ese instante sencillo y precioso que puede ser cualquiera de la vida cotidiana. En cambio, cuando corremos a ver el móvil cada vez que suena y rompemos la magia de saborear el presente, nuestro cerebro no se centra, no disfrutamos, solo estamos ejecutando acciones en modo automático, sin saber lo que hacemos o decimos, sin consciencia. Así que mi práctica de meditación consiste en, cada día, centrar más la atención en lo que hago. A sentir el agua en la ducha, cada paso cuando camino, mi respiración antes de dormir, cada músculo cuando me estiro o entreno... Así, completo seguramente más de veinte minutos. Pero este mundo está lleno de trampas y distracciones, es fácil caer en ellas. Por eso hemos de anticiparnos y ponernos límites a nosotros mismos para poder centrarnos de nuevo y no dejarnos llevar por el «*scroll* infinito». ¡Ay!, el móvil...

Masajes y estiramientos para liberar tensión

La estimulación manual, como el masaje en la zona del cuello y las clavículas, puede activar el nervio vago y favorecer un estado de relajación. Técnicas como el *tapping* (estimular con suaves golpecitos o *taps* una serie de puntos específicos del cuerpo, los mismos que se usan en la acupuntura) en el pecho y la zona del esternón también han mostrado ser eficaces para mejorar la respuesta parasimpática y reducir la tensión acumulada.

HAZ ESTO:

✔ Puedes practicar un automasaje en la zona del cuello y las clavículas. Aprovecha para aplicar un aceite esencial de cítricos o de lavanda para incrementar el efecto relajante

✔ Si es posible, realiza un masaje en pareja, pues el contacto físico incrementa el efecto antiestrés gracias a la oxitocina, la hormona de la relajación.

✔ Practica el *tapping*, golpeando suavemente con las yemas de los dedos la zona del pecho, el esternón y las clavículas cada vez que lo necesites. Puedes hacerlo también en el cuello, las cervicales y el cráneo.

✔ Reserva un masaje relajante con un buen profesional cada vez que puedas. A veces gastamos más dinero en cosas inútiles como ropa, accesorios, plataformas digitales o tecnología que en gestos de autocuidado como masajes, un spa u otras terapias para el cuerpo y la mente.

Postura con el pecho abierto

La postura y la forma en la que nos movemos influyen en la actividad del nervio vago. Pasar mucho tiempo mirando el móvil o el ordenador genera una postura de cierre en la que el cuello y el pecho se hallan comprimidos, lo que afecta a la función de este nervio. Se ha observado que las personas más estresadas y con tendencia a la tristeza suelen adoptar esta postura, lo que a su vez refuerza la activación del sistema simpático, asociado a la respuesta de alerta y estrés.

Abrir el pecho y mantener una postura erguida envía automáticamente un mensaje de bienestar al cerebro, favoreciendo la activación parasimpática.

HAZ ESTO:

✔ Coloca las manos en la cintura, con el pecho abierto y la mirada al frente, para enviar señales de calma y seguridad al sistema nervioso.

✔ Evita mirar el móvil estando de pie, agachando la cabeza, y elimina el hábito de mirarlo mientras caminas.

✔ Levántate de la silla regularmente, y estira los hombros y brazos hacia atrás buscando la máxima apertura del pecho.

✔ En posición vertical, haz giros con los brazos de un lado a otro, dejando que produzcan suaves impactos contra tu cuerpo.

✔ Usa un balón de pilates o túmbate con los brazos extendidos en el suelo o una cama, respira mientras se relaja el cuello y, con cada espiración, intenta abrir más el pecho.

✔ También te puedes tumbar y poner las piernas en alto pegadas a la pared, al igual que los glúteos, abrir los brazos y respirar profundo.

Movimientos y actividad física

La actividad física moderada, como el yoga o el taichí, aumenta el tono vagal, mejorando la regulación emocional y la resiliencia al estrés.

Incorporar estas prácticas en la rutina diaria potencia la función del nervio vago. Además, realizar movimientos que generan vibración en los nervios puede estimular y calmar el nervio vago.

HAZ ESTO:

✔ Practica la actividad física que prefieras, cualquiera será beneficiosa. Si no tienes una rutina de actividad física aún incorporada a tu vida, simplemente muévete todo lo que puedas: usa las escaleras, evita el ascensor y las escaleras mecánicas, camina y adopta posturas que activen los músculos cuando haces las tareas diarias en casa.

✔ Para estimular rápidamente el nervio vago en cualquier lugar, prueba a sacudir el cuerpo con pequeños saltitos, dejando caer los hombros con cada impacto y exhalando al mismo tiempo. Acompaña el movimiento sacudiendo los brazos y los dedos, permitiendo que la tensión se libere con cada espiración.

Alimentación y estímulos digestivos

El nervio vago desempeña un papel central en la digestión, ya que regula la secreción de enzimas digestivas, ácido gástrico y bilis, así como la motilidad intestinal. Se ha observado que ciertos alimentos y sabores estimulan su actividad, especialmente los ácidos y amargos como el café, el té verde, el cacao, el vinagre y las hojas verdes. Iniciar una comida con estos alimentos puede optimizar la digestión y favorecer la función vagal.

Algunos estudios han demostrado que la estimulación del nervio vago puede influir en la preferencia por alimentos bajos en grasa. Uno de ellos mostró que la estimulación transcutánea del nervio vago (tVNS), una técnica realizada en consulta por profesionales, aumentó el gusto por alimentos bajos en grasa y, en pacientes con depresión, redujo la apetencia por el dulce.

El nervio vago tiene un papel crucial en la comunicación entre el intestino y el cerebro sobre la cantidad y calidad de los alimentos que consumimos, lo que puede influir en la ingesta de comida y el desarrollo de la obesidad.

HAZ ESTO:

✔ Practica *mindful eating*, que consiste en observar, agradecer, masticar y saborear la comida con atención plena. Convierte el acto de comer en un ritual casi sagrado y no en algo automatizado que realizas sin conciencia.

✔ Evita comer en estado de estrés, ya que el sistema digestivo no funcionará correctamente. Si no tienes tiempo para comer, no comas, ayuna. El ayuno también activa el nervio vago.

✔ Comienza las comidas con alimentos amargos o ácidos como hojas verdes, vinagre, limón o cacao, ya que estimulan el nervio vago y las secreciones digestivas.

✔ Toma alimentos ricos en prebióticos y probióticos para mejorar la conexión intestino-cerebro. Asimismo, aumenta el consumo de alimentos fermentados y almidón resistente.

✔ Para reducir la inflamación, comienza una dieta antiinflamatoria sin estresores, como verás en el capítulo 13.

Estimulación eléctrica del nervio vago (VNS-tVNS)

La estrategia de la estimulación del nervio vago ha sido avalada científicamente, y se han creado técnicas avanzadas como la estimulación eléctrica del nervio vago (VNS, por sus siglas en inglés), que ha sido utilizada en entornos clínicos para tratar condiciones como la depresión resistente y la epilepsia refractaria. Diversos estudios recientes han explorado la tVNS, antes mencionada, una técnica menos invasiva que aplica impulsos eléctricos en la oreja, donde el nervio es accesible. Esta modalidad ha mostrado beneficios en la regulación emocional, la reducción de la inflamación, el control del dolor crónico y cambios en la conducta alimentaria.

También ha demostrado mejorar el comportamiento cooperativo en humanos, así que el nervio vago activo puede fortalecer los lazos sociales, promoviendo una mayor empatía y conexión con los demás.

Cuando empecé a combinar mis tratamientos con terapias de estimulación del nervio vago colaborando con profesionales especializados en acupuntura y técnicas manuales como la osteopatía visceral, los resultados fueron sorprendentes. Así, pacientes que llevaban años con síntomas digestivos crónicos comenzaron a mejorar notablemente en pocas sesiones. Algunos, incluso, no volvieron a necesitar más suplementos nutricionales, ya que su sistema digestivo se autorreguló gracias a esta nueva combinación terapéutica. Eso sí, todos ellos hicieron un cambio importante en su forma de alimentarse.

El contacto social positivo

La estimulación del nervio vago desempeña un papel clave en la calidad de nuestras relaciones y en la regulación emocional. La teoría polivagal desarrollada por Stephen Porges en 1994 explica cómo el nervio vago regula nuestras respuestas al estrés, la seguridad y la conexión social.

Esta teoría afirma que nuestro sistema nervioso está diseñado para buscar seguridad y que el vínculo social es una necesidad biológica que nos ayuda a sentirnos seguros, fuera de peligro. Obviamente, no nos vale cualquier tipo de vínculo, no todas las personas generan en nosotros una sensación de confianza y seguridad. Ojalá fuera así. Pero, precisamente por esto, no podemos perder la ocasión de acercarnos, abrazarnos, y conectar física y emocionalmente con las personas que nos transmiten esa maravillosa sensación de bienestar y seguridad en el cuerpo.

El contacto social positivo contribuye a un estado de seguridad y tranquilidad, que es fundamental para activar el sistema nervioso parasimpático, y es asombroso pensar que otro u otros humanos pueden ayudarnos a recuperarnos del estrés, a encontrar la calma y entrar en un estado de relajación. Esto se consigue a través de las risas compartidas, un abrazo sostenido, una conversación que nos hace sentir vistos o una mirada cálida, pues pueden enviar señales directas a nuestro cuerpo de que estamos a salvo.

El nervio vago es fundamental para relacionarnos mejor, ya que facilita el reconocimiento emocional y regula la expresión facial y la vocalización, elementos esenciales en la conexión con los demás. Diversos estudios han confirmado que activar el nervio vago puede mejorar el comportamiento social y la cooperación en humanos, incluso se ha conseguido reducir los déficits sociales en modelos animales con trastornos del espectro autista. ¿Te has dado cuenta de que, cuando estás muy nervioso, estresado, en estado de alerta, te cuesta mucho relacionarte?

Durante años no supe el motivo por el que me costaba interactuar socialmente si no estaba con personas de confianza que me generaran seguridad. Es extraordinario comprender que el cuerpo tiene que sentirse seguro para poder incluso articular palabras, reír y conectar con los demás.

Dormir y descansar

El sueño es uno de los momentos en los que el nervio vago está más activo. Durante el descanso, el cuerpo entra en modo de regeneración y equilibrio parasimpático. Si una persona se despierta durante la noche, puede ser una señal de que los niveles de cortisol y adrenalina aún están elevados, es decir, que el SNS sigue activo y que el nervio vago no se está activando para hacer el efecto contrario.

En el capítulo sobre el sueño que leerás a continuación, hablaremos mucho más sobre esto y te daré algunos consejos para conseguir una relajación profunda y mejorar la calidad de tu descanso, el antídoto contra todos los males.

10

El cortisol te quita el sueño, y si no duermes bien, todo va mal

Te sorprendería si te contara cuántas personas que vienen a la consulta tienen problemas de sueño. Bueno, en realidad, no creo que te sorprenda tanto. El sueño suele ser un tema recurrente en las conversaciones cotidianas y es muy común empezar el día con comentarios como: «¡Qué mal he dormido!», «¿Has descansado bien?», «Tienes mala cara, parece que no has dormido bien», «Me he despertado muchas veces esta noche» o «No conseguí dormirme hasta las tantas». Esto refleja lo común que es experimentar dificultades relacionadas con el sueño, y sabemos perfectamente que nos afecta, y mucho.

Creo que el insomnio se encuentra entre las principales quejas de salud de la población, junto con el cansancio y la necesidad de perder peso, todos ellos relacionados entre sí y con el cortisol. De hecho, los estudios dicen que entre el 30 y el 50 por ciento de los adultos padecen síntomas de insomnio en algún momento, y alrededor del 10 por ciento sufre insomnio crónico. Además, según la OMS, el 35 por ciento de la población mundial afirma no dormir lo suficiente. Esto no solo afecta a su energía diaria, sino que también altera los equilibrios hormonal, nervioso y metabólico, las mismas alteraciones ligadas al estrés crónico. Y esto es porque existe una relación bidireccional entre el sueño y el cortisol: el mal descanso eleva los niveles de cortisol, y el exceso de esta hormona dificulta el sueño.

El sueño es esencial para el descanso físico y mental, pero también para la regulación hormonal y para que tengamos una correcta respuesta al estrés. Un patrón de sueño saludable ayuda a mantener el eje HHA en equilibrio, lo que reduce los riesgos asociados a niveles elevados y crónicos de cortisol.

Todos sabemos que dormir bien y suficiente es necesario para mantener o mejorar la salud a cualquier nivel. Por eso encontrarás recomendaciones para dormir mejor en todos los libros de salud actuales, lo repetirá cualquier gurú del *biohacking* y lo leerás en todas las cuentas de profesionales de la salud que sigues. Aun así, el problema del sueño sigue sin resolverse, pero la venta de medicamentos y suplementos para dormir crece cada día. No obstante, hay beneficios del sueño poco conocidos que, al menos en mi caso, me hicieron respetarlo todavía más, y la verdad es que he notado cambios importantes en cómo me siento durante el día.

¿«Persona nocturna» o insomnio por hipervigilancia?

Mi patrón de sueño se alteró a temprana edad debido a que existían estresores ambientales, emocionales y algunas situaciones que mi cerebro interpretaba como amenazantes, y había razón para ello. Así que, o bien me podía quedar dormida en cualquier lugar y a una hora correcta, o me pasaba horas por la noche dando vueltas a la cabeza, con los ojos muy abiertos y el corazón acelerado, en estado de alerta total. Después tenía sueño todo el día y siempre necesitaba echarme una siesta para continuar con mis actividades con normalidad.

Tras la siesta, me despertaba cansada e irritable, pero, aun así, me forzaba a hacer todo lo que tenía que hacer, acabando tarde en un estado de máximo agotamiento pero sin conseguir dormirme cuando llegaba la noche.

El estrés crónico empeoraba el sueño y la falta de este no dejaba que me recuperara. Con el tiempo, ya en mi época universitaria, aprovechaba la noche para estudiar y fue entonces cuando me di cuenta de que podía sacarle partido al insomnio. Pero era incapaz de memorizar nada y tomaba bebidas estimulantes con cafeína para aumentar mi energía mental. Comencé a ganar peso, desarrollé SOP (síndrome de ovario poliquístico), se me caía el pelo y tenía acné y una actitud impulsiva e irritable. Padecía tantas contracturas cervicales que me impedían pasar muchas horas sentada en clase.

Cuando consulté al médico de la universidad, me dijo que lo mejor era tomar pastillas anticonceptivas y un relajante muscular. Lo hice y acabé adicta a esas pastillas porque me ayudaban a dormir. Entonces comenzaron mis problemas digestivos y el dolor de estómago por la gastritis ocasionada por los medicamentos. Además, las pastillas anticonceptivas acentuaron mis síntomas de ansiedad y depresión. Tuve que suspenderlas al notar que tenía ideas suicidas que desaparecieron cuando dejé de tomarlas. Más tarde vino la endometriosis...

No quiero alargar mucho mi historia, solo que veas cómo es posible que el estrés crónico y la falta de sueño cambien todo y cómo el abordaje simplista dirigido solo al síntoma puede empeorar la situación. Veo muchas adolescentes en consulta con situaciones similares. El origen del estrés siempre es diferente, pero todos los casos tienen en común la medicación para resolver los síntomas derivados de los desequilibrios del estrés por los síntomas que este provoca. Y a todo esto también se suma el problema de no dormir suficiente, muy común en muchas personas, principalmente debido a la autoexigencia y al tiempo nocturno que le dedicamos al móvil con toda la carga, no solo cronodisruptora, sino emocional que esto conlleva. Pero cuando somos jóvenes aún no somos conscientes de la importancia del sueño. El cuerpo parece que lo aguanta todo, podemos pasar días de fiesta y el lunes ir a trabajar con una sonrisa, y seguramente por este motivo pensamos que así podemos seguir funcionando y que no pasa nada si «somos animales nocturnos». Pero los estudios dicen que la falta de sueño, o la privación de este, presenta múltiples efectos negativos en la salud y el bienestar general. Más allá de crear alarma y pánico sobre los efectos de no dormir, quiero que tengas información para ajustar todo lo que sea posible en tu vida, como hábitos y entorno, para favorecer un mejor descanso. Al mismo tiempo, mi objetivo es que si tienes niños o adolescentes en casa, o si convives con personas más jóvenes, puedas compartir y divulgar la importancia del sueño para la salud general en todas las etapas de la vida. Veamos qué dice la ciencia sobre los efectos de la falta de sueño:

- Aumenta el riesgo de sufrir enfermedades como accidentes cerebrovasculares, obesidad, diabetes, osteoporosis, enfermedades cardiovasculares y ciertos tipos de cáncer, como el colorrectal y de mama.

- Dormir menos de seis horas por noche se asocia con un aumento significativo en el riesgo de mortalidad.

- Está vinculada a disfunciones neurológicas y puede ser un factor de riesgo para sufrir enfermedades neurodegenerativas como el alzhéimer y la esclerosis múltiple.

- Afecta negativamente a la memoria, la atención y la toma de decisiones. También puede conducir a déficits cognitivos permanentes.

- Produce cambios en el estado de ánimo, aumenta la somnolencia, la sensación de fatiga o de confusión; sus síntomas son similares a los de la depresión o ansiedad.

- Afecta el rendimiento en tareas diarias e incrementa el riesgo de accidentes debido a la fatiga y la disminución de la atención.

- Las personas que no duermen bien reportan una peor calidad de vida y es posible que experimenten problemas en sus relaciones personales y laborales.

- En niños y adolescentes, puede influir en el rendimiento escolar y el comportamiento.

Por qué es importante dormir

No podemos seguir normalizando la falta de sueño ni acostumbrarnos a vivir con un descanso insuficiente, del mismo modo que hemos hecho con otros hábitos que, a largo plazo, perjudican nuestra salud. No beber suficiente agua, comer siempre con prisas y sin masticar bien, pasar semanas sin hacer un mínimo de ejercicio, estar encerrados trabajando porque «no hay tiempo» para que nos dé el sol durante diez minutos… Todo esto lo escucho a diario y, aunque empatizo con las circunstancias de cada persona, a veces caemos en nuestras propias trampas cuando aceptamos vivir así como si esto fuera lo natural. Y si, además, eres de los más autoexigentes, si te cuesta concebir el sueño como una necesidad y no como una pérdida de tiempo, si nunca te permites una siesta porque siempre queda algo por hacer y crees que aunque duermas poco funcionas bien, entonces conviene que recuerdes los enormes beneficios del sueño. Las consecuencias de no dormir bien y lo suficiente ya las conoces; quedémonos con esta parte positiva que debería ser un motor para iniciar nuestro plan para dormir mejor.

El sueño es mucho más que un simple periodo de descanso; representa un proceso activo en el que suceden múltiples procesos que cada día conocemos mejor. Cuando dormimos y el sueño es de calidad, se activan muchos de esos procesos que, de día o despiertos, es imposible que se lleven a cabo. Dormir es el equivalente a apagar una máquina para limpiarla, repararla y potenciarla para que al día siguiente pueda funcionar mejor y nos dure más tiempo sin estropearse.

Dormir es un proceso absolutamente esencial que beneficia de forma integral nuestra salud física, cognitiva (de aprendizaje) y emocional, influyendo de manera profunda en nuestra calidad de vida presente y futura. De hecho, junto con la nutrición saludable, el ejercicio regular y una gestión emocional óptima, el sueño se considera uno de los pilares fundamentales para el bienestar humano.

¿Cómo duerme una persona estresada con el cortisol alto?

Vivir en un estado constante de alerta por un exceso de estresores en el día a día, sumado a un alto grado de autoexigencia, puede hacer que el descanso se vea muy castigado. Una de las causas del insomnio es tener un estilo de vida altamente exigente y cronodisruptor, con preocupaciones laborales, económicas, familiares o personales y, al mismo tiempo, una gran necesidad de control y un alto nivel de responsabilidad y compromiso que trastorna la rutina del sueño. El cambio en el patrón de la curva de cortisol en estas personas que padecen insomnio, y el exceso de cortisol y noradrenalina en sangre en horario diurno, hace que durante el día estén agotados, pero por la noche se sientan más activos y alarguen el tiempo despiertos porque necesitan compensar el que no han tenido para ellos. Suelen socializar más de noche, entrenar, ver series o pelis solos o en compañía y así sentir que llegan a todo, incluso dedican tiempo para ellos mismos con ese «ratito de desconexión». Las personas que piensan y sienten así son las que más me encuentro en la consulta, y me suelen decir: «Es imposible que cene pronto y me vaya a la cama a las diez y media, ¡si a esa hora salgo del gimnasio!», «De noche, cuando los niños duermen, es cuando tengo mi momento para hacer mis cosas», o «Si me voy a la cama a las once de la noche, no puedo preparar bien los exámenes o todo lo que me espera en el trabajo al día siguiente».

El estrés crónico altera profundamente el sueño y afecta tanto a su cantidad como a su calidad. La activación prolongada del sistema nervioso y los niveles elevados de cortisol y noradrenalina generan un estado de hipervigilancia, lo que impide la relajación necesaria para un descanso reparador. Además, el ritmo circadiano se desajusta, lo que influye en la producción de melatonina, dificultando la regulación natural del sueño. Las personas que padecen problemas para dormir suelen tener estas características:

- **Dificultad para conciliar el sueño:** La mente permanece activa debido a pensamientos rumiantes, preocupaciones constantes y la sensación de tener cosas pendientes sin resolver. El estrés también activa el sistema nervioso simpático, lo que mantiene al cuerpo en alerta.

- **Sueño interrumpido y despertares frecuentes:** Los niveles elevados de cortisol y la hiperactividad del sistema nervioso provocan despertares durante la noche, impidiendo ciclos de sueño profundos y continuos.

- **Sueño ligero y de mala calidad:** El estrés reduce la cantidad de sueño de ondas lentas (sueño profundo) y del sueño REM, esenciales para la recuperación física y mental.

- **Alteraciones hormonales nocturnas:** En condiciones normales, el cortisol disminuye en la noche y la melatonina aumenta. Sin embargo, en personas con estrés crónico, los niveles de cortisol se mantienen altos, afectando a la transición natural entre las fases del sueño.

- **Despertar precoz y fatiga matutina:** Es común despertar demasiado temprano con la sensación de no haber descansado lo suficiente, lo que aumenta el agotamiento físico y mental durante el día.

- **Pesadillas y sueños intensos:** La acumulación de tensión emocional puede manifestarse en sueños más vívidos o pesadillas recurrentes.

- **Bruxismo y tensión muscular:** El estrés en ocasiones genera rigidez en el cuerpo, dolor muscular, bruxismo (rechinar de dientes) y molestias físicas que interrumpen el descanso.

- **Ansiedad anticipatoria sobre el sueño:** La preocupación por no poder dormir genera un círculo vicioso en el que la ansiedad por el insomnio se convierte en una barrera adicional para conciliar el sueño.

- **Respiración alterada:** La respiración superficial y rápida propia del estrés afecta a la calidad del descanso, de modo que aumenta la sensación de cansancio.

Otras condiciones que afectan al sueño

El sueño es un proceso complejo en el que influyen múltiples factores. Además del estrés y los hábitos de vida, diversas condiciones médicas, neurológicas y hormonales afectan a la calidad y cantidad del descanso. Estas condiciones pueden empeorar el estrés crónico debido al insomnio de larga duración difícil de resolver.

- **Neuroinflamación:** Respuesta inflamatoria en el sistema nervioso central.

- **Dolor crónico:** Enfermedades como la fibromialgia y la artritis suelen hacer difícil conciliar y mantener el sueño.

- **Algunas enfermedades autoinmunes** se han asociado con alteraciones en el descanso.

- Tanto el **hipotiroidismo** como el **hipertiroidismo** pueden influir en la regulación del sueño.

- **Condiciones respiratorias** como la apnea obstructiva del sueño interrumpen el descanso y, como consecuencia, provocan fatiga diurna.

- **Síndrome de piernas inquietas:** Genera una necesidad constante de mover las piernas, lo que incide en la conciliación del sueño.

- **Deficiencia de melatonina:** Su producción puede verse afectada por altos niveles de cortisol, inflamación y exposición a luz artificial.

- **Cambios hormonales:** A menudo, embarazo, posparto, menopausia y fluctuaciones hormonales en el ciclo menstrual provocan insomnio temporal.

- **Retraso de fase** (dormirse tarde, común en adolescentes) o adelanto de fase (dormirse temprano, frecuente en personas mayores).

- **Desajustes en neurotransmisores:** Alteraciones en la serotonina, dopamina, noradrenalina o histamina afectan a la regulación del sueño y la vigilia.

- **Insomnio en pacientes psiquiátricos:** Es más frecuente en personas hospitalizadas con trastornos de este tipo.

- **Enfermedad de Alzheimer:** La pérdida de neuronas en el núcleo supraquiasmático (NSQ) interfiere en los ciclos de sueño-vigilia.

Para estas personas, el camino hacia un sueño reparador es más difícil, al igual que para quienes han dependido de medicamentos para dormir y se enfrentan al reto de recuperar su descanso de forma natural, lo que requiere paciencia y un enfoque individualizado. Sin embargo, hay principios que se aplican para todos: dormimos mejor cuando vivimos en sintonía con los ciclos naturales del día y la noche. Sin importar el punto de partida, cualquier ajuste que nos acerque a esta coherencia biológica será un paso en la dirección correcta. Regular la sincronización circadiana y mejorar la higiene del sueño es una inversión en bienestar que impacta no solo en el descanso, sino también en la salud física, mental y emocional. Si a esto le sumamos el movimiento y una alimentación que no estrese nuestro organismo, nos estaremos acercando, sin duda alguna, a una vida más saludable y plena.

El sueño no es solo el resultado de lo que hacemos antes de acostarnos, sino de cómo vivimos durante el día. Entre las herramientas más poderosas para mejorar el descanso, la actividad física ocupa un lugar clave.

Hacer ejercicio regularmente sincroniza el reloj biológico y ayuda al cuerpo a diferenciar con mayor claridad entre el día y la noche. Además, reduce los niveles de cortisol y adrenalina, promoviendo un estado de relajación que facilita un sueño más profundo y reparador.

Veamos cómo funciona el sueño, qué fases tiene y cuánto duran, porque de esto también dependen sus beneficios.

Ciclo del sueño

El sueño funciona por ciclos de noventa minutos que se distribuyen más o menos como refleja la tabla que presento a continuación. Asimismo, he incluido lo que ocurre en cada etapa del ciclo.

Tiempo (minutos)	Fase del sueño	Qué sucede en el cuerpo y el cerebro
Sueño NREM		
0-10	**Etapa 1 (NREM 1)**	– Transición de la vigilia al sueño. – Movimientos oculares lentos. – Disminución de la actividad cerebral y relajación muscular. – Fácil despertar.
1-25	**Etapa 2 (NREM 2)**	– Sueño ligero, pero más profundo que en la etapa 1. – Disminución de la frecuencia cardiaca y respiratoria. – Preparación para el sueño profundo.
25-45	**Etapa 3 (NREM 3 - sueño profundo)**	– Inicio del sueño profundo o de ondas lentas. – Presencia de ondas delta. – Difícil despertar; el cuerpo entra en un estado de máxima relajación. – Se liberan hormonas del crecimiento y se reparan tejidos musculares. – Activación del sistema glinfático.
45-65	**Etapa 4 (NREM 4 - sueño más profundo)**	– Sueño de máxima profundidad, esencial para la restauración física. – Sistema inmunitario fortalecido. – Reducción máxima del metabolismo y la actividad cerebral.
Sueño REM 65-90	**Fase REM (movimientos oculares rápidos)**	– Actividad cerebral similar a la vigilia. – Movimientos oculares rápidos. – Consolidación de la memoria y el aprendizaje. – Parálisis muscular temporal (excepto ojos y respiración). – Sueños más vívidos y emocionales.

Este ciclo de noventa minutos se repite de cuatro a seis veces por noche, con una mayor duración del sueño REM en los ciclos que se acercan al final de la noche. En los primeros ciclos, predomina el sueño profundo (NREM 3 y 4), mientras que, en los últimos, la fase REM se prolonga más, favoreciendo la consolidación de la memoria y la regulación emocional.

Por eso, si te despiertas en las últimas horas de la noche (por ejemplo, después de seis o siete horas de sueño), es más probable que interrumpas un periodo largo de sueño REM. Si te despiertas a mitad de un ciclo de sueño, especialmente durante las fases NREM 3 o NREM 4 (sueño profundo), puedes sentirte aturdido, desorientado y con una sensación de pesadez mental. Esto se debe a que el cuerpo está en su estado de descanso más profundo, con metabolismo reducido y ondas cerebrales lentas. Despertar en este momento a menudo provoca lo que se conoce como inercia del sueño, una sensación de somnolencia extrema que puede durar entre treinta minutos y dos horas.

Podemos aprovechar esta información para planificar nuestro descanso. Si utilizas despertador, ten en cuenta lo siguiente: el mejor momento para despertarse es al final de un ciclo de noventa minutos, cuando estamos en la fase REM, ya que la actividad cerebral es más alta y el cuerpo está más preparado para la vigilia. En esta fase, el despertar es más natural y nos sentimos más descansados y alerta.

Entonces, ¿a qué hora debemos poner la alarma? Para maximizar el descanso y despertar en el mejor momento, lo ideal es programar la alarma en múltiplos de noventa minutos desde el momento en que nos dormimos.

HAZ ESTO: Si te acuestas a las once de la noche, los mejores momentos para despertarte serían:

✔ Cuatro horas y treinta minutos después → tres horas y media (tres ciclos, poco tiempo, poco recomendado).
✔ Seis horas después → cinco horas (cuatro ciclos).
✔ Siete horas y treinta minutos después → seis horas y media (cinco ciclos).
✔ Nueve horas después → ocho horas (seis ciclos, ideal si puedes dormir más).

Si no estás seguro del tiempo que tardas en dormirte, resta unos quince minutos de la hora en la que te acuestas para hacer el cálculo. Si sueles echarte siesta, es mejor que dure entre veinte y treinta minutos, para evitar despertarte en medio del sueño profundo y despertar con energía y alerta.

Ahora que sabes cómo funciona el sueño y qué hace nuestro cerebro en cada fase, comprenderás mejor los beneficios del sueño.

Beneficios del sueño

- **Recuperación física y mejora del metabolismo:** Durante el sueño profundo (NREM), el cuerpo se dedica a la reparación y restauración física, lo que permite una mejor recuperación del esfuerzo muscular diario y facilita nuestra adaptación al entrenamiento físico. Durante el sueño profundo, el cuerpo repara tejidos, regenera músculos y fortalece el sistema inmunitario. Si a esto le sumas realizar un poco de actividad física, te ayudará a reducir los niveles de cortisol y disfrutar de un sueño más profundo y reparador. Dormir bien también optimiza el metabolismo para que el cuerpo regule el consumo energético y mantenga un equilibrio hormonal, es decir, dormir ayuda a perder peso y a revertir la resistencia a la insulina responsable de la diabetes. Además, disminuye la inflamación y el riesgo de enfermedades crónicas, como diabetes, hipertensión y enfermedades cardiovasculares.

- **Salud cognitiva:** Por otro lado, el sueño con movimientos oculares rápidos (REM) cumple una función esencial para la regeneración cerebral, facilitando la consolidación de la memoria reciente y el aprendizaje, y permitiendo que las conexiones neuronales necesarias para retener información se fortalezcan. De este modo, cada fase del sueño potencia diferentes procesos a nivel físico y mental.

  El sueño, especialmente durante la fase REM, es fundamental para la consolidación de la memoria, pues permite que el cerebro procese y almacene la información adquirida durante el día. También facilita la creación de conexiones neuronales, potenciando la creatividad, la resolución de problemas y el aprendizaje.

- **Activación del sistema glinfático:** Ya sabemos que una de las grandes funciones y beneficios del sueño es su capacidad para limpiar las toxinas que se acumulan en el cerebro durante el día, vital para prevenir deterioros neurológicos y mantener una adecuada función cognitiva, incluyendo la atención, la concentración y la capacidad para tomar decisiones. ¡No dormir equivale a no ir al baño!, ya que acumulas suciedad y toxinas que entorpecen el funcionamiento del cerebro.

- **Salud emocional:** Un buen descanso es esencial para la regulación emocional, pues durante la fase REM se procesan experiencias emocionales, lo que ayuda al cerebro emocional a reducir la intensidad de respuestas negativas y contribuir a la prevención de trastornos de ansiedad. Un sueño reparador es fundamental para la salud mental y se asocia con una disminución de los síntomas de depresión y ansiedad, puesto que un descanso adecuado favorece el equilibrio de neurotransmisores como la serotonina y la dopamina. El sueño actúa a favor de la toma de decisiones, la concentración y la creatividad, al permitir que el cerebro organice y procese la información del día.

- **Activa el sistema nervioso parasimpático (SNP):** El sueño promueve el funcionamiento del sistema nervioso parasimpático, responsable de la relajación, la restauración y una mejor digestión. Esta activación parasimpática, facilitada por el sueño, no solo mejora el proceso digestivo, sino que también contribuye a disminuir la inflamación intestinal, lo que tiene un impacto muy positivo en la salud en general. Cuando se activa este sistema contrario al SNS asociado al estrés, también se mejora la respuesta inmunológica. Uno de los mecanismos por los cuales a nivel inmunológico el sueño es fundamental es que favorece la producción de melatonina, hormona clave en la regulación y protección del sistema inmunitario, lo que a su vez ayuda a prevenir enfermedades a largo plazo, como trastornos neurodegenerativos.

- **Salud metabólica:** No dejan de publicarse estudios sobre la salud metabólica que confirman que un adecuado descanso está estrechamente vinculado con una mejor regulación del apetito, una correcta función metabólica y una reducción significativa del riesgo de desarrollar obesidad.

   El sueño influye en varias funciones hormonales, el equilibrio de la glucosa, el control del peso corporal y los procesos de reparación celular. Durante el descanso, se equilibran hormonas clave como la grelina y la leptina, que regulan el apetito y la saciedad, mientras que la melatonina y la insulina trabajan en conjunto para estabilizar los niveles de glucosa. La falta de sueño puede disminuir la sensibilidad a la insulina, aumentar el cortisol y favorecer el estrés oxidativo, incrementando el riesgo de inflamación, problemas metabólicos como la resistencia a la insulina y obesidad.

- **Antienvejecimiento:** Dormir bien se encuentra en el top de factores más importantes capaces de ralentizar el proceso de envejecimiento, y lo contrario, dormir mal de forma crónica, puede considerarse un verdadero caldo de cultivo para diversas patologías que se presentan en la vejez, además de acelerar los procesos de envejecimiento. Durante el descanso se activan procesos de regeneración celular que ayudan a preservar la función cerebral y física a lo largo del tiempo. Así, dormir bien mejora la longevidad y reduce el riesgo de enfermedades neurodegenerativas, como el alzhéimer.

Estrés y sueño

El estrés crónico y los niveles elevados de las hormonas del estrés, cortisol y noradrenalina, afectan negativamente a la calidad del sueño. En situaciones de estrés crónico, estas hormonas permanecen elevadas durante el día, lo que puede conducir a alteraciones que generan insomnio y trastocan el sistema glinfático del cerebro (el que lo «limpia» para que esté en perfectas condiciones al día siguiente). Por lo tanto, no dormir lo suficiente o tener un sueño de mala calidad puede impedir este proceso de desintoxicación cerebral, lo que a su vez aumentaría la vulnerabilidad al estrés y sus consecuencias negativas a largo plazo.

La calidad del sueño y el estrés crónico están estrechamente relacionados, ya que uno puede influir y agravar al otro en un ciclo difícil de romper. El estrés crónico, ya sea evidente, como las responsabilidades laborales y familiares, o más sutil, como la autoexigencia y el perfeccionismo, mantiene al cerebro en un estado de alerta constante. Esta activación prolongada altera la química del cuerpo y dificulta la transición a las fases de sueño profundo, impidiendo un descanso reparador.

Además, el estrés puede manifestarse físicamente en forma de tensión muscular, dolor crónico o bruxismo, interfiriendo en la relajación y la calidad del descanso. La rumiación mental y la necesidad de control suelen generar pensamientos intrusivos a la hora de irse a dormir, impidiendo conciliar el sueño. A largo plazo, la exposición continua al estrés impacta en el sistema nervioso, lo que debilita la respuesta inmune, afecta a la plasticidad cerebral e incluso eleva la presión arterial. En este contexto, el sueño no es solo una necesidad biológica, sino una herramienta esencial para la recuperación física y mental, pues ayuda a mitigar los efectos negativos del estrés y restaura el equilibrio del organismo.

Cortisol versus sueño: romper el círculo

La relación entre el cortisol y el sueño es bidireccional: el cortisol afecta al sueño y no dormir aumenta el cortisol. Dormir es fundamental para reducir los efectos del estrés y mantener una buena salud cognitiva. Durante el sueño, el cerebro realiza una especie de mantenimiento en el cuerpo, graba lo que interesa en la memoria y limpia la información innecesaria, y estos procesos se ven interrumpidos por el estrés y la falta de descanso.

Al mismo tiempo el estrés y el cortisol interfieren en la calidad del sueño. Este es el círculo más difícil de romper porque, aunque a veces tenemos la intención de dormir mejor, renunciamos a planes nocturnos y comenzamos una rutina de «higiene del sueño», no conseguimos hacerlo y esto ¡nos estresa aún más!

Seguro que alguna vez te has visto pensando (es probable que toda la noche): «Mañana tengo mil cosas que hacer ¡y aún no me he dormido!». Qué estrés produce esta sensación de tener que afrontar un día que creemos que será muy duro, saber que dormir nos va a ayudar a afrontarlo y no conseguir conciliar el sueño o despertarnos a mitad de la noche.

Estos despertares suelen ocurrir por efecto del cortisol, y al día siguiente, como no hemos dormido, esta hormona se desequilibrará aún más. Este es un problema muy frecuente y hace que las personas prueben mil soluciones para poder dormir, desde pastillas de melatonina hasta medicamentos psiquiátricos. Pero, en realidad, en estos casos, sin un abordaje que tenga en cuenta el cortisol, será muy difícil resolver el insomnio.

¿Cómo afecta el cortisol al sueño?

El cortisol, como hormona circadiana, es liberado gracias a la actividad del eje HHA siguiendo un ritmo de acuerdo con la luz y la oscuridad, disminuyendo por la tarde-noche y aumentando en la segunda mitad del sueño antes de despertar, con el amanecer. Los desequilibrios en el eje HHA ocasionados por el estrés crónico pueden afectar al ritmo normal en la secreción de cortisol, haciendo que este permanezca elevado de manera constante en lugar de presentar los picos y bajadas normales a lo largo del día. Esta elevación sostenida impide que el cortisol descienda adecuadamente por la noche, dificultando el sueño y generando síntomas como nerviosismo e irritabilidad, lo que nos hace dormir peor.

Por la noche, los niveles de cortisol deben ser bajos para que podamos dormir. La melatonina, una hormona fundamental para el sueño, se libera cuando el cortisol comienza a disminuir. Sin embargo, el estrés y los niveles elevados de cortisol pueden impedir que el organismo fabrique la melatonina necesaria para conciliar el sueño.

Si no seguimos los ritmos circadianos y de forma voluntaria no nos acostamos a una hora adecuada (lo cual es un gran estresor para nuestro organismo), puede producirse una neuroinflamación (inflamación del cerebro) transitoria, y una alteración del sueño repetida en el tiempo puede llevar a una neuroinflamación crónica, y esta inflamación, a nivel cerebral, favorecer el desarrollo de enfermedades neurodegenerativas (párkinson, alzhéimer, esclerosis múltiple...).

La alteración de la producción de cortisol durante la noche puede afectar a distintas funciones de nuestro cuerpo y cerebro, como el estado de ánimo, la sensación de alerta, la energía y el metabolismo. Aunque realmente durmamos las mismas horas, esta alteración puede hacernos sentir que dormimos mal. Además, se piensa que estos cambios hormonales aumentarían la activación del cuerpo o las reacciones del metabolismo durante la noche, haciendo que percibamos nuestro sueño como menos reparador.

¿Cómo la falta de sueño afecta al cortisol?

Los problemas de sueño, ya sea dormir pocas horas o no dormir en absoluto, pueden causar que el cortisol permanezca alto durante más tiempo al día siguiente, retrasando el momento en que normalmente desciende por la noche. Y esta misma restricción del sueño aumenta el cortisol al final de la tarde y al principio de la noche. No dormir es interpretado por nuestro cerebro como una agresión altamente estresante y activa el sistema de alarma para intentar compensar este daño.

Varios estudios han demostrado que una noche de privación total de sueño puede exagerar la reactividad del cortisol al estrés psicosocial. ¿Recuerdas cómo estás de humor y cuál es tu nivel de irritación cuando no has dormido? No dormir bien nos hace reaccionar peor a las situaciones estresantes porque se altera la respuesta del cortisol.

Por otro lado, cuando dormimos mal o tenemos el sueño interrumpido, nuestro cuerpo suele producir niveles más altos de cortisol por la noche o al final del día. Esto hace que nuestro organismo responda con más fuerza a situaciones de estrés, especialmente el estrés emocional o social. Incluso pasar más tiempo en fases ligeras del sueño (como el sueño REM o etapas iniciales del sueño) se relaciona con una mayor sensibilidad al estrés.

La falta de sueño puede desequilibrar otras hormonas circadianas que, a su vez, influyen en los niveles de cortisol. Asimismo, en ocasiones la falta de sueño genera una mayor probabilidad de aumento de peso, en parte debido a estos desequilibrios hormonales que afectan al apetito y la saciedad, donde el cortisol juega un papel fundamental.

Por otro lado, sentir mucho sueño durante el día podría reducir nuestra respuesta al estrés. Aunque el insomnio crónico por sí solo no parece afectar directamente al cortisol, una mala calidad del sueño en general sí aumenta nuestra sensibilidad cuando nos enfrentamos a situaciones que elevan esta hormona.

En resumen, dormir bien contribuye a la recuperación física y mental, lo que ayuda a mantener el sistema nervioso en un estado menos propenso a la activación del estrés y, por lo tanto, a la liberación excesiva de cortisol. Pero lamentablemente vivimos rodeados de estresores que dificultan el sueño y son los principales causantes del insomnio.

Estresores que nos roban el sueño

Agrupamos los estresores que interfieren en el sueño en factores ambientales, hábitos de vida, sobrecarga de información y alteraciones hormonales o psicológicas. La exposición a pantallas antes de dormir, la falta de rutinas, el estrés laboral, la contaminación lumínica y el ruido, entre otros, pueden mantener el sistema nervioso en estado de alerta, impidiendo un descanso profundo y reparador. El insomnio es una condición que a veces está asociada a otros factores o incluso a enfermedades y, por consiguiente, se debe analizar el contexto individual y personalizar el tratamiento. Aquí vamos a hablar de las interferencias que tienen ciertos hábitos con la calidad del sueño y cómo las podemos corregir para dormir mejor y así sobrellevar el estrés, pues, si no duermes, no te relajas; y si no te relajas, no duermes.

En la siguiente tabla se detallan los principales estresores que interfieren con el sueño y cómo afectan a nuestro descanso. Conocerlos es el primer paso para corregirlos y mejorar la calidad del sueño.

Tipo	Estresor	Cómo afecta al sueño
Sobrecarga de información y ruido mental	Exceso de información negativa (noticias, redes sociales, conversaciones nocivas, conflictos)	Aumenta la ansiedad y la rumiación, dificultando la conciliación del sueño.
	Ruido mental y sobreestimulación	Impide la desconexión y genera estrés, de modo que mantiene al cerebro en estado de alerta.
	Uso excesivo de redes sociales	Fomenta la comparación social y la preocupación, lo que aumenta la ansiedad y dificulta el descanso.
	Dificultad para gestionar el estrés	El estrés mantenido irrita el sistema nervioso, haciendo difícil relajarse antes de dormir.
Factores ambientales	Ruido en el entorno	Fragmenta el sueño y lo hace más superficial.
	Exposición a la luz artificial nocturna	Inhibe la producción de melatonina y altera los ritmos circadianos.
	Falta de exposición a la luz solar	Desajusta el reloj biológico, dificultando la regulación del sueño.
	Contaminación del aire	A menudo causa inflamación y afecta a la calidad respiratoria durante el sueño.

Tipo	Estresor	Cómo afecta al sueño
Hábitos de vida y tecnología	Uso de pantallas antes de dormir	La luz azul interfiere con la secreción de melatonina y retrasa el sueño.
	Cenas tardías y consumo de estimulantes	Comer tarde e ingerir cafeína o alcohol afecta a la calidad del sueño y puede generar despertares nocturnos.
	Falta de ejercicio o exceso de actividad física nocturna	La inactividad suele provocar insomnio, mientras que el ejercicio intenso antes de dormir eleva el cortisol y dificulta la relajación.
Alteraciones de los ritmos circadianos	Trabajos nocturnos o turnos rotativos	Desajustan el reloj biológico y causan insomnio o fatiga crónica.
	Irse a dormir muy tarde constantemente	Puede generar neuroinflamación y afectar a la calidad del sueño.
Factores psicológicos y hormonales	Estrés crónico y ansiedad	Aumentan el cortisol y dificultan la conciliación del sueño.
	Depresión y trastornos del estado de ánimo	Pueden alterar la arquitectura del sueño y generar despertares nocturnos.
	Disminución de melatonina con la edad	Reduce la calidad, especialmente la conciliación del sueño, y es posible que se den despertares frecuentes.
	Desregulación del cortisol	Un exceso o defecto de cortisol puede generar insomnio o fatiga extrema.
	Deshidratación	Altera la aldosterona y la vasopresina, lo que aumentará la micción nocturna.

Todos estamos expuestos a estresores que alteran nuestro sueño, pero lo importante es identificar cuáles podemos modificar, reducir o controlar.

Para ayudarte, he preparado una lista de antídotos contra estos principales estresores. Identifica cuáles afectan a tu descanso y comienza a aplicar cambios para mejorar la calidad de tu sueño. Recuerda que pequeños ajustes en tus hábitos pueden marcar una gran diferencia en tu descanso y bienestar. ¡Empieza hoy!

Para controlar la sobrecarga de información y el ruido mental...

HAZ ESTO:

✔ Limita la exposición a noticias negativas y redes sociales al menos una o dos horas antes de dormir.

✔ Filtra la información que consumes, prioriza fuentes confiables y evita el exceso de contenido sensacionalista.

✔ Practica el «digital detox» nocturno reduciendo el uso de pantallas, y cambia el móvil por actividades relajantes como la lectura, la escritura o la meditación.

✔ Evita la multitarea mental antes de dormir, e intenta centrar tu atención en el presente. Preparar una cena saludable, aprovecha para hacer el táper del día siguiente o deja listo todo lo que necesitas para salir de casa al día siguiente y así poder despertarte con calma para tu ritual de la mañana.

✔ Antes de dormir, fuera de tu habitación, escribe todo lo que te preocupa y todo lo que tienes pendiente para realizar al día siguiente. Pensar es pre-ocuparte, no es ocuparte, así que ponte con aquello que puedes resolver en ese momento y escribe lo que queda pendiente para liberar la mente y reducir el ruido mental.

✔ Ya en tu cama, dedica otra libreta a la gratitud. Escribe todo lo que pasó en el día que te haga sentir agradecido; así te irás a la cama con una sonrisa y no con un disgusto.

Para reducir los factores ambientales que alteran el sueño...

HAZ ESTO:

✔ Minimiza el ruido usando tapones para los oídos, pon un audio de sonido blanco o acondiciona tu habitación con materiales aislantes.

✔ Bloquea la luz artificial nocturna usando cortinas opacas o antifaces para dormir. Cierra totalmente las ventanas, persianas y cualquier agujero por donde entre luz. Saca los aparatos electrónicos de la habitación, cualquier pequeña luz puede reducir la producción de melatonina.

✔ Evita la exposición a pantallas y luz azul al menos una o dos horas antes de acostarte. Usa gafas con filtro de luz azul para reducir el impacto en la producción de melatonina si necesitas utilizar dispositivos electrónicos por la noche. También puedes activar el modo nocturno en pantallas.

✔ Sigue todos los consejos para sincronizarte con los ritmos circadianos (capítulo 6).

✔ Sobre todo, pasa el mayor tiempo posible al aire libre durante el día y reduce la exposición a la luz de noche.

✔ Asegura una temperatura ambiente adecuada (entre 18-22 °C) para facilitar un descanso óptimo.

Para mejorar los hábitos de vida y una alimentación que favorezcan el sueño...

HAZ ESTO:

✔ Establece horarios regulares para acostarte y despertarte, incluso los fines de semana.

✔ Evita las siestas prolongadas (más de treinta minutos) o muy tarde.

✔ Mantén una rutina de ejercicio, pero evita entrenamientos intensos al menos tres horas antes de dormir.

✔ Cena lo más pronto posible y no tomes alimentos y preparaciones muy difíciles de digerir. Camina o muévete durante un mínimo de diez minutos antes de ir a la cama.

✔ Limita el consumo de cafeína y alcohol, especialmente en la tarde y noche.

Para reducir el estrés y evitar llegar a un estado de ansiedad...

HAZ ESTO:

✔ Practica técnicas de relajación, como meditación, respiración profunda o *mindfulness* antes de acostarte.

✔ Realiza estiramientos suaves o yoga nocturno para liberar la tensión muscular acumulada.

✔ Incorpora hábitos que reduzcan el estrés durante el día, como regresar a casa andando desde el trabajo, dar paseos al aire libre en compañía, dedicar tiempo de ocio sin pantallas o mantener contacto social positivo.

✔ Prueba la técnica de escaneo corporal para relajar tu mente y cuerpo gradualmente (te la explico más adelante).

Para ayudar a regular tus hormonas...

HAZ ESTO:

✔ Controla tu producción de melatonina gracias a un entorno oscuro y reduciendo la luz artificial por la noche, y asegúrate de que lo primero que veas sea la luz natural y no la luz de tu teléfono.

✔ Evita los picos de cortisol durante la noche trabajando en los ritmos circadianos.

✔ Hidrátate bien durante el día y menos durante la noche. Evita la sal y los alimentos salados antes de cenar para no alterar las hormonas que hacen orinar más.

✔ No tomes café, té ni cerveza por la tarde o noche. Elimina el alcohol de tu dieta.

Técnica del escaneo corporal para reducir el cortisol antes de dormir

El escaneo corporal es una técnica de relajación y *mindfulness* que consiste en llevar la atención plena a diferentes partes del cuerpo, observando sensaciones físicas sin juzgarlas ni tratar de cambiarlas. Su objetivo es liberar tensiones, calmar la mente y preparar el cuerpo para un descanso profundo.

¿Cómo hacer un escaneo corporal paso a paso?

* Ya preparado para dormir, acuéstate en la cama y apaga todas las luces.

* Cierra los ojos y respira profundamente varias veces, enfocándote en el ritmo de tu respiración. Coloca las manos sobre el abdomen y siente cómo sube y baja con cada inhalación y exhalación. Nota los puntos de apoyo de tu cuerpo sobre la cama: los glúteos, los talones de los pies, la espalda, la cabeza. Toma conciencia de tu cuerpo y de tu respiración, permitiendo que cada exhalación te ayude a soltar tensiones y relajar aún más cada parte de tu ser.

* Lleva tu atención a los pies. Nota cualquier sensación (calor, frío, hormigueo, tensión) y relájalos conscientemente.

* Desplaza tu atención poco a poco por el cuerpo, subiendo muy lentamente por las piernas, abdomen, espalda, brazos, cuello y cabeza.

* En cada zona, observa sin juzgar. Si sientes tensión en algún punto, permite que se relaje con la exhalación.

* Si tu mente se distrae, vuelve con suavidad al cuerpo, sin presión ni frustración.

* Termina con una respiración profunda y disfruta de la sensación de relajación.

No es que esta técnica resuelva el insomnio, pero te ayuda a reducir las hormonas del estrés en tu mente, a meditar sin darte cuenta y a interiorizar un pequeño ritual antes de dormir.

Si consigues sostenerlo, es posible que este método se convierta en un gran aliado antiestrés y favorecedor del sueño. Recuerda que los rituales y rutinas ayudan a cambiar nuestros hábitos negativos. Puedes cambiar esta rutina o ritual por el que te apetezca, o ponerte una meditación guiada o música relajante; lo importante es que no hagas *scroll* hasta que no puedas más. Mirar el móvil todo el tiempo antes de dormir no solo nos desincroniza, sino que también nos altera los niveles de dopamina y nos hace tener pensamientos que perturban el sueño. El sueño de calidad no es un lujo, es una necesidad para el bienestar físico y mental. Si realmente se convierte en tu prioridad, intenta aplicar estos consejos para ayudar a reducir los estresores que interfieren con el descanso, lo que permitirá que el cuerpo y la mente se regeneren de forma óptima. Al aplicar pequeños cambios en el entorno, en tus hábitos y en la gestión del estrés, es posible lograr un sueño más profundo y reparador.

Pero, por favor, no te obsesiones con dormir «perfecto». Lo importante es mejorar progresivamente tus hábitos y encontrar lo que mejor funciona para ti. Lo peor que nos puede pasar es aumentar el estrés por la presión de dormir mejor. Es un proceso semejante a hacer cambios en la alimentación y en la actividad física; no se consiguen de la noche a la mañana, son una carrera de fondo en la que vamos aprendiendo a vivir mejor y en la que un hábito positivo impulsa a los demás hacia el bienestar.

Problemas con la dopamina = problemas con el sueño

El insomnio y la dopamina están interrelacionados a través de varios mecanismos en el sistema nervioso central. La dopamina juega un papel importante en la regulación del sueño y la vigilia, y su alteración puede contribuir al insomnio.

El insomnio se considera uno de los síntomas universales de abstinencia de cualquier sustancia o comportamiento adictivo. Esto sugiere que cuando se interrumpen actividades que liberan dopamina, como el consumo de drogas, el uso del móvil o el consumo de alcohol o de azúcar, el cerebro puede experimentar desequilibrios que se manifiestan, entre otros aspectos, en dificultades para dormir.

El simple hecho de practicar de manera excesiva actividades que liberan dopamina, como el empleo prolongado de pantallas, el consumo de redes sociales, los videojuegos, las compras compulsivas o la toma de sustancias o alimentos adictivos, puede alterar los patrones de sueño incluso antes de dejar de practicar estas actividades. Y una vez las dejas, es posible experimentar abstinencia e insomnio durante un tiempo.

Es muy importante tener esto en cuenta para que no te frustres al cambiar hábitos y no notar aparentemente ningún resultado. Comenzarás a dormir mejor cuando pase este periodo de abstinencia. Pero ¿es fácil de romper este círculo adictivo que nos roba el sueño?

No, por desgracia no depende solo de ti. Ampliemos la mirada y preguntemos: ¿qué medidas deberían tomar los gobiernos frente a esta crisis de adicción tecnológica? ¿Cómo podemos regular nuestra dopamina de forma saludable? ¿De qué manera es posible hacer que la vida moderna no nos haga adictos a más cosas que nos roban el sueño? ¿Cómo salir de la dependencia a los fármacos para dormir? ¿Cómo promover el descanso en un mundo tan competitivo que nos hace adictos al reto, a ganar, a ser primeros (a la dopamina)? Todas estas preguntas no deben ser respondidas por cada individuo, y ha de ser un debate abierto a la sociedad, las empresas, los entes educativos, los gobiernos. ¿Cómo nos van a ayudar a gestionar el estrés y a dormir mejor?

Pero, hasta que contesten y veamos cambios profundos, tenemos que hacer algo, porque cuanto más nos alejemos del medio natural —en términos de movimiento, exposición a la luz, descanso y nutrición—, más problemas tendremos con el cortisol y, en consecuencia, con el sueño y la salud global. A continuación te dejo algunas estrategias basadas en la neurociencia para regular la dopamina y mejorar el sueño.

HAZ ESTO:

✔ Comprende que el cerebro regula el placer y el dolor a través del mismo sistema. Cuando experimentamos un estímulo placentero (azúcar, redes sociales, videojuegos, etc.), la dopamina sube. Sin embargo, después de un exceso de placer, el cerebro puede compensar con un «bajón», generando ansiedad, insomnio o irritabilidad.

✔ Identifica las fuentes de sobreestimulación. Analiza qué actividades están elevando demasiado tu dopamina y afectando a tu descanso: redes sociales, consumo excesivo de noticias, videojuegos, cafeína, pornografía, compras compulsivas…

✔ Considera un «ayuno de dopamina». No se trata de dejar de producir este neurotransmisor, sino de reducir las fuentes de gratificación inmediata que sobrecargan el sistema. Se recomienda eliminar una actividad específica durante treinta días para restablecer la sensibilidad del cerebro y reducir la dependencia a estímulos artificiales.

✔ Para evitar recaídas en hábitos que alteran el sueño, establece barreras que limiten su acceso:

■ Elimina recordatorios (borra apps, bloquea sitios web, guarda dispositivos electrónicos).

- Evita la exposición constante (establece horarios sin pantallas, no uses el móvil en la cama).
- Comprométete con alguien más (informa a amigos o familiares sobre el cambio que deseas hacer).
- Busca placer a través del esfuerzo y la incomodidad. Algunas actividades que implican retos físicos o mentales pueden aumentar la dopamina de forma más estable y sin picos bruscos. Por ejemplo, ejercicio físico regular (idealmente por la mañana o en la tarde), baños de agua fría o duchas contrastantes, ayuno intermitente o restricción de ciertos alimentos ultraestimulantes.
- Presta atención a las señales de un consumo problemático. Si notas síntomas como insomnio, ansiedad, falta de concentración, depresión o irritabilidad, es posible que el exceso de dopamina esté afectando a tu bienestar.
- Enfócate en el presente y en el proceso. Evita la necesidad constante de recompensas inmediatas. Practicar *mindfulness* y la respiración consciente o, simplemente, disfrutar de actividades sin distracciones puede ayudar a reducir la hiperestimulación dopaminérgica.
- Busca ayuda profesional si es necesario. Si sientes que tienes dificultades para regular tu dopamina o una posible adicción, acudir a un profesional de salud mental para encontrar estrategias adaptadas a tu situación.

Alimentación que favorece el sueño

La alimentación juega un papel clave en la calidad del sueño, ya que ciertos nutrientes y horarios de comida pueden influir en la producción de hormonas como la melatonina, la serotonina y la insulina, fundamentales para regular los ritmos circadianos. Una dieta adecuada ayuda a conciliar el sueño con mayor rapidez, mejorar su profundidad y evitar despertares nocturnos. Y lo contrario: una dieta que inflama, estresa y altera los neurotransmisores serotonina y dopamina va a generar un peor descanso.

Para favorecer un descanso óptimo, es importante evitar picos de glucosa en la noche, reducir el consumo de cafeína y alcohol, y priorizar los alimentos ricos en proteínas, triptófano, magnesio y antioxidantes, que contribuyen a la relajación del sistema nervioso. Además, la regularidad en los horarios de las comidas y la elección de alimentos adecuados pueden evitar interrupciones en el descanso y mejorar la regeneración celular durante la noche. Al final del libro, tienes más consejos sobre alimentación, pero comienza ya a hacer cambios a la hora de la cena y notarás muy pronto los beneficios.

HAZ ESTO:

✔ Cena pronto, lo más pronto posible, y la noche que no puedas hacerlo planifica un ayuno de dieciséis horas, es decir, sáltate la cena y aprovecha la oportunidad para obtener los beneficios del ayuno.

✔ No comas en exceso por la noche. Cena ligero pero con suficientes proteínas.

✔ Evita el consumo de alcohol, especialmente al final de la tarde y la noche. Asimismo, limita el consumo de cafeína, especialmente al final de la tarde. Lo ideal es tomar un solo café por la mañana y, si tomas dos, toma el segundo antes de las dos de la tarde o cámbialo por uno descafeinado.

✔ Ordena tus comidas y respeta los horarios. Revisa los consejos de la página 232.

✔ En la cena incluye alimentos con fibras y almidón resistente como patatas, boniatos, zanahorias... y evita grasas saturadas o frituras. No tomes azúcar de noche, puedes acabar la cena con una onza de chocolate negro y un puñado de arándanos que, además, van a favorecer la producción de melatonina. No añadas mucha sal a la comida y evita alimentos ricos en sodio, como los embutidos o procesados con exceso de sal, ya que van a alterar la hidratación y el descanso.

✔ Incluye algún alimento fermentado para mejorar la diversidad de bacterias sanas en el intestino. Un kéfir con arándanos, por ejemplo.

✔ Toma alimentos ricos en magnesio y triptófano, un aminoácido indispensable para fabricar serotonina y melatonina.

✔ Al levantarte, despierta tu cuerpo con hidratación y no con café o comida.

✔ Desayuna después de exponerte a la luz y elige alimentos con proteínas y carbohidratos de frutas, cereales integrales y frutos secos.

✔ Toma suficiente agua durante el día con electrolitos, pero evita beber en exceso antes de acostarte para no interrumpir el sueño.

Actividad física y sueño

La actividad física desempeña un papel clave en la regulación del sueño y el equilibrio del ritmo circadiano. Hacer ejercicio regularmente ayuda a reducir el estrés, mejora la calidad del descanso y favorece la sincronización del reloj biológico. No obstante, el momento del día que elijamos es fundamental para obtener estos beneficios sin afectar al descanso nocturno. Su efectividad depende de cuándo y cómo se realice. Diferentes mecanismos fisiológicos y psicológicos explican el impacto positivo del ejercicio físico en el descanso nocturno. Entre ellos, destacamos su capacidad para regular el reloj circadiano, reducir el estrés, aumentar el sueño profundo y mejorar la calidad general del sueño.

¿Cómo mejora el ejercicio el sueño?

- La actividad física actúa como un sincronizador natural del ritmo biológico, ayudando a estabilizar los ciclos de sueño-vigilia. Hacer ejercicio por la mañana, especialmente con luz solar, favorece la producción nocturna de melatonina, lo que facilita el descanso.

- El ejercicio promueve un incremento de las fases NREM profundas, esenciales para la recuperación muscular, la regeneración cerebral y la liberación de la hormona del crecimiento.

- Al liberar endorfinas y serotonina, mejora el estado de ánimo y reduce el cortisol, lo que ayuda a disminuir la activación del sistema nervioso y facilita la conciliación del sueño.

- La actividad física genera una fatiga saludable que favorece el inicio del sueño y mejora su eficiencia. Sin embargo, un exceso de entrenamiento puede generar dolor muscular y afectar a la calidad del descanso.

- El ejercicio bien programado contribuye a un mayor equilibrio de cortisol y melatonina, claves para la regulación del sueño.

Rutina nocturna para mejorar la calidad del sueño

Recuerda que no buscamos retos, sino rutinas. Y, entre todas, la del sueño es la más importante. Si tienes hijos, habrás notado que cuanto más precisa, repetitiva y estructurada es su rutina de sueño, mejor duermen. Los adultos no somos una excepción. Nuestro descanso también mejora cuando seguimos una rutina estable.

Para optimizar el descanso, es fundamental establecer hábitos nocturnos que envíen señales claras al cuerpo y la mente para prepararse para dormir. Aquí tienes una rutina nocturna efectiva, en versión resumida, para sincronizar tu ritmo circadiano y mejorar la calidad del sueño:

- **2-3 horas antes de dormir:** Reduce la exposición a la luz azul apagando pantallas o usando filtros de luz cálida. Opta por luces rojas o naranjas en casa. Cena temprano y ligero, priorizando alimentos ricos en triptófano y magnesio, y evita comidas pesadas o ricas en azúcar y sal. Prescinde del consumo de cafeína, nicotina y alcohol, ya que pueden interferir en la calidad del sueño. Baja el ritmo de actividades mentales exigentes y deja para el día siguiente las noticias o las conversaciones estresantes.

- **1-2 horas antes de dormir:** Asegura un entorno óptimo para el descanso manteniendo la habitación oscura, fresca (18-19 °C) y silenciosa, utilizando cortinas opacas y minimizando el ruido. Relaja el sistema nervioso con prácticas como la meditación, el *mindfulness*, música tranquila o la lectura en papel. Un baño caliente ayuda a regular la temperatura corporal y facilitar el sueño.

- **30 minutos antes de dormir:** Limita la ingesta de líquidos para reducir los despertares nocturnos. Practica respiraciones profundas, como la técnica 4-7-8 (inhalar durante cuatro segundos, retener el aire siete segundos, exhalarlo durante ocho segundos), para inducir la relajación. Ajusta tu postura para dormir, preferentemente la posición de lado (sobre el lado derecho, a ser posible), pues favorece el drenaje glinfático y la regeneración cerebral.

- **Al acostarte:** Evita pensamientos rumiantes enfocándote en sensaciones agradables o en la gratitud. Si hay ruido o luz residual, usa tapones para los oídos y antifaz. Mantén un horario constante, acostándote y despertándote a la misma hora todos los días, incluso los fines de semana, para estabilizar tu reloj biológico.

En el próximo capítulo, te explicaré cómo el ejercicio influye en la calidad del sueño y en la gestión del estrés, y qué tipo de actividad física es más beneficiosa para reducir el cortisol.

11

Excursiones versus maratones: adapta el movimiento a tu nivel de estrés, no al revés

Quizá lo que más me ha costado ajustar en mi vida ha sido incorporar una rutina de actividad física, y eso que de pequeña tenía buenas condiciones atléticas y me encantaba practicar varios deportes. En cierto momento me pregunté: «¿Cuándo comencé a abandonar este hábito?», y me di cuenta de que fue en la adolescencia, al inicio de mis problemas y desequilibrios orgánicos. Debido al estrés crónico, me sentía fatigada y no tenía una buena tolerancia al ejercicio. Me sentía peor después de hacerlo, y tengo un recuerdo vívido del día en que salí de un gimnasio y me fui directamente a casa para dormir durante dos horas porque mi cuerpo había generado una respuesta de inflamación, dolor y alergia.

Años más tarde comencé a comprender estos mecanismos. Además del estrés y de los desequilibrios metabólicos y hormonales, padecía problemas con la histamina, una sustancia implicada en la alergia y la inflamación que se libera cuando hacemos deporte, pero que, si la tenemos desequilibrada, nos puede hacer experimentar una descarga incontrolable y síntomas muy incómodos que, en mi caso, nadie me supo explicar.

Justo antes de ir al gimnasio aquel día me había tomado un gran vaso de zumo de naranja natural, que, casualmente, contiene un gran contenido de histamina. Le pregunté a una profesora de confianza de la universidad (en esa época estudiaba la carrera de Nutrición) qué creía que me había afectado y cómo un zumo de naranja podía generar semejante efecto. Ella me contestó que había sido un pico de glucosa, lo cual explicaba una parte de los síntomas, como el mareo y las náuseas, pero no el cuadro de inflamación y alergia que sufrí.

Cuando estudié PNIE, descubrí que el estrés también aumenta la histamina y que la actividad física incrementa tanto esta como el cortisol. En fin, te cuento esta parte de mi historia porque quiero que tú también hagas conexiones de sucesos llamativos que se hayan presentado durante tu vida y comprendas las diferentes interacciones entre el cortisol y el resto del cuerpo.

En ningún momento me planteé que el ejercicio físico fuera malo para mí. Seguí practicando otros deportes, como el patinaje, porque me ayudaba mucho a liberar estrés y ansiedad, pero lo hacía por la noche y después no podía dormir.

Nuestro cuerpo es muy sabio, no para de avisar cuando algo va mal. Es imposible que a un ser humano le siente mal el agua, el sol, el movimiento, el sueño, a no ser que tengamos desequilibrios que condicionen este hecho antinatural. Sin embargo, existen muchos prejuicios sobre la actividad física, mitos, creencias populares, pero también muy malas prescripciones por parte del personal sanitario sobre quién, cómo, cuánto, cuándo y qué tipo de deporte hemos de practicar.

A menudo se prohíbe la actividad física en casos en los que no tiene ningún sentido hacerlo, sino todo lo contrario: su ausencia podría empeorar casi cualquier condición de salud. Piensa que el movimiento, que no es lo mismo que practicar un deporte, tiene un profundo sentido evolutivo, ya que ha sido esencial para la supervivencia de nuestros ancestros cazadores-recolectores, quienes dependían del desplazamiento constante para obtener alimento, escapar de depredadores y explorar nuevos territorios. Evolutivamente, el ser humano está diseñado para moverse, y la actual inactividad de muchas personas representa una desadaptación que contribuye a múltiples patologías. De hecho, tal como expliqué antes, el cuerpo sufre estrés cada vez que tiene que amoldarse a una situación nueva, y en este sentido debe adaptarse a permanecer quieto, algo antinatural que requiere un proceso. Por lo tanto, no movernos aumenta el estrés.

No estamos diseñados para estar horas sentados y tumbados. Nuestra biología nos impulsa al movimiento para conseguir lo que necesitamos para sobrevivir, pero en este mundo que hemos construido, donde todo lo obtenemos con un clic en el móvil, esta acción natural de movernos se está convirtiendo en algo bastante inusual. Hoy en día, la falta de movimiento en la vida diaria se compensa con sesiones esporádicas de ejercicio, como ir al gimnasio o practicar deporte un par de veces por semana. Pero ¿es esto suficiente? Evolutivamente, el ser humano está diseñado para moverse de manera regular, no solo para entrenar con intensidad en momentos puntuales. No se trata de hacer ejercicio extremo todos los días, sino de integrar el movimiento como un hábito natural. Caminar, subir escaleras, cargar objetos, estirarnos, incluso cambiar de postura con frecuencia son formas esenciales de actividad física que contribuyen a nuestra salud. Sin embargo, ¿cuánto movimiento es suficiente? Lo iremos analizando, pero de momento quiero invitarte a reflexionar sobre lo que realmente significa la actividad física dentro de un modelo de salud integral y cómo influye en la gestión del estrés. La ciencia ha demostrado que el movimiento diario regula la respuesta del sistema nervioso, equilibra el eje HHA y contribuye a reducir la producción excesiva de cortisol, promoviendo una mayor resiliencia ante el estrés.

La actividad física no solo reduce el estrés

El ejercicio puede mejorar la respuesta al estrés, pues actúa como un amortiguador tanto a nivel físico como psicológico. La actividad física no fortalece únicamente el sistema cardiovascular y metabólico, sino que también tiene un impacto directo en la regulación del eje HHA al reducir la secreción excesiva de cortisol y favorecer el equilibrio hormonal.

Además, existe una conexión increíble entre el músculo y el cerebro que funciona como un eje bidireccional, en el que el cerebro afecta positivamente al músculo y el músculo al cerebro. Fruto de esta interacción, se derivan grandes moléculas que impactan en la salud de todo el cuerpo y otros grandes beneficios que estamos comenzando a descubrir.

Por desgracia, hemos focalizado la dieta y el ejercicio como simples estrategias para conseguir objetivos simplistas, tales como la pérdida peso (sin tener en cuenta la composición corporal), y utilizando dicho enfoque, hemos vivido este cambio de hábitos como una obligación, un castigo y un reto difícil de cumplir. Continúan siendo tendencia los retos por cumplir una dieta o rutinas de actividad física durante unos días, pero sigo pensando que, hasta que no cambiemos el foco y dejemos de lado la báscula y nos centremos en el verdadero poder de una dieta saludable, un buen plan de movimiento diario y un buen descanso, todo en el marco de la cronobiología, no vamos a conseguir una transformación profunda y duradera. No importa la rutina que diseñes, si comienzas por la dieta, por el ejercicio o por dormir mejor; todos los caminos son válidos siempre que tengas en cuenta estos elementos.

Es fascinante el modo en que cada día la ciencia nos desvela lo que hay detrás del ejercicio, de cómo cada movimiento —un cambio de postura, el baile, un paseo, una simple contracción muscular, un estiramiento…, todo— puede estimular una serie de mecanismos protectores con los que venimos equipados. Y, como siempre, si esto se sostiene, si se convierte en un hábito, desencadenará una respuesta protectora totalmente opuesta a la del estrés y el cortisol. En otras palabras, si el cortisol está en niveles altos durante mucho tiempo, nos hace daño, ¿verdad? Pues, asimismo, si comemos, dormimos y nos movemos bien durante mucho tiempo, este daño se revierte. La clave está en comenzar a girar en esa dirección, en generar los cambios que, aunque sean pequeños, se repitan una y otra vez, hasta que nuestro cerebro comprenda que ya no estamos en peligro y se adapte mucho mejor a las circunstancias estresantes. Estamos perfectamente diseñados para eso. No renuncies nunca a tu capacidad de autosanación, viene incluida al nacer, solo que se activa con elementos naturales.

Así como hay compuestos de los alimentos naturales que desencadenan ciertas reacciones bioquímicas, otros que potencian la microbiota intestinal y otros que mejoran la función cognitiva, el ejercicio lo cambia todo para bien, y cuando vivimos en un estado de estrés crónico, ayuda a restablecer el equilibrio del sistema inmunitario y mejorar la recuperación física durante el sueño. Pero hay mucho más, y te lo voy a contar de forma resumida para que lo tengas presente y conviertas la actividad física en un elemento fundamental en tu vida.

Beneficios de la actividad física

A continuación te resumo cuáles son los beneficios de la actividad física, para que la conviertas en un elemento fundamental en tu vida:

• Se ha demostrado que la actividad física es capaz de moderar la respuesta del eje HHA, reduciendo la secreción excesiva de cortisol y protegiéndonos contra los efectos negativos del estrés crónico.

• El movimiento favorece la regulación del metabolismo energético, lo que puede prevenir el agotamiento físico asociado a altos niveles de estrés.

• El ejercicio estimula la liberación de endorfinas y otros neurotransmisores que generan sensaciones de bienestar y reducen la irritabilidad. Está probado que el movimiento regular disminuye la reactividad al estrés, de modo que gestionamos mejor las emociones negativas como la ansiedad y la frustración.

• La actividad física ayuda a reducir la inflamación, lo que contribuye a un mejor estado de ánimo y a un menor riesgo de depresión y de desarrollar enfermedades autoinmunes.

• El ejercicio es un pilar fundamental en la salud mental, junto con el sueño de calidad, una nutrición adecuada y la gestión emocional. La actividad física se ha vinculado con una mejora en la regulación emocional y la resiliencia psicológica, promoviendo un mayor bienestar mental y reduciendo los síntomas de depresión y ansiedad.

- En personas sometidas a estrés crónico, se ha observado que la actividad física regular mejora la neurogénesis en el hipocampo, un área clave en la memoria y el procesamiento emocional.

- Aunque el ejercicio intenso actúa como un estresor agudo, la actividad física regular ayuda a estabilizar el equilibrio hormonal, reduciendo así el impacto del estrés en otras hormonas.

- Se ha observado que la actividad física favorece la liberación de mioquinas, proteínas que el músculo fabrica y que tienen superpoderes a nivel sistémico, y actúan como neurotransmisores al regular el metabolismo, la inflamación, la inmunidad y el estado de ánimo.

- En mujeres, el ejercicio puede ayudar a reducir los efectos negativos de las fluctuaciones hormonales del ciclo menstrual, mejorando la calidad del sueño y la energía diaria.

- Tiene un impacto positivo en la microbiota intestinal, pues aumenta su diversidad y la cooperación entre las bacterias. Esta diversidad promueve una mejor respuesta al estrés y favorece la producción de serotonina, dopamina y GABA, indispensables para el estado de ánimo.

- El ejercicio contribuye a la calidad del sueño, favoreciendo una mejor recuperación física y mental.

- La actividad física regular promueve la regulación del ritmo circadiano y la producción de melatonina, lo que facilita un descanso más reparador. Sin embargo, es importante evitar ejercicios de alta intensidad cerca de la hora de dormir, ya que pueden generar activación excesiva del sistema nervioso simpático y dificultar el sueño.

• Se ha demostrado que el ejercicio regular facilita la neurogénesis (fabricación de nuevas neuronas) en el hipocampo, lo que permite una mejor gestión del estrés y una mayor capacidad para resolver problemas.

• El vínculo entre el músculo y el cerebro sugiere que el movimiento muscular favorece la función cognitiva, protegiendo contra el deterioro mental a largo plazo y, a través del mismo eje, músculo-cerebro, se potencia la inmunidad y el control de la inflamación.

• El estrés crónico ha sido asociado con un mayor riesgo de enfermedades como obesidad, diabetes tipo 2, hipertensión, ansiedad y depresión. Dado que la actividad física contribuye a la regulación del metabolismo y del sistema inmunitario, se considera un factor protector frente a estas patologías.

• El ejercicio regular puede actuar como un sincronizador del ritmo circadiano, favoreciendo una mejor regulación del sueño y el estado de alerta durante el día. Se ha observado que las personas con rutinas de actividad física tienen menor disrupción en su ritmo biológico y mayor capacidad para gestionar el estrés diario. Además, la exposición a la luz natural durante la actividad física al aire libre puede mejorar la producción de serotonina y reforzar la regulación del ciclo sueño-vigilia.

• El ejercicio consciente, como el yoga o el taichí, ayuda a mejorar la percepción corporal y a reducir la tensión muscular asociada al estrés. La práctica de actividades que combinan movimiento y respiración ha demostrado ser eficaz para disminuir los niveles de cortisol y mejorar la regulación emocional. Esto es especialmente relevante para aquellas personas que experimentan estrés crónico con síntomas físicos como dolores musculares o tensión en el cuello y espalda.

A veces, menos es más

Con poco ejercicio que hagamos, ya obtenemos beneficios. Para mí, entender esto ha sido realmente la clave para poder sostener la práctica del ejercicio e ir un poco más allá. Yo también tuve la creencia de que, si no entrenaba como mínimo tres o cuatro horas por semana, no tenía sentido hacer nada, y me sentía frustrada por no poder ir más de un día a la semana al gimnasio.

Fue al leer sobre los beneficios de pequeñas rutinas de ejercicio cuando entendí que no hacía falta entrenar mucho para ver resultados. Que unos pocos minutos bien empleados podían marcar la diferencia. Esa idea me dio la clave para diseñar mi propio ritual matutino, un pequeño entrenamiento que practico casi todos los días al despertar. Solo dejo de hacerlo cuando realmente no me encuentro bien: a veces, me despierto con migrañas o con poca energía, según el momento del ciclo menstrual. En esos casos, prefiero no forzarme. He aprendido que cuando el cuerpo ya está lidiando con un estresor, lo más sabio es no añadirle otro más.

El ejercicio, dormir mejor y comer de forma saludable no son un reto, no tienen que ser una obligación más en nuestra larga lista de tareas, no deben convertirse en un estresor. Date cuenta de que todo lo que voy mencionando en el libro como terapias de autocuidado contra el estrés sigue una coherencia:

la tuya, la de tu condición humana. En ningún momento he recomendado algo que requiera una gran inversión ni de tiempo ni de dinero; más bien requiere una intención que proviene de la conexión profunda contigo mismo, y para esto sí que se necesita trabajar en el autoconocimiento a través de la psicoterapia o el camino que elijas (siempre bien acompañado por un buen profesional).

El viaje hacia el autoconocimiento a veces implica comprender y trabajar en nuestras heridas emocionales que nos impiden aceptarnos, querernos y cuidarnos como siempre hemos deseado. Y este proceso, doloroso y maravilloso a partes iguales, tiene que comenzar cuando te sientas preparado, pero no lo aplaces demasiado; cuanto más tardemos en recorrer este camino, más nos alejaremos de nosotros y de nuestra salud. Insisto en esto porque todo el mundo conoce los beneficios del ejercicio, pero pocas personas consiguen convertirlo en un hábito. Y entre quienes lo han conseguido, no todos lo hacen desde la mesura, la compasión y el equilibrio. Conozco a muchas personas que usan la actividad física como una salida peligrosa, abusan de ella y de sus capacidades, no se permiten descansar y repararse, y están sobrepasadas. Esto tampoco es sano, igual que no lo es el sostener una dieta estricta cada día de la vida.

Todo es cuestión de encontrar nuestro plan personal de autocuidado, en el que somos protagonistas, nos priorizamos, respetamos y hacemos respetar nuestros ritmos y rutinas. En el que no hacemos nada para demostrar, competir o complacer a otros. Lo hacemos desde la convicción de cuidar el único cuerpo que tendremos, que, además, es el vehículo de conexión con el entorno y los demás.

No retrases más este momento; no te quedes horas viendo en las redes sociales cómo lo hacen los demás, sintiéndote aún peor cada día. Y mientras recorres este camino, comienza por crear pequeños rituales que te hagan sentir muy bien contigo mismo, que se conviertan en momentos y espacios imprescindibles que defiendas por encima de todo y de todos.

Reemplaza retos por rituales

Los rituales son fundamentales en mi vida, y el de la mañana es casi sagrado. Un ritual es una secuencia de acciones realizadas de manera consciente, intencional y repetitiva, con el propósito de generar un estado mental, emocional o físico favorable. Los rituales funcionan como anclajes psicológicos que facilitan la transición hacia nuevas conductas, reforzando la consistencia y la motivación para sostener buenos hábitos. Cuando los practicamos de forma repetitiva, siempre lo mismo, a la misma hora, intentando no saltarse ningún día, nuestro cerebro vincula cada señal con un estado interno particular y esta asociación positiva nos motiva para continuar, la conectamos con el bienestar y, cuando comenzamos a disfrutarla, nos genera dopamina de la buena, la que nos provoca placer con acciones saludables y nos hace esperar ansiosos el momento de poderlo realizar de nuevo. Este es el truco para cambiar hábitos: utilizar la dopamina a nuestro favor; realmente la producimos para eso, no para engancharnos a lo que nos daña, sino para movernos a buscar lo que nos hace sobrevivir con salud. Te doy un ejemplo de ritual, ¿te animas a crear el tuyo?

HAZ ESTO:

✔ Despierta con un sonido de alarma que imite la naturaleza o el canto de los pájaros. O mejor, con un despertador circadiano que imita la luz del amanecer. No mires el móvil cuando te despiertes.

✔ Levántate y ve directo al baño, después de orinar, lávate las manos y la cara con agua muy fría.

✔ Ve de inmediato a buscar la luz del amanecer con un vaso de agua templada con limón y una pizca de sal. Si es posible, descalzo, pisa la tierra, césped o cerámica, cualquier superficie excepto plástico o parqué te hará conectar con la tierra.

✔ Bebe el agua lentamente observando la luz y tomando conciencia de tu cuerpo y tu respiración. Después de cada sorbo, realiza una inspiración profunda y suelta el aire poco a poco por la boca. Bebe otra vez..., y así hasta terminar el vaso. Como mínimo conseguirás hacer 5 respiraciones.

✔ Deja el vaso y comienza a estirar el cuerpo. Respira y sube los brazos, exhala bajándolos intentando tocar tus pies. Realiza 10 respiraciones. Y ya está.

Notarás que después tienes ganas de hacer de vientre. Luego, toma una ducha de contraste, con frío y calor.

Este ritual es perfecto para comenzar el día. Sincroniza los relojes biológicos, estimula el nervio vago, prepara tu cuerpo para el movimiento y acompaña la subida del cortisol que debes tener a esta hora para la jornada con energía.

Una vez lo tengas integrado en tu vida, comienza a realizar un poco más de actividad física, seguida del estiramiento y las respiraciones. Puedes hacer sentadillas, flexiones en la pared, dominadas, entrenar con mancuernas, bandas elásticas, balón de pilates o hacer abdominales. También puedes saltar un poco sacudiendo todo el cuerpo o dejando caer los hombros cuando exhalas, agitando los dedos de las manos, saltar con una cuerda, salir a caminar o practicar posturas de yoga. Hay muchísimas formas de iniciar el ejercicio y miles de rutinas entre las que elegir. Encuentra la que más te guste y repítela, no importa que hagas lo mismo cada día, no importa que sea corta o que no la hagas completa, lo importante es repetir y repetir. Esto te ayuda a consolidar el hábito, a conectar tu cerebro al placer del movimiento y conseguir que, al despertar, «el cuerpo te pida hacerlo». Da igual que después tengas clase de yoga o que vayas al gimnasio o a jugar al pádel de vez en cuando. Este es tu ritual de autocuidado, respétalo y defiéndelo. Que nadie te robe estos 15 minutos de bienestar. ¡Te los mereces!, y tu mente y cuerpo te lo agradecerán.

Este año cumpliré cincuenta años, y te puedo decir que nunca había estado tan enérgica, tan en forma y con esta sensación de vitalidad, a pesar de que persisten algunos desequilibrios en mi salud y en mi proceso emocional. Comencé a practicar actividad física con más frecuencia desde hace solo tres años. No dejo de sorprenderme con lo que puedo conseguir con mi cuerpo cuando soy constante con los entrenamientos. Solo entreno dos veces por semana cuarenta y cinco minutos de fuerza, pero repito la rutina de la mañana que mencioné antes todas las veces que puedo, y he ido añadiendo ejercicios con mancuernas, bandas elásticas y otros para ganar equilibrio, estabilidad y fuerza.

Mi motivación es envejecer fuerte y capaz. Tengo una niña de diez años; aún tenemos mucho por delante, no quiero envejecer débil, enferma, sin energía, y me gusta transmitirle que podemos estar activas, sanas y jóvenes durante muchos más años de lo que se piensa. Que ella entrene conmigo, tomemos el desayuno al sol, me pregunte por las vitaminas y la microbiota es un regalo y un motor para mí. Creo que es fundamental hacer las rutinas de autocuidado con intención, visualizando un cuerpo sano, joven y que envejece con músculo y fuerza. Busca tu motor, encuentra esa imagen de la persona que quieres ser y comienza a serlo desde hoy. Da igual que no hagas todo bien. No importa si comienzas por comer mejor, por dormir más o por moverte. Si mañana mismo vas caminando al trabajo tomando el sol, ya será un gran paso. Deja de creer que no es suficiente; tu cuerpo y tu cerebro solo esperan las señales correctas para poner en marcha la artillería de protección. No desaproveches este superpoder.

En realidad, nada de lo que te cuento me supone un esfuerzo. Mi rutina de la mañana está totalmente integrada en mi vida, y levantarme mientras los demás duermen me regala un silencio precioso al despertar, un momento sagrado para mí que no me cuesta dinero, no me toma más tiempo de lo normal y cada día me hace sentir mejor. Pero, en situaciones de alto nivel de estrés, también me olvido de todo y siento que necesito programar mejor el entrenamiento o simplemente dejarme llevar en una clase dirigida, o algo aún mejor y que me funciona más, busco la forma de bailar, ya sea en casa o yendo a un concierto o una sala donde pueda moverme al ritmo de la música que me gusta. Es una absoluta terapia para mí que lo encierra todo: diversión, introspección, relajación, ejercicio físico, endorfinas e interacción social.

Antes te explicaba mis problemas con el ejercicio en mi época universitaria. Pero no te conté que hubo algo que me rescató y que me quedé para siempre, y esto fue el baile. La música es mi terapia diaria y cuando añado el baile, tiene lugar en mí una explosión de bienestar físico y mental. Siento auténtica pasión por la salsa y los ritmos africanos. Si comienzan a sonar cerca de mí, no puedo evitar moverme de manera intuitiva y espontánea, muy desde dentro, muy conectada con mi raíz, muy en mi centro. Así que desde muy joven comencé a bailar como una forma de terapia de movimiento sistémico que, además, tenía en mí un gran efecto terapéutico. He investigado sobre los beneficios de la música y el baile, y específicamente sobre la salsa se dicen cosas maravillosas.

Bailar es ejercicio, medicina para el cuerpo, la mente y el alma

Bailar tiene múltiples beneficios para la salud física, mental, cognitiva y social. No es solo un modo de moverse al ritmo de la música, es una herramienta poderosa para regular el estrés, fortalecer el cuerpo, mantener el cerebro activo y nutrir nuestras relaciones. Al bailar, el cuerpo se activa y se expresa, la mente se desprende del control y podemos sentirnos presentes en el cuerpo. Diversos estudios han demostrado que el baile puede reducir los niveles de estrés, mejorar la función cognitiva en adultos mayores, y aumentar la satisfacción con la vida y el bienestar emocional.

A nivel físico, bailar mejora la movilidad, el equilibrio, la resistencia cardiovascular y la fuerza muscular. Incluso en personas con trastornos neurológicos o del desarrollo, como el espectro autista o la esclerosis múltiple, el baile ha mostrado mejoras significativas en la coordinación, la conciencia corporal y la interacción social.

Además de sus efectos fisiológicos, bailar favorece la conexión con los demás. Ya sea en una clase, en una fiesta o simplemente compartiendo un movimiento, crea espacios de encuentro, empatía y pertenencia, algo muy importante para regular el estrés en sociedad. En un mundo donde la soledad y el estrés crónico son cada vez más comunes, bailar es una manera de volver a la tribu, al cuerpo, a la unidad.

Entre todos los estilos, la salsa destaca por su capacidad de integrar lo físico, lo emocional y lo social. No solo es un excelente ejercicio cardiovascular que mejora el equilibrio, la fuerza y la movilidad, sino que también eleva el estado de ánimo, reduce el estrés y promueve una sensación de vitalidad, sensualidad y empoderamiento. Bailar salsa nos ayuda a liberar tensión y a expresar nuestras emociones a través del movimiento mientras despierta la creatividad y la libertad de ser. Es una forma de meditación donde cada paso conecta con el presente y, a la vez, con los ancestros. Se puede bailar solo, en pareja, en grupo o en comunidad, generando lazos, complicidades y un sentido de pertenencia que va más allá de lo físico. Nos recuerda que no estamos solos, que podemos compartir, cooperar y disfrutar juntos. En muchas personas, la salsa es un hábito saludable, pero también un camino de transformación personal y florecimiento. Porque cuando el cuerpo se siente libre y en confianza, se crea esa sensación de seguridad que necesitamos para reducir el cortisol.

Como ya he dicho, mi baile es la salsa y los ritmos nativos africanos, también el jazz latino y el son cubano; pero baila lo que tú quieras, lo que conecte contigo, lo que te haga sonreír, recordar y honrar tu raíz. Bailar es un camino apasionante y de disfrute hacia la práctica de la actividad física. Escuchar música ya tiene un efecto relajante, pero si, además, te mueves, los efectos se potencian. Cuando bailas no te das cuenta del tiempo, no puedes pensar, solo disfrutas y, sin notarlo, enseguida, ya has hecho los minutos de ejercicio que necesitas cada día. ¿Por qué no añadir un baile a la rutina de la mañana? Poner tu canción favorita al amanecer puede ser parte de un ritual precioso para iniciar la jornada.

Al compartir mi experiencia solo pretendo que veas que un buen plan de movimiento puede ser simple y gratuito. No tengo la suerte de vivir en un medio natural ni de poder salir al campo con frecuencia. Si tú puedes hacerlo, no desaproveches este privilegio porque respirar aire puro y los aceites esenciales que desprenden las plantas mientras te mueves es un verdadero regalo para tu mente y tu cuerpo. De hecho, a esta práctica se la conoce científicamente como «baños de bosque» o *shinrin-yoku*, un concepto que se originó en Japón a principios de la década de 1980. En un contexto de crecimiento de las ciudades, acompañado de un aumento del estrés en las zonas urbanas, las autoridades japonesas promovieron esta práctica para reconectar a las personas con la naturaleza y mejorar su salud física y mental. Con el tiempo, esta experiencia sensorial se fue difundiendo y ha sido estudiada ampliamente por sus efectos beneficiosos, como la reducción del cortisol, la mejora del estado de ánimo y la disminución de la presión arterial.

Beneficios de los baños de bosque

Un baño de bosque o *shinrin-yoku* consiste en hacer una inmersión en un entorno natural, especialmente en un bosque, con el objetivo de mejorar el bienestar físico y mental. No se trata solo de caminar, sino de una experiencia sensorial que implica respirar profundamente, observar los colores, escuchar los sonidos y sentir la naturaleza. Seguro que has hecho muchos baños de bosque sin ser consciente de los beneficios que ofrecen y que han sido estudiados en diferentes estudios. Cuando respiramos en medio de la naturaleza, no solo inspiramos oxígeno, sino también compuestos naturales como los aceites esenciales que liberan las plantas. Estas sustancias volátiles que a veces desprenden aromas que llegamos a percibir tienen propiedades antibacterianas, antiinflamatorias y relajantes que fortalecen el sistema inmunitario y reducen los niveles de estrés. Algunos de sus beneficios son la mejora del estado de ánimo, la reducción de la presión arterial y el fortalecimiento del sistema inmunitario. Varias investigaciones han demostrado que los baños de bosque:

• Reducen significativamente los niveles de cortisol, en comparación con personas expuestas a entornos urbanos.

• Disminuyen la ansiedad, la depresión, la ira y la fatiga, mientras que aumentan la energía y el vigor.

• Favorecen la relajación y el bienestar físico al reducir la presión arterial sistólica y diastólica.

• Son efectivos para reducir la ansiedad, especialmente en adolescentes y estudiantes universitarios.

• Generan una sensación de paz, felicidad y relajación, contribuyendo a una mejora del bienestar mental.

Para quienes no podemos tener este contacto con un entorno natural con frecuencia, también podemos «traer el bosque a casa». No hace falta tener un gran jardín; tener unas cuantas plantas en casa y unas hierbas aromáticas en la cocina, usar aceites esenciales en difusor, practicar la jardinería, el *grounding* (caminar descalzos sobre la hierba o la arena de la playa) son hábitos igualmente beneficiosos.

En fin, que lo importante es moverse de manera frecuente, evitar largos periodos de inactividad y encontrar actividades que se disfruten para mantener la constancia. Bailar, correr, practicar yoga, artes marciales o simplemente caminar, todo vale en cuestión de ejercicio físico, aunque la intensidad de la actividad física deberá variar según el grado de estrés que tengas. Asimismo, cada persona deberá valorar las posibles contraindicaciones de cada ejercicio en función de su propia condición física.

Posibles contraindicaciones del ejercicio

El ejercicio físico, a pesar de ser tan beneficioso, no está exento de límites o ajustes según las circunstancias individuales y presenta contraindicaciones en ciertas situaciones. Por ejemplo, en pacientes con el síndrome de sensibilidad central, el ejercicio intenso puede provocar crisis asmáticas o exacerbar síntomas como el dolor y la fatiga. Además, factores como el estrés, la inflamación y la sensibilización inmunológica pueden provocar que la persona que realice ejercicio experimente efectos adversos.

No existen contraindicaciones absolutas para todo el mundo, pero sí situaciones donde se requiere precaución. El ejercicio actúa como un estresor físico y mental, por lo que, en personas con altos niveles de estrés o condiciones médicas crónicas, su práctica debe ser adaptada y supervisada. Además, el ejercicio excesivo puede generar efectos negativos, como sobreentrenamiento, mayor estrés y alteraciones en el estado de ánimo.

La personalización y el acompañamiento profesional son fundamentales para asegurar una práctica segura, placentera y alineada con las necesidades del cuerpo y la mente. Es importante que las personas con condiciones médicas específicas consulten a un profesional de la salud antes de comenzar un programa de ejercicio, para asegurarse de que sea seguro y adecuado para su caso particular.

Impacto del ejercicio en el cortisol

El ejercicio tiene un efecto directo sobre el cortisol a través de mecanismos neuroendocrinos y celulares. El movimiento físico no solo nos calma en el presente, sino que fortalece nuestras defensas para el futuro disminuyendo los niveles de cortisol y mejorando la capacidad del cuerpo para enfrentarse a situaciones estresantes. La actividad física regula el eje HHA, reduciendo la liberación excesiva de cortisol y mejorando la respuesta del SNS al estrés. Además, favorece la producción de proteínas de choque térmico (un superequipo de reparación interna que el cuerpo activa para protegerse, adaptarse y fortalecerse) que protegen contra futuros estresores, mantienen el equilibrio celular y estimulan la plasticidad neuronal, favoreciendo la memoria, la resiliencia psicológica y la capacidad de adaptación al estrés.

¿Qué te parece si ahora, que acabas de leer esto, te levantas de donde estés y te mueves un poco?

HAZ ESTO:

- ✔ Levántate y camina rápidamente durante 2 o 3 minutos o realiza 20 sentadillas. Cualquier movimiento que rompa la inactividad cuenta.
- ✔ Muévete cada 30-60 minutos, realiza estiramientos o haz pequeños saltitos sacudiendo los brazos, subiendo y bajando los hombros.

✔ Sube las escaleras cada vez que puedas. Los estudios dicen que solo 2 minutos de ejercicio de alta intensidad tienen maravillosos efectos.

✔ Si estás fuera de casa, vuelve andando o baja una parada antes de llegar en autobús o metro.

✔ Prepara una pequeña rutina de 3 minutos para repetir cada 2 horas. Una secuencia de ejercicios o posturas de yoga durante 5 minutos al menos dos veces al día ¡está muy bien!

✔ El entrenamiento de fuerza es clave. Favorece la comunicación músculo-cerebro, mejorando el metabolismo y la salud mental. Lo puedes adaptar y hacer de forma progresiva siguiendo indicaciones de un profesional, pero comienza a conectar con la fuerza y aprovecha cualquier momento para hacerlo. Carga la garrafa de agua, camina con las bolsas de la compra, sube las escaleras con la mochila, y contrae el abdomen al caminar y los glúteos mientras te duchas.

✔ La combinación de ejercicio cardiovascular y entrenamiento de fuerza es ideal y puedes hacerlo en 10 minutos al día: una rutina de fuerza al despertar y, después, varios minientrenamientos de cardio mientras caminas rápido, subes escaleras o das pequeños saltitos sacudiendo el cuerpo y los brazos.

✔ Presta atención a la respiración al realizar cualquier tipo de ejercicio. La respiración controlada potencia los beneficios y reduce el estrés y la ansiedad.

Actividad física y estrés crónico

En situaciones de estrés, se recomienda realizar actividades físicas que ayuden a liberar tensiones y mejorar el estado de ánimo, pero hemos de diferenciar si nos encontramos en estrés agudo o crónico.

Recuerda que el estrés puede ser puntual o haberse alargado en el tiempo, y hallarnos en estrés crónico, que se acompaña de cansancio al despertar, un sistema inmunitario bajo o un sistema digestivo deficiente, no es precisamente el momento ideal para practicar deportes de alta intensidad o para empezar el plan de actividad física con grandes retos que fomenten la competitividad, objetivos muy altos o jornadas extenuantes.

Me encuentro con muchas personas que no han logrado recuperarse del estrés crónico, con niveles de cortisol alterados desde hace mucho tiempo, que practican deportes o realizan entrenamientos intensos, corren maratones o compiten, intentando canalizar ese estrés a través de la actividad física. A simple vista, parece una estrategia lógica, ya que el ejercicio suele asociarse con beneficios para la salud en cualquier contexto. Y así es, siempre te sentirás mejor después de moverte, porque moverte forma parte de tu naturaleza, no es algo que deba costarte trabajo, es inherente a ti, al igual que lo es comer y dormir. Sin embargo, es importante recordar que, cuando el cuerpo ya está sometido a un alto nivel de estrés, la actividad física puede convertirse en un estresor más, agravando el desequilibrio en lugar de aliviarlo.

Cuando no te escuchas, cuando, a pesar de estar agotado, sigues empeñado en que «tienes que lograrlo», con frecuencia escucho frases como:

- «Hacer deporte es lo único que me relaja, aunque termine hecha polvo».

- «No puedo con mi vida, pero entrenar me ayuda a desconectar, lo necesito».

- «Me levanto supercansado, pero al salir del trabajo me

voy a jugar porque, si no, no puedo dormir; así caigo redondo».

- «Entre semana no puedo entrenar, así que cada fin de semana lo doy todo. Pero comienzo el lunes fatal, con dolores y sin energía. Además, me sienta mal la comida».
- «No sé por qué siempre estoy enferma, lo pillo todo y me siento agotada. ¡Si yo como supersano y entreno todos los días!».
- «Llevo meses sin la regla y mi vida no puede ser más sana. Como solo verdura y proteína, y entreno con frecuencia».

Este tipo de hábitos ignoran las señales de tu cuerpo y pueden contribuir a un estado de estrés crónico. Recuerda la teoría del «cerebro egoísta», el cerebro prioriza su propio suministro de energía por encima del resto del cuerpo, especialmente en situaciones de estrés. Si exiges demasiado a tu cuerpo sin permitirle una adecuada recuperación, puedes terminar agotando tus recursos energéticos y alterando tu equilibrio hormonal, inmunológico, metabólico y digestivo.

Esto sucede porque el ejercicio a veces es un factor que eleva los niveles de cortisol, especialmente durante y después de actividades de alta intensidad. Sin embargo, a largo plazo, ayuda a reducir la reactividad del organismo ante otros tipos de estrés. Para entender esta relación, es importante conocer la «hipótesis de adaptación cruzada al estrés», la cual sugiere que el cuerpo responde de manera similar tanto al estrés físico ocasionado por el ejercicio como a los estresores psicológicos, activando el eje HHA. En personas no acostumbradas al ejercicio intenso, esto puede generar aumentos importantes de cortisol. Imagina que tras leer este libro decides ponerle fin a tu sedentarismo y te apuntas a una maratón o te vas directamente a una excursión de alta montaña. En estas condiciones, vas a experimentar un pico de cortisol similar al que tendrías al ver que la grúa se ha llevado tu coche y tienes que ir corriendo a recoger a tu hijo. Y posiblemente después de este ejercicio intenso podrías experimentar inflamación, dolor, bajada de defensas, incluso fiebre o la aparición de un herpes, y además podrías tener problemas para digerir la comida e incluso sufrir un apretón en medio de la montaña que te obligue a hacer de vientre con descomposición.

En cambio, si la actividad física es regular, moderada y sostenible, el cuerpo se adapta y mejora su capacidad para manejar el estrés en general, no solo el estrés físico, disminuyendo la respuesta del cortisol ante situaciones de tensión emocional, mental o social. Este efecto protector se debe a la adaptación del SNS, que regula la respuesta de lucha o huida mediante la liberación de adrenalina y noradrenalina. Cuando el ejercicio es parte de un hábito, el SNS y el eje HHA se vuelven más eficientes y menos reactivos ante estímulos estresantes.

No obstante, para que estas adaptaciones ocurran, se ha observado que la intensidad del ejercicio debe alcanzar al menos entre un 50 y un 60 por ciento del VO$_2$max (valor máximo de oxígeno), que es la capacidad máxima del cuerpo para consumir oxígeno durante el esfuerzo físico y un indicador clave de la condición física.

Si hay estrés, tienes que frenar

El VO$_2$max es un indicador clave del rendimiento aeróbico y la capacidad del cuerpo para utilizar oxígeno durante el ejercicio. Para determinar si estamos trabajando al 50-60 por ciento de nuestro VO₂max, podemos recurrir a distintos métodos, que van desde pruebas de laboratorio especializadas hasta cálculos basados en la frecuencia cardiaca o el uso de monitores de actividad. Sin embargo, la forma más accesible y sencilla es mediante la observación de nuestras propias sensaciones y la capacidad para hablar mientras hacemos ejercicio.

Un método subjetivo y sencillo que puedes usar para calcular si el ejercicio que estás realizando te lleva a consumir un porcentaje correcto de tu VO₂max es observar tu capacidad para hablar mientras lo ejecutas. Por ejemplo:

- 50-60 por ciento del VO₂max → Mientras haces ejercicio puedes hablar con frases completas sin quedarte sin aliento.

- Más del 60 por ciento del VO₂max → Comienza a ser difícil mantener una conversación fluida sin interrupciones para respirar.

- Por encima del 80 por ciento → Solo puedes decir pocas palabras antes de necesitar más aire.

En un estado de estrés crónico, lo recomendable es que no pases de un 50-60 por ciento del VO₂max; de hecho, puedes entrenar o hacer ejercicio de baja intensidad (40-50 por ciento VO₂max), que sería aquel que te permite hablar tranquilamente, como ir andando o en bicicleta y a la vez conversando.

Ejercicio para personas con estrés crónico

Es cierto que la actividad física puede generar un aumento en los niveles de cortisol durante y después del ejercicio, pero si lo convertimos en un hábito que se realiza de forma regular, el cuerpo desarrolla adaptaciones que pueden reducir la respuesta del cortisol ante otros estresores. Así, con el ejercicio no solo entrenamos el cuerpo, sino también el cerebro, para que en situaciones de estrés emocional, psicosocial o mental respondamos mucho mejor.

Según los estudios, las actividades que mejoran la fuerza muscular y la percepción de autoeficacia (creer y sentir que somos capaces de hacer algo difícil) están asociadas con una mayor resistencia al estrés.

Niveles de, al menos, el 50-60 por ciento del VO_2max pueden inducir adaptaciones beneficiosas en el sistema de respuesta al estrés, pero en personas con estrés crónico podría ser más adecuado comenzar con intensidades bajas o moderadas y aumentarlas progresivamente para evitar una sobrecarga del sistema.

No es necesario alcanzar los ciento cincuenta minutos semanales de actividad recomendados para obtener beneficios; incluso niveles menores pueden contribuir a mejorar la salud y reducir la sensación de estrés. La adherencia al ejercicio es un factor fundamental; es decir, es clave encontrar aquella actividad que nos satisface y que podemos sostener a largo plazo porque nos genera gusto y placer. Para ello, se recomienda priorizar actividades pensando en los beneficios emocionales en lugar de enfocarse solo en objetivos de salud física. No pienses en comenzar un plan de actividad física ajeno a tu forma de sentir placer, pues el primer paso es que disfrutes y te relajes, no que consigas músculos y más rendimiento.

También es importante considerar que algunas personas experimentan estrés social asociado a la actividad física, como la preocupación por la imagen corporal o la falta de experiencia, lo que puede generar resistencia a la práctica del ejercicio.

Por ello, las recomendaciones deben adaptarse a las necesidades individuales, combinando la actividad física con estrategias de manejo del estrés, como la atención plena (*mindfulness*) y evitando presiones externas que dificulten su integración en la rutina diaria.

Quizá lo ideal no sea apuntarte de un día para otro al gimnasio y sentirte inseguro allí, en medio de máquinas que no sabes usar o en clases dirigidas muy exigentes que te hagan tirar la toalla. Comienza poco a poco, encontrando un lugar y actividad que te hagan sentir sobre todo seguro, confiado y relajado. Un entrenador personal es una opción para quien se lo pueda permitir, pero yo siempre recomiendo que hagamos una rutina a nuestra medida, en casa, a primera hora, corta, divertida y sin presión. Si después quieres y puedes añadir algo más, ¡será genial! Pero que en la comodidad de tu casa conviertas en ritual una sesión de ejercicio al amanecer es perfecto.

En adultos mayores o personas con movilidad reducida, puede ser más beneficioso enfocarse en reducir el tiempo sedentario e incorporar más actividades ligeras a lo largo del día. La clave para que el ejercicio sea una herramienta efectiva contra el estrés crónico es hallar un equilibrio entre intensidad, disfrute y sostenibilidad, fomentando una práctica progresiva y adaptada a cada persona. Espero que leyendo esto te hayas convencido de comenzar tu plan y que, si eres de los que entrena al máximo, regules un poco la intensidad, pues no conviene estresar demasiado el cuerpo por mucho que lo disfrutes.

HAZ ESTO:

✔ Prioriza actividades que fortalezcan la musculatura y aumenten tu confianza en la propia capacidad física, ya que se ha demostrado que esto mejora la resiliencia al estrés. Además, levantar pesas de forma progresiva y realizar ejercicios de resistencia ayuda a liberar tensiones y mejorar la autoestima.

✔ En momentos de estrés agudo, caminar a ritmo rápido es una forma efectiva de despejar la mente y reducir el estrés acumulado.

✔ Realiza ejercicio aeróbico, pero adapta la intensidad y la frecuencia para evitar que se convierta en un estresor adicional. Es recomendable hacer ejercicio aeróbico de baja intensidad, como caminar entre 5.000 y 10.000 pasos, subir escaleras, pasear en bicicleta o nadar a ritmo moderado; se ha demostrado que estas actividades pueden ayudar a reducir el cortisol y mejorar la respuesta al estrés.

✔ Prioriza el disfrute y la sostenibilidad, de modo que te veas realizando esa actividad cada día sin perder las ganas. No lo enfoques como un esfuerzo para obtener efectos inmediatos en cambios físicos y, mucho menos, cambios en el peso. La idea es que elijas actividades que no generen presión o exigencias excesivas y que permitan una sensación de relajación y bienestar.

✔ Participar en deportes de equipo o actividades al aire libre es una forma divertida de aliviar el estrés y socializar al mismo tiempo.

✔ Evita entrenamientos de alta intensidad al inicio, ya que estos pueden aumentar temporalmente el cortisol y generar fatiga si el cuerpo ya está sometido a un estrés elevado. Mejor comienza o cambia a ejercicios suaves y aumenta la intensidad de forma progresiva a la vez que trabajas en la reducción de otros estresores.

✔ Escucha al cuerpo y ajusta la rutina según las necesidades personales, evitando la sobrecarga y priorizando el descanso cuando sea necesario para permitir una recuperación adecuada. La recuperación es clave, recuerda que el sueño es fundamental para ello. Tras entrenar, tu músculo se recupera mientras duermes.

✔ Si estás muy cansado, no entrenes. En su lugar, realiza una sesión de spa, masaje, estiramientos o solo respiraciones.

✔ No sobrecargues los mismos grupos musculares. Tiene que haber descanso entre entrenamientos de cada zona del cuerpo o no darás tiempo a recuperar, y esto es lo que hace crecer el músculo.

✔ Acompaña tu rutina de ejercicio con una dieta rica en proteínas de calidad, verduras, frutas y carbohidratos saludables.

✔ Comienza con intensidades de ejercicio bajas o moderadas, e increméntalas de forma progresiva, así evitarás una respuesta de estrés excesiva.

✔ Adapta las recomendaciones de ejercicio a las circunstancias individuales, teniendo en cuenta el nivel de estrés, las barreras personales y las preferencias de cada persona.

✔ El yoga presenta grandes beneficios, ayuda a mejorar la flexibilidad y la fuerza, a la vez que promueve la relajación y la reducción de la ansiedad.

Mejores horarios para entrenar

No existe un horario definitivamente «mejor» para entrenar. Lo más importante es adaptar el ejercicio a los ritmos, necesidades y estilo de vida de cada persona, priorizando la regularidad, el disfrute y su impacto positivo en el descanso. Pero teniendo en cuenta las publicaciones y la cronobiología, el momento del día en que realizamos ejercicio puede tener un impacto significativo en nuestros ritmos biológicos, los niveles de cortisol y la calidad del sueño. Aunque movernos durante todo el día forma parte de nuestra naturaleza, un entrenamiento mayor, que produzca un aumento en nuestra frecuencia cardiaca, es mejor realizarlo de acuerdo con los ritmos circadianos.

Hacer ejercicio en la mañana, especialmente antes de las siete o durante la primera mitad del día, favorece la sincronización del ritmo circadiano, estimula la producción nocturna de melatonina y activa el metabolismo, además de mejorar el rendimiento físico y cognitivo. Esta práctica también suele incluir exposición a la luz natural, lo que contribuye a regular los ritmos internos del cuerpo.

Para mejorar el sueño, sobre todo en personas con insomnio o trastornos del estado del ánimo, es recomendable practicar ejercicio aeróbico con regularidad, como caminar, nadar o montar en bicicleta, pues ayuda a estabilizar el eje HHA y reduce la liberación excesiva de cortisol.

Para favorecer un descanso profundo, lo ideal es evitar el ejercicio intenso dos o tres horas antes de irse a la cama. Este tipo de actividad puede activar el sistema nervioso simpático, elevar la temperatura corporal y aumentar temporalmente los niveles de cortisol, interfiriendo con la producción de melatonina y dificultando la conciliación del sueño. Sin embargo, si has entrenado por la tarde o al anochecer, una buena estrategia para facilitar la transición al descanso es tomar una ducha caliente después. El calor provoca una vasodilatación periférica que permite al cuerpo liberar calor y, al salir de la ducha, se produce un descenso natural de la temperatura corporal central, lo cual es una señal biológica que prepara al organismo para dormir.

En un mundo donde es fácil vivir atrapados en la mente, rumiando pensamientos, anticipando problemas, desconectados del cuerpo, alejados del medio natural, moverse se convierte en una forma de volver a habitarse. El ejercicio permite respirar mejor, sentir el cuerpo, enfocar la atención y reducir el ruido mental. Cuidar el cuerpo a través del movimiento es, en el fondo, una manera de cuidar la mente. La actividad física no solo es una herramienta para liberar tensiones, sino también una vía para reconectar con uno mismo, regular el estrés y restaurar el equilibrio entre el cuerpo y el sistema nervioso.

El yoga lo tiene todo y para todos

Una de las propuestas más expandidas en la sociedad moderna para activar y conectar el cuerpo y la mente al mismo tiempo es la práctica del yoga.

El yoga es una práctica ancestral que ha demostrado ofrecer múltiples beneficios para la salud física, mental y emocional, especialmente en contextos de estrés prolongado o enfermedades crónicas como el cáncer. Según diversos estudios, el yoga contribuye a reducir los niveles de estrés y de cortisol, mejorar el bienestar emocional y disminuir la fatiga.

Ejercitar diferentes estilos de yoga, que combinan posturas precisas con atención a la respiración y la alineación corporal, genera mejoras en el funcionamiento físico, en la calidad del sueño y en los niveles diurnos del cortisol. Además, se ha observado que la práctica regular de yoga favorece la autorregulación emocional, reduce la ansiedad y la depresión, fortalece la conexión cuerpo-mente, mejora la conciencia corporal y ofrece una vía efectiva para cultivar la calma a través de la respiración consciente.

Aunque sus posturas pueden no ser adecuadas para todos los cuerpos o edades, su versatilidad permite adaptaciones que lo hacen accesible para muchas personas. Como ocurre con cualquier práctica, su efecto depende de la intención con la que se realiza y de su integración coherente dentro de todos los aspectos de la vida, porque el yoga va más allá de la práctica física (las posturas o asanas). Adoptar el yoga como una forma integral de vivir influye en cómo pensamos, actuamos, sentimos y nos relacionamos con nosotros mismos, con los demás y con el mundo.

Lejos de ser una solución mágica, el yoga puede ser una herramienta poderosa para acompañar procesos terapéuticos, restaurar el equilibrio del sistema nervioso y crear un espacio de presencia y cuidado personal en medio del ritmo acelerado de la vida cotidiana que nos puede ayudar a potenciar otras acciones de autocuidado, ya que genera mucha conexión y compasión con nosotros mismos. Pero no te preocupes si el yoga no es para ti, si te cuesta, te aburre o simplemente no lo disfrutas. Existen muchas maneras de activarnos, y la respiración siempre será tu aliada para conectar con el momento presente, hagas lo que hagas y estés donde estés.

Para terminar, solo quiero insistir en que encuentres tu rutina, la tuya, la que tú disfrutas; esa será la mejor. El ejercicio cuando, se practica con conciencia, con placer, en conexión con el cuerpo y sin caer en extremos, puede ser un magnífico recurso para gestionar el estrés, reducir la ansiedad, elevar la serotonina y la dopamina, proteger la memoria y contribuir a una microbiota más sana y resistente. Entender la importancia de construir y cuidar nuestros músculos es vital. Si tienes sobrepeso u obesidad, olvídate de la grasa y centra tu mente y tus objetivos en los músculos que siguen allí debajo, esperando a ser activados de forma más contundente para ayudarte a desplazar la grasa y a sentirte mejor.

He escrito este capítulo pensando en todas las personas a las que nos ha costado o nos sigue costando encontrar la manera de integrar la actividad física en nuestra vida, debido al estrés en el que hemos vivido, y también a todas las que lo practican exageradamente con el propósito de desconectar pero que viven en el agotamiento. Cada paso que des es sagrado, que nada ni nadie interfiera en tu plan de hacerlo mejor cada día.

TERCERA PARTE

Equilibrando el cortisol

12

Un día en la vida de alguien que se lleva bien con su cortisol

¿Cómo es un día en la vida de alguien que se lleva bien con su cortisol?

No es el día de una persona perfecta, ni de un superhumano que lo hace todo bien. Tampoco el de alguien que no sufre estrés o se ha vuelto indiferente al sufrimiento. Todo lo que hace, desde que se levanta hasta que se acuesta, no es perfecto, ni es ningún privilegiado que no tenga que ir a trabajar. Y mucho menos es una persona que se pone a bailar y a reír sin motivo mientras tiene un montón de problemas sobre la mesa.

El estrés lo vivimos todos, sin excepción. La diferencia radica en cómo lo llevamos o gestionamos, en cómo nos afecta física y emocionalmente, cómo trasciende a nuestras relaciones y cómo se alarga en el tiempo o incluso se instala en nuestra vida, hasta que finalmente lo cambia todo.

Alguien que se lleva bien con el cortisol entiende que esta hormona no es el enemigo, sino una señal, una luz de alarma, una brújula que indica cuándo parar, regular, cuidar y equilibrar todos los componentes de nuestra vida.

Te llevarás bien con el cortisol si identificas sus desencadenantes más importantes y los reorganizas para que ninguno se quede para siempre. No se trata de apagar esa alarma de forma desesperada; está allí para avisarte, no para enfermarte. Pero ahora sabrás identificarlo y tomar las decisiones correctas para que no se instale contigo.

Te llevarás bien con el cortisol cuando dejes de ignorar las señales de tu cuerpo y comiences a tratarlas como mensajes sagrados y no como síntomas que generan daño, ira o frustración. Cuando las escuchas y las atiendes, se disuelven o atenúan; y si son recientes, casi siempre desaparecen con pequeños cambios o soluciones naturales.

Te llevarás bien con el cortisol cuando comiences un plan para salir del estado de alerta constante en el que vives con ayuda de todo lo aprendido y con el apoyo de las personas que te quieren, porque habrás hecho las paces con la vulnerabilidad, con el cansancio, con la necesidad de cuidarte y de dejarte cuidar. Habrás aprendido que no valía la pena ser tan productivo y comenzarás a poner límites en tu entorno para que te dé lo mejor si quiere disfrutar de tu brillo y tu talento.

Y también te llevarás bien con el cortisol si has aprendido a cooperar con tu biología en lugar de luchar contra ella; si eres una persona que ha comprendido que su cuerpo viene perfectamente equipado para responder ante el estrés adecuadamente, no importa la cara que tenga, y comienza a proporcionarle todos los recursos que necesita para hacerlo. Que no ignora su naturaleza y se conecta con su fisiología, entendiendo que el cerebro no es solo un órgano que piensa, sino también un gran consumidor de energía, y que, si le permites este consumo sin medida, lo hará de manera indefinida incluso a expensas del resto del cuerpo, llevándote al agotamiento.

Y dominarás el cortisol cuando comprendas que existen procesos emocionales que no puedes evadir, que están esperando ser resueltos, y mientras no lo hagas, te lo recordarán en forma de pensamientos, comportamientos y sensaciones de inseguridad que te harán estresar sin parar.

Deseo que, leyendo este libro, hayas encontrado explicación a muchos problemas y síntomas que hayas tenido a lo largo de tu vida por culpa del estrés crónico y también a cómo revertirlo generando una serie de señales de: «¡Ey! Todo está bien, ya puedes apagar las alarmas, he entrado en estado de calma».

Para ello, te ofreceré un resumen final utilizando estas señales que activarán tu SNP, ese escuadrón de bomberos contra el cortisol que está allí esperando tu llamada. Pero antes necesito hacer una reflexión. Definir la gestión del estrés y recordarte que no puedes llegar a esta gestión si no sales de lo que yo llamo la zona de riesgo. Vamos por partes.

¿Qué significa realmente gestionar el estrés?

Gestionar el estrés no significa eliminarlo por completo ni vivir en un estado constante de calma irreal. Es absurdo pensar que podemos deshacernos de algo con lo que ha sido imposible la vida, sin lo que no habríamos sobrevivido como especie. Aunque los estresores han cambiado, siguen amenazando nuestra supervivencia: los tóxicos presentes en los productos que usamos a diario, nuevos virus y estrategias políticas para controlarnos, nuevas amenazas tecnológicas, incertidumbre política, injusticia social, precariedad laboral, pérdida de valores, dificultad para conectar y sostener relaciones afectivas, el cambio climático y muchos otros factores que siguen ahí, más otros que vendrán. Lo que no ha cambiado son nuestras capacidades, y aunque nos hayamos desadaptado, aún conservamos la autonomía de elegir relaciones, personas, momentos, alimentos, actividades, rutinas, y creo que hemos de rescatar este poder de elección y potenciar nuestras capacidades para poder no solo sobrevivir, sino vivir con calidad y salud. No quieras elegir y cambiarlo todo, comienza por tus prioridades y teniendo en cuenta tus capacidades.

Gestionar el estrés implica tomar conciencia de cuáles son los estresores que más nos afectan, de cómo nos afectan, reconocer sus múltiples caras y actuar con intención para que no tomen el control de nuestra vida. Supone dejar de relacionar el estrés solo con el trabajo, la sobrecarga o los conflictos, y atender también a aquellos estresores más sutiles y silenciosos, como el perfeccionismo, la autoexigencia, el diálogo interno a veces tan hostil y poco compasivo, la desconexión del cuerpo y del entorno.

Gestionar el estrés es un proceso activo y multifactorial que requiere trabajar tanto en (y con) lo externo como en lo interno, regular nuestra respuesta fisiológica, cuidar nuestros pensamientos, sincronizarnos con los ritmos circadianos, fortalecer la autocompasión, utilizar nuestros superpoderes, como la activación del nervio vago, e iniciar procesos terapéuticos que sanen a fondo nuestras más profundas heridas emocionales para así tomar decisiones que favorezcan el equilibrio de nuestra vida.

Es elegir conscientemente rutinas, personas, palabras, alimentos, acciones, movimientos que calmen nuestro sistema nervioso, en vez de alterarlo más.

Es pasar de vivir en modo supervivencia y estado de alerta a habitar un cuerpo que se siente seguro. Es intentar cada día ir a un ritmo más pausado y consciente aceptando que tenemos que aprender a vivir mejor a pesar de la incertidumbre, el no saber qué va a pasar y el no poder controlarlo todo.

Gestionar el estrés es, en realidad, encontrar la manera de sentirnos seguros. Y para ello a menudo necesitas simplemente hacer esto:

- Permítete estar en silencio, sin hacer nada.
- Siente tu vulnerabilidad o tu agotamiento sin vergüenza y sin culpa.
- Llora si lo necesitas, sin juzgarte y sin dar explicaciones a nadie.
- Conecta con la ternura; también puedes ser suave contigo, no solo con los demás.
- Sé amable contigo, como lo serías con alguien que amas y ves agotado o frustrado.
- Recuerda que no estás solo, y que pedir ayuda también es una forma de amor. Los demás agradecerán que te muestres vulnerable y que les dejes hacer algo.
- No tienes que ser fuerte todo el tiempo, está bien sentirte frágil o sin energía.
- Estar agotado no es algo malo, es la señal de que ha sido demasiado y necesitas parar.
- Cuídate, no desde la exigencia, sino desde el amor y la compasión.

Aunque durante mucho tiempo hayas creído que la única manera de sentirte tranquilo y a salvo era seguir funcionando en piloto automático, con el acelerador pisado a fondo y sin espacio para el descanso...

Aunque hayas desarrollado una resistencia admirable, aunque seas esa persona fuerte, resolutiva, independiente, la que siempre puede con todo, la que sostiene, la que ayuda, la que se siente culpable si no lo hace...

Aunque te hayas acostumbrado a ignorar tus propias

señales, a silenciar lo que sientes y seguir adelante como si nada...

Estás en el camino de cambiarlo todo si, aunque sea por un instante, te das cuenta de que todo eso no lo hacías porque eras fuerte, sino porque no te sentías seguro. Tardé mucho tiempo en aprender esto y espero que tú no tardes tanto en hacerlo. Yo pensé que todo era parte de mi personalidad, creí que hacer y no parar de hacer era lo correcto para sentirme satisfecha con quien yo era y para satisfacer a los demás. Que si no era así, no podía conseguir nada en la vida y tampoco ser aceptada y amada. No supe hasta hace poco que esto no me definía, sino que era reflejo de mis heridas, una forma de expresión de mi estado de estrés crónico. Este comportamiento solo reflejaba estar en modo supervivencia, necesitando encajar y encontrar un lugar donde sentirme a salvo. Pensaba que hacer cosas y complacer a los demás me iba a devolver la tranquilidad, que después de todo ese esfuerzo llegaría la anhelada sensación de ocupar un lugar en el mundo, de conseguir el reconocimiento que nos pone una medalla al valor, un valor que ya tenemos y no vemos. Correr, hacer y dar sin límite para conseguir soltarnos en algún momento con un suspiro y sentir, por fin, que podemos relajarnos, ser nosotros y descansar en la calma. Pero no es así, este comportamiento es solo una trampa del cortisol y si somos capaces de verla, es posible salir de ella y encontrarnos con nuestro verdadero yo.

Comprender que soy suficiente y maravillosa sin hacer nada, solo por el hecho de existir, y ofrecer al mundo mi brillo auténtico sin esfuerzo me ha costado años y sufrimiento. ¿Te sientes preparado para descubrir esta sensación de merecimiento y para iniciar una vida con menos autoexigencia, control y sobreesfuerzo? Lo más probable es que aún no; yo tampoco, sigo trabajando en ello, pero veo el camino. Mientras tanto, es normal que sigamos estos patrones, en el fondo lo hacemos para protegernos y es natural que tengamos esta tendencia, no vamos a cambiarlo de la noche a la mañana y no es bueno que pensemos en hacerlo así.

Pero si llevas tiempo con síntomas, desequilibrios o problemas de salud, lo más probable es que se te hayan acumulado demasiadas urgencias a la vez. Por un lado, necesitas aliviar tus síntomas y recuperar la salud física, especialmente si estás atravesando un desequilibrio importante que pone en riesgo tu bienestar o incluso tu vida. Por otro lado, probablemente también desees calmar tu mente, sentir tranquilidad o poner fin a tu ansiedad.

Cuando el sistema nervioso está alterado y, además, aparecen manifestaciones físicas como dolor, fatiga extrema, síntomas de una enfermedad autoinmune, problemas cardiovasculares, hipertensión, diarreas, dolor abdominal, diverticulitis, ácido úrico elevado, inflamación o depresión, entre otras, es imposible atender todo a la vez. También pueden surgir crisis de migraña, descompensaciones hormonales, picos de glucosa, hipoglucemias, insomnio severo, taquicardias, brotes de enfermedades crónicas como colitis ulcerosa, psoriasis, artritis reumatoide, hipertiroidismo, problemas respiratorios, vértigos, contracturas musculares intensas o trastornos digestivos persistentes. Todos estos signos indican que el cuerpo está desbordado, en lucha por mantener el equilibrio. En estos casos, la prioridad debe ser siempre tu cuerpo. A esto lo llamo salir de la zona de riesgo.

Primero, sal de la zona de riesgo

Olvídate de poner en práctica nada de lo que se dice en este libro sin que antes estés controlado, sin síntomas graves, sin que estés realmente estable. Ahora bien, nada de lo que digo en estas páginas puede hacer daño, todo lo contrario, pero lo que quiero que entiendas es que la prioridad, si estás enfermo, no es reducir el cortisol.

La prioridad es controlar o reducir al máximo los factores que amenazan tu salud o tu vida: la glucosa si eres diabético descompensado, entrar en remisión de un brote autoinmune, estabilizar la presión arterial, controlar el dolor, detener la diarrea, bajar la inflamación, tratar una infección activa, mejorar la oxigenación, ajustar la medicación para la depresión o la ansiedad, prevenir un infarto o evitar una descompensación metabólica... lo que haga falta, hasta que experimentes un mínimo de alivio que te permita avanzar con más claridad y seguridad.

Salir de la zona de riesgo no es solo una metáfora, es el momento en el que el cuerpo está diciendo «hasta aquí» y necesita que le prestes atención de verdad. Aquí no sirven los parches ni la voluntad de aguantar un poco más. O de hacer respiraciones y darse duchas frías a ver si todo se regula. Aquí se necesita una intervención concreta en compañía de tu médico o un profesional de la salud de confianza, según requiera cada caso.

Salir de la zona de riesgo también implica un esfuerzo inicial, mayor de lo habitual. Implica, por ejemplo, hacer una dieta terapéutica estricta durante unas semanas, aunque el estrés crónico haga que te cueste la vida cumplirla. O podría implicar la toma de medicamentos y suplementos necesarios para estabilizar tu sistema, aunque no te guste depender de ellos por un tiempo. Implica descansar más horas de las que estás acostumbrado, aunque al principio te sientas culpable. Implica, en muchos casos, pedir una baja médica, decir que no a ciertas responsabilidades, dejar de sostener a otros y enfocar toda tu energía en lo que más importa ahora: recuperarte y recuperar el control de tu salud. Así que, por favor, analiza en qué momento estás y comienza por donde tienes que hacerlo, si no lo único que harás será retrasar tu recuperación.

Además, no te quiero engañar, quien está en zona de riesgo, aunque reduzca el cortisol y consiga vivir con más calma, no resolverá otros desequilibrios de forma espontánea. A veces nuestro cuerpo necesita mucho más apoyo que solo gestionar el estrés. Por eso un enfoque integrativo de la salud, que tenga en cuenta a la persona en su conjunto, es la mejor opción para recuperar el equilibrio cuerpo-mente.

Ahora que ya he dejado claro qué es para mí la gestión del estrés y la importancia de salir primero de la zona de riesgo, voy a plantearte cinco pasos para revertir los efectos del estrés crónico y comenzar a sentirte mejor:

1. Identifica los estresores importantes de tu vida, los que más afectan a tu día (para ello, consulta la tabla de la página siguiente).

2. Haz una lista de los síntomas, condiciones y problemas que tengas y que creas que tienen relación con el estrés crónico.

3. Selecciona los estresores que puedes reducir, eliminar o mejorar y que están más relacionados con tus problemas de salud.

4. Escribe las estrategias para hacerlo y sus beneficios.

5. Convierte estas estrategias en rutinas o rituales para repetir todos los días.

Estresores	Antídotos o recomendaciones
Estrés emocional: Situaciones emocionales no resueltas, interpretación negativa de eventos.	Identificar las situaciones que alteran el sistema nervioso, establecer límites claros, fomentar la empatía y acudir a terapia si es necesario.
Estrés físico: Alimentación inadecuada, falta de sueño, sedentarismo, sobrecarga física.	Desarrollar hábitos saludables: alimentación equilibrada, descanso adecuado, ejercicio regular y autocuidado integral.
Autoexigencia y perfeccionismo: Necesidad de control, miedo al fracaso, comparaciones.	Practicar la autocompasión, aceptar los errores como aprendizaje y reducir la presión de lograr siempre la perfección.
Estrés laboral: Falta de control, monotonía, plazos ajustados, alta velocidad de trabajo.	Mejorar las condiciones laborales, fomentar la participación de los trabajadores y aprender estrategias de afrontamiento.
Estrés en las relaciones: Interacción con personas que generan malestar o alteran el sistema nervioso.	Establecer límites saludables, proteger el bienestar personal y practicar la empatía sin tolerar comportamientos perjudiciales.
Sobrecarga de información: Exposición constante a contenidos negativos en medios y redes sociales.	Limitar la exposición a información negativa, consumir contenido constructivo y equilibrar el tiempo en medios digitales.
Experiencias adversas en la infancia: Abuso, negligencia o traumas que afectan al manejo del estrés.	Reconocer el impacto de estas experiencias y considerar la terapia para sanar y desarrollar una mayor resiliencia emocional.

Veamos un ejemplo real.

Una vida en la sombra duele y enferma

Eli es artista y da clases de pintura. Desde niña, su vida ha estado marcada por la invisibilidad. Creció en una familia numerosa, con muchos hermanos, en un hogar donde sus padres, absorbidos por sus propios objetivos y con poco margen para atender a tantos hijos, no podían ofrecer tiempo de calidad para cada uno. Así, Eli aprendió muy pronto que no tenía muchas opciones de llamar la atención para ser vista y valorada. Por ello, comenzó a hacer esfuerzos por conseguirlo y se convirtió en la mejor alumna de su clase, de modo que sus notas y comportamiento eran mejores que los de sus hermanos.

Ellos destacaban en deportes y después en los negocios, lo que era motivo de orgullo para sus padres. Ella, más sensible y con intereses muy distintos, fue creciendo en silencio, desarrollándose por su cuenta, a la sombra. Al mismo tiempo, desde pequeña se autoimpuso una exigencia enorme: necesitaba brillar en lo que hacía para sentirse válida, para demostrar que ella también merecía ser vista.

Siempre ha sido una «buena hija», y se ha ocupado más que nadie del cuidado de sus padres, sin quejas, sin pedir nada a cambio. Según ella, no tenía derecho a protestar. Había recibido una educación, todo lo necesario para tener «una vida digna», y sentía que lo justo era devolver un poco de lo recibido. Y así, mientras sostenía a los demás, fue dejando de sostenerse a sí misma. Fue madre de dos hijos y también asumió mucha más responsabilidad en la crianza que su pareja, de quien se separó hace pocos años. Pero, además, era consciente de que necesitaba controlar a sus hijos para sentirse tranquila y esto la tenía aún más desbordada.

Cuando Eli vino a consulta, arrastraba años de síntomas: migrañas frecuentes que condicionaban su vida, aumento de peso, hipertensión antes de los cincuenta años, estreñimiento crónico que solo mejoraba con laxantes, insomnio... y todo había empeorado con la llegada de la menopausia. Se sentía agotada, sin motivación, sin libido y con pocas ganas de hacer cosas nuevas, a pesar de su enorme creatividad. Pero también acudía con la urgencia de poner fin a todo, pues iba a competir en un certamen educativo y necesitaba ganar.

Eli estaba en la zona de riesgo, un cuerpo al límite, un sistema nervioso en alerta desde hace muchos años. La historia de una vida vivida hacia fuera, para los demás. Y por fin, empezaba a preguntarse si habría valido la pena y si se iba a volver a sentir bien alguna vez.

Mis pacientes no siempre me explican todo esto, pero tengo que agradecer el privilegio de poder conectar con el mundo emocional de la mayoría de ellos y así poder acompañarlos de una forma más empática y holística en la toma de decisiones para recuperar su salud. Siempre les recomiendo a muchos terapeutas y terapias diferentes, porque yo no pretendo ser la solución a todos sus problemas, ni mucho menos tratarlos psicológicamente. Mi objetivo es que, mientras hablan, se vayan dando cuenta del sentido que tiene todo cuando conectamos el estrés con los demás síntomas, que sean conscientes de que llevan años arrastrando síntomas que no eran más que señales y ayudarles a crear un hilo invisible que conecte los eventos vitales con cada desequilibrio para que no vean su salud deteriorada como un golpe del destino o de la mala suerte (aunque a veces así sea; no es común, pero puede pasar, y es muy frustrante y doloroso).

¿Qué tal si analizamos cuáles son los estresores más importantes en la vida de Eli? Haciendo una anamnesis muy completa (recopilación de información relevante sobre salud que se hace al inicio de una consulta), encontré que los más evidentes eran los siguientes:

- Heridas emocionales de la infancia aún sin resolver que se siguen manifestando a través de alta autoexigencia, necesidad de control y perfeccionismo extremo.

- Actividad física correcta, pero en horas nocturnas y fines de semana.

- Rutina al despertar: deficiente, muy poca exposición a la luz durante el día.

- Falta de sincronización circadiana.

- Alimentación natural, pero sin suficiente aporte de proteínas ni de carbohidratos saludables. Prisas a la hora de comer asociadas a la presión laboral.

- Relaciones conflictivas en el instituto donde trabaja. Alumnos adolescentes conflictivos y a veces amenazantes.

- Exposición a tóxicos en los materiales de pintura.

- Poca e inadecuada hidratación.

- Factores positivos: buenos hábitos de alimentación y actividad física (aunque no tenga claro lo que necesita), buena actitud y deseo de estar mejor, ya ha iniciado psicoterapia y periódicamente acude a sesiones de acupuntura. No presenta hábitos tóxicos, buen uso del móvil.

Analicemos cómo le afectan a Eli los principales estresores de su vida:

- **Heridas emocionales de la infancia no resueltas.** Mantienen su sistema nervioso en un estado de alerta constante, adoptando una forma de vivir en el control, con alto grado de autoexigencia y responsabilidad hacia los demás, pero desconectada de sí misma y sus necesidades. Esto le ha llevado a vivir en estrés crónico, aumentando la carga inflamatoria, frenando el sistema digestivo, teniendo dificultad para descansar o relajarse, incrementando la tensión cervical y mandibular y la presión arterial, y contribuyendo al insomnio, las migrañas y el agotamiento físico y mental. Además, fruto de este estado de alarma, Eli padece una activación continua del eje HHA y de su SNS, y esto hace que se rompa el equilibrio, no solo de sus niveles de cortisol y catecolaminas, sino también de otras hormonas como la insulina y la leptina. Esto favorece la ganancia de peso y la hipertensión, y se alteran los neurotransmisores como la serotonina, lo que va a empeorar el estreñimiento, la ansiedad y la fatiga crónica, y la dopamina, que afectará a la motivación, la creatividad, la libido y las ganas de hacer cosas nuevas.

- **Actividad física adecuada, pero realizada por la noche o en fines de semana.** El ejercicio a última hora estimula el SNS justo antes de dormir, interfiriendo en la calidad del sueño y dificultando la recuperación nocturna. Además, aumenta el riesgo de insomnio y empeora la fatiga. Un nivel inadecuado de hidratación intensifica estos efectos.

- **Rutina al despertar deficiente y muy poca exposición a la luz natural.** Afecta directamente a la respuesta de cortisol al despertar (CAR), lo que genera cansancio a primera hora e interfiere en la producción de melatonina nocturna, desregulando el ritmo circadiano. Esto agrava el insomnio, disminuye la energía y la motivación durante el día y favorece la ganancia de peso.

- **Falta de sincronización circadiana (desfase entre lo que su cuerpo necesita y cómo organiza su día).** Impacta negativamente en el metabolismo, la digestión, la regulación hormonal y el estado de ánimo. Contribuye a la ganancia de peso, al estreñimiento y a la falta de vitalidad. Además, esta desincronización altera aún más el eje HHA, lo que da lugar al círculo vicioso del cortisol.

- **Alimentación natural pero insuficiente en proteínas y carbohidratos saludables.** Eli aporta alimentos con nutrientes de calidad, tiene una buena conciencia alimentaria, pero no cubre las necesidades básicas para aportar aminoácidos, vitaminas del complejo B, zinc, magnesio y ácidos grasos que le ayuden a equilibrar el azúcar en sangre, reparar tejidos o sostener la producción de neurotransmisores. Esto influye en su estado de ánimo, aumenta la ansiedad, reduce la energía y contribuye al insomnio y al estreñimiento. Asimismo, el poco tiempo para comer y masticar correctamente influye en su digestión, genera estrés digestivo, favorece el estreñimiento y contribuye a desequilibrios del eje intestino-cerebro, afectando también a su estado emocional. La sensación de no poder «ni comer tranquila» empeora las relaciones laborales y su sensación de irritabilidad en sus clases.

- **Relaciones conflictivas en el entorno laboral (instituto).** Generan estrés social y emocional constante, elevan los niveles de cortisol y dificultan la sensación de seguridad y pertenencia. Potencian los síntomas de ansiedad, la tensión arterial y la fatiga mental.

- **Exposición crónica a tóxicos en materiales de pintura.** Aumenta la carga tóxica corporal, sobrecargando el hígado y el sistema nervioso central. Puede contribuir a las migrañas, el insomnio, la inflamación sistémica y los cambios de humor.

- **Baja ingesta de agua (poca hidratación).** Afecta a la función intestinal (estreñimiento), la concentración y la presión arterial; también puede empeorar la fatiga y los dolores de cabeza.

Por otro lado, estos son los factores protectores de sus hábitos:

- Buenos hábitos de alimentación y ejercicio (aunque mal distribuidos o desajustados). Presenta una base óptima para construir un plan más personalizado y adaptado a sus ritmos biológicos.

- Actitud proactiva y deseo genuino de estar mejor. Alta motivación para el cambio, lo que facilita la adherencia al tratamiento.

- Psicoterapia iniciada y sesiones periódicas de acupuntura. Apoyos terapéuticos que pueden favorecer la regulación emocional, el alivio del dolor, el sueño y el equilibrio del sistema nervioso.

- No tiene hábitos tóxicos que empeoren su estado de salud o que le impidan iniciar un plan de cambio. El buen uso del móvil ayuda a mejorar la sincronización circadiana.

Ahora, haremos una rutina para Eli teniendo en cuenta todo esto. Pero antes le ayudaremos a salir de su zona de riesgo.

Como expliqué antes, lo más prioritario es ayudar a Eli a alejarse de los riesgos más importantes para su salud, como son la presión arterial alta, sus problemas digestivos y el cansancio extremo. Para ello, focalizo en un tratamiento para el estreñimiento después de analizar sus causas, con un aporte de nutrientes indispensables para apoyar una presión arterial saludable, un equilibrio nervioso y adaptógenos para comenzar a regular sus niveles de cortisol. No hace falta que profundice en cómo lo hemos hecho, pero quiero que sepas que la nutrición y la medicina integrativa o la psiconeuroinmunología pueden ayudarte a salir de la zona de riesgo de una forma respetuosa con tu fisiología y es compatible con cualquier tratamiento médico o terapia que estés realizando. Es importante recuperar funciones básicas a través del aporte de nutrientes y regularizar la función digestiva para que luego los cambios nutricionales y otros hábitos tengan aún mayor impacto positivo en tu salud.

Una vez Eli comience a eliminar mejor las toxinas de su cuerpo (por el hecho de hacer de vientre) y a sentir un sistema nervioso más equilibrado y con un poco más de energía, podrá llevar a cabo el plan de control de estresores que veremos a continuación.

La rutina terapéutica integral y personalizada para Eli está estructurada desde el despertar hasta la noche, e incluye hábitos para:

- Respetar los ritmos circadianos.

- Regular el sistema nervioso (a través del nervio vago).

- Mejorar la digestión y la evacuación.

- Optimizar la hidratación y las comidas.

- Aprovechar el ejercicio sin empeorar el insomnio.

- Implementar estrategias emocionales sostenibles.

MAÑANA (7.00-10.00 horas, aproximadamente)
Nada más despertar (de forma ideal, entre las 7.00
y las 8.00 horas):

✔ Cambiar la alarma del móvil por un sonido suave y levantarse 15 minutos antes de lo normal, calculando que duerma ciclos completos de 90 minutos.

✔ Lavarse la cara con agua fría. No forzar evacuación.

✔ Abrir ventanas, salir a la luz natural o balcón durante 5-10 minutos.

✔ Respiración nasal lenta, 5 ciclos conscientes (inhalar en 4 segundos, exhalar en 6 segundos), activar el nervio vago. Pisar descalza y exponerse a la temperatura del ambiente exterior hasta sentir deseos de hacer de vientre.

✔ Beber un vaso grande de agua tibia con un poco de sal marina y/o limón (estimula el tránsito y la rehidratación celular).

✔ Darse una ducha con agua caliente y fría. Cantar o hacer gárgaras durante la ducha.

Desayuno (antes de las 9.00 horas):

✔ Alto en proteína (huevo, yogur griego natural, batido vegetal con proteína en polvo, salmón, sardinas, atún, caldo de huesos) + carbohidratos complejos (pan de masa madre integral, avena, boniato o patata, fruta entera).

✔ Añadir una cucharada de AOVE, frutos secos o aguacate.

✔ Café de tueste natural.

Activación suave antes de sentarse a trabajar (idealmente, antes de las 10.00 horas):

✔ Pasear al aire libre durante 20-30 minutos, ir andando o en bicicleta al trabajo, bajar una o varias paradas antes del transporte público o realizar antes de salir de casa una rutina de estiramientos con un extra de fuerza o una rutina corta de yoga.

✔ Hacer inhalaciones profundas con exhalaciones lentas cada vez que se enfrente a situaciones estresantes o conflictos.

MEDIODÍA (13.30-15.00 horas)
Comida:

✔ Preparar platos nutritivos con aporte de nutrientes clave.

✔ Alto en proteína de calidad (preferiblemente pescados, aves de corral o huevos) + verduras cocidas + carbohidratos saludables (patata, boniato, chirivía, arroz integral, quinoa) + grasas saludables. Aliñar con AOVE y sal de hierbas o sal baja en sodio con cúrcuma + pimienta.

✔ Ajustar las cantidades y preparaciones al tiempo que tiene para comer, dando margen a una masticación óptima.

Pausa digestiva (20-30 minutos):

✔ Respiración lenta o escuchar música suave.

✔ Si tiene conflictos en el trabajo, aprovechar este momento para plasmar por escrito sus emociones o aquello en lo que necesita poner límites.

✔ Practicar «coherencia cardiaca»: respirar 6 veces por minuto durante 5 minutos (ideal con app o metrónomo de respiración).

Hidratación:

✔ Beber agua de calidad de mineralización normal entre horas y evitar beber con las comidas.

✔ Incorporar caldos vegetales en los menús.

TARDE (17.00-19.00 horas)
Rutina de ejercicio (evitar después de las 19.00 horas):

✔ 2-3 veces/semana: ejercicio moderado por la tarde temprano (17.00-18.00 horas).

✔ Opciones: caminar con ritmo, yoga dinámico, bicicleta suave, pilates o natación.

✔ Si se entrena más tarde, evitar alta intensidad.

✔ Terminar la sesión con una sauna seguida de zambullida facial en agua fría o compresa fría en la nuca durante 1-2 minutos.

✔ Finalmente, ducha de contraste acabando con agua templada.

✔ Infusión relajante de melisa.

NOCHE (20.00-22.30 horas)
Cena (ligera, 2-3 horas antes de dormir):

✔ Verdura cocida, crema suave o caldo + proteína fácil de digerir (huevo, pescado blanco, tofu, pavo + patata).

✔ Evitar ensaladas crudas, picantes, azúcares y pan.

✔ Se puede acabar la cena con kéfir con arándanos y nueces o con kiwi, ambos alimentos con triptófano que ayudan a conciliar el sueño.

Rutina de cierre (desde las 21.30 horas):

✔ Apagar pantallas.

✔ Mantener luz cálida en casa.

✔ Apuntar en una libreta (fuera de la habitación, en el escritorio o rincón de trabajo) todas las preocupaciones, compromisos, dificultades, temas por resolver y tareas del día siguiente.

✔ Lectura ligera, *journaling* o audios de meditación.

✔ Diario de gratitud: apuntar en una libreta los agradecimientos de cada día.

✔ Respiración con la técnica 4-7-8 antes de dormir.

COMPLEMENTOS TERAPÉUTICOS SEMANALES

✔ Psicoterapia: abordar la raíz de la autoexigencia, la culpa y el rol de cuidadora.

✔ Acupuntura: mantener 1-2 veces al mes para aliviar la tensión y mejorar el sueño, la tensión cervical, la digestión y la energía.

✔ Momentos de autocuidado real: 1 vez por semana, bloquear 2 horas para hacer algo en lo que se disfrute sin objetivo (pintar solo, estar en la naturaleza, escuchar música, baños de bosque, bañeras con manzanilla o lavanda…).

✔ Pedir ayuda profesional, conciliación laboral o baja mientras se sale de la zona de riesgo: mentoría, hablar con dirección, redefinir tareas.

✔ Pauta de suplementación y otros ajustes en la alimentación para una dieta antiinflamatoria que reduzca el estrés (hablaré más sobre ello en el siguiente capítulo).

Esta pauta es una guía, pero cada persona, en este caso Eli, debe hacerla suya. Tiene que convertir estas estrategias y recomendaciones en las rutinas y rituales que a ella le encajen mejor, más le motiven y con las que más disfrute para que sean sostenibles, manteniendo el sentido de los ritmos circadianos, los principios de la alimentación antiestrés, la estimulación del nervio vago y del SNP, y su proceso psicoterapéutico.

El día ideal de una persona que ha aprendido a regular bien su cortisol no es un día sin estrés, sino uno en el que su sistema nervioso puede responder y recuperarse de forma saludable. Podríamos imaginarlo como el día de Eli, después de haber pasado por un buen tratamiento que le ha permitido salir de su zona de riesgo, recuperar el equilibrio y entender cómo cuidarse.

Es importante recordar que los estresores no desaparecen por arte de magia, y que estados de ansiedad y depresión se deben tratar como zona de riesgo antes de pretender encontrarte mejor con este tipo de rutinas. Hay factores externos que no podemos cambiar fácilmente (el trabajo, el entorno, la familia, la incertidumbre) y, por eso, pretender controlar todo solo añade más presión.

Una persona que se lleva bien con su cortisol no intenta tener un día perfecto, sino un día más amable con su cuerpo y su mente; se permite sentir sin juzgar ni hablarse mal, hacer pausas, ajustar horarios, reducir su rendimiento sin sentir que vale menos o que está fallando, y parar totalmente cuando percibe que se está desconectando de nuevo de sí misma, ignorando las alarmas y señales que le avisan de que el cortisol, nuevamente, intenta cambiarlo todo.

13
Alimentación inteligente que desinflama y relaja

El estrés crónico no solo impacta negativamente en nuestras emociones, sino también en nuestros hábitos de vida. La alimentación es uno de los factores más relevantes para tener una buena salud y longevidad, pero a veces nos cuesta mucho cuidarnos, tomar buenas decisiones, elegir bien, organizarnos correctamente y sobre todo priorizarnos. El entorno no nos lo pone nada fácil.

Ya sabemos que hay mucho en nuestra contra, pero mientras todo cambia —las dinámicas laborales, las normativas, las leyes, las empresas y el orden mundial (esperemos que así sea)—, tú deberás cambiar o vivirás en el agotamiento a causa de tu estrés y, lo peor, sin poder cuidar de ti mismo: el único objetivo humano.

La otra parte del estrés, la autoexigencia, el querer llegar siempre a todo y a todos para «sentirte tranquilo», es solo parte de un mecanismo de defensa que no te aporta tranquilidad real; al contrario, te hace vivir en estrés crónico. Si llegar a todo te generara la tranquilidad y el control que buscas para «sentirte en calma», disfrutarías, dormirías plácidamente con la satisfacción del deber cumplido, seguirías tus rutinas con constancia y disfrutando (no sufriendo), serías tú el foco y protagonista de tu vida y, desde un lugar muy sano y de conexión contigo, serías un apoyo para los demás sin desgastarte.

Muchas personas que acuden a mí para intentar cambiar sus hábitos o porque quieren organizar su alimentación me dicen que no tienen tiempo de planificar, comprar o cocinar, ni siquiera tienen tiempo para comer. Dime si no es triste y antinatural. ¿Cómo se soluciona esto? Es como querer iniciar un plan de actividad física y decir: «No tengo tiempo, no tengo ganas, no tengo ropa adecuada y tengo lesiones en todo el cuerpo». Al principio se requiere una intención verdadera, la de abrir un espacio en tu vida para el autocuidado.

Vivir siempre en función de los demás es agotador para la mente, el alma y el cuerpo, así que si estás así no puedes seguir una alimentación saludable como una forma de vida, solo lo harás también desde la autoexigencia, y por eso no es sostenible. Harás dietas estrictas, te apuntarás a retos extremos, cambiarás radicalmente algunos hábitos durante un tiempo y acabarás frustrado y desesperado, volviendo una y otra vez al patrón anterior, y peor aún si lo haces solo con la intención de perder peso, que es lo más común.

Cambiemos el enfoque

La mayoría de las personas que vienen a consulta con el propósito de perder peso buscan una dieta, pero además anhelan encontrarse bien. Me dicen: «Esta vez quiero hacerlo bien». No desean dañar su salud, como ha ocurrido con otras dietas estrictas, y quieren arreglar otros desequilibrios que se han ido acumulando en su organismo: problemas de tiroides, dolor articular o de otro tipo, síntomas digestivos, fatiga, autoinmunidad, síntomas indeseables en la menopausia, etc. Así que no solo tienen en mente quitarse esos kilos que hace ya tiempo intentan perder, sino otras muchas cosas, y aunque a mí me encanta que lo enfoquen de esta manera, porque así es como debe hacerse, siento que resulta muy estresante para ellos querer cumplirlo todo.

Entonces lo primero que sugiero es salir de la zona de riesgo y enfocar la pérdida de peso como un efecto colateral positivo de resolver el estado de inflamación en el que se encuentran. En otras palabras, quien equilibra el cortisol porque comienza un plan antiestrés, reducirá la inflamación y perderá peso.

El cortisol engorda e inflama, ¡así de claro!

Te he explicado cómo el cortisol puede sabotear tu dieta haciendo que comas lo que no necesitas, sino lo que calma tu ansiedad, y en horas que no corresponden. No sientes hambre por la mañana porque te despiertas sin el pico matutino del cortisol que activa el apetito y las hormonas del metabolismo; en cambio, comes por la tarde y por la noche, especialmente carbohidratos azucarados y/o exceso de sal, te despiertas de madrugada, sobre las tres o las cuatro, sin poder dormir más, agotado y sin poder hacer ejercicio. ¡Cómo no vas a ganar peso!

Pero muchas personas creen que, como no desayunan, deberían adelgazar. ¿Entiendes ahora el mecanismo de la ganancia de peso y de cómo el cortisol está saboteándolo todo?

Pero es que, además, el cortisol te hará ganar peso específicamente en la zona del abdomen, porque los adipocitos o células grasas de esta zona tienen más receptores para el cortisol que otras partes del cuerpo. Cuando el cortisol está elevado, favorece el almacenamiento de grasa abdominal, ya que se considera un «depósito seguro» para la energía en tiempos de estrés.

El cerebro entiende y supone que pasarás hambre, ya que te percibe ansioso y corriendo a todas partes, y como es tan listo, se asegura de que tengas una buena reserva de energía en forma de grasa en la barriga por si acaso toca disponer de ella. Además, el cortisol alto activa la lipogénesis, que es un mecanismo que transforma el exceso de azúcar en grasa, y esta grasa se almacena principalmente en el abdomen y alrededor de los órganos, lo que llamamos la grasa visceral, que tiene relación con el hígado graso y que prácticamente es el inicio de muchas enfermedades y aumenta el riesgo de infarto.

Las personas que tienen más grasa en el abdomen desarrollan inflamación de bajo grado y resistencia a la insulina. Por eso se refuerza el hábito de comer más carbohidratos en horas de la tarde y la noche, pero no carbohidratos saludables, sino productos procesados, exceso de pan, pasta o preparaciones con harinas refinadas, o cuando lo intentan «hacer mejor», comen fruta en exceso, buscan el dulce en la ensalada añadiendo uvas pasas o frutas enteras, cenan yogur con fruta o beben batidos y *smoothies*, y añaden miel a todo lo que toman, en lo que creen que son hábitos saludables. Además, necesitan acabar las comidas con dulce. Lo cierto es que el exceso de fructosa en la dieta a veces es la principal responsable del hígado graso, así que vigila. Con esto no quiero decir que la fruta sea mala, lo que pasa es que muchas personas se refugian en el exceso de fruta, dátiles, frutas deshidratadas o miel cuando intentan dejar el azúcar, y por eso no pueden reducir la grasa abdominal. Y qué decir de la fructosa, que está en todos los refrescos y productos procesados con jarabe o sirope de maíz; estos son los verdaderos responsables del hígado graso junto a las bebidas alcohólicas.

Por este motivo, como nutricionista no soy partidaria de las recetas *healthy* que reemplazan el azúcar por un montón de dátiles, ni de los zumos verdes que solo tienen cuatro hojas de espinacas y lo demás es fruta. Para mí, estos hábitos solo perpetúan el problema, alimentan la adicción al dulce, siguen promoviendo el circuito de la dopamina inmediata, y esto no es lo que buscamos. No obstante, recuerda que una restricción extrema puede tener consecuencias; más adelante profundizaré en cómo adaptar tu dieta en tiempos de estrés y cómo vencer la adicción al azúcar.

El cortisol te hace perder músculo

El estrés crónico nos roba el músculo porque coge las proteínas musculares para convertirlas en azúcar y esto reduce lo que más nos cuesta ganar: la masa muscular. Los músculos son órganos que aceleran el metabolismo y, por lo tanto, nos ayudan a quemar grasas. Pero, en presencia de cortisol, se vienen abajo, se vuelven lentos y se debilitan, así que facilitan aún más el aumento de grasa. Nos interesa tener más músculo y protegerlo para perder peso, para proteger la memoria y el corazón, pero muchas personas siguen intentando perder grasa haciendo dieta estricta y corriendo en la cinta, y esto lo único que hace es estresar más el cuerpo y no da ningún resultado. Lo que funciona es reducir el cortisol, entrenar la fuerza, eliminar el azúcar e ingerir más proteínas, todo teniendo en cuenta la cronobiología (ritmos circadianos) y cuidando el sueño como lo más sagrado.

«Si perdiera peso me sentiría mejor»

He observado que las personas se plantean hacer dietas estrictas justo cuando están atrapadas en los momentos más difíciles.

Suelen decirme cosas como: «Si pierdo un poco de peso, me sentiré bien, me animaré y eso me ayudará a comer mejor».

Y aunque soy consciente de que la imagen corporal es un constructor de autoestima, llevar una dieta estricta en medio de un desequilibrio emocional y nervioso, con niveles elevados de cortisol y otros desequilibrios añadidos, es una trampa de la que puede que salgas con uno o dos kilos menos, pero también frustrado y ansioso por volver a comer como antes.

Me cuesta mucho hacerles entender que el peso es solo el resultado de otros desequilibrios, y que se debe comenzar la casa por los cimientos y no por el tejado. ¡Crear una buena estructura mental y orgánica ayuda a perder peso y a recuperar la salud entera!

Así que no te culpes más, no sigas dudando de lo que sabes, tampoco culpes a los alimentos naturales, los huevos, la fruta, los frutos secos, las aceitunas y todos aquellos que has creído que engordan porque así han querido que lo creas.

De momento, solo preocúpate por reconocer que el foco está en la regulación del sistema nervioso, la prioridad es salir del estado de alerta. Reflexiona sobre los motivos de tu estrés, sobre los estresores modificables en los que puedes comenzar a trabajar, y a ser consciente de que la razón de este estado de alerta es justamente lo que te impide perder peso o comer mejor; las restricciones y los retos son los enemigos de los hábitos saludables, y la solución nunca será una dieta estricta, y querer comer perfecto tampoco.

Lo primero que debes hacer es eliminar de tu dieta todo lo que sobra, lo que no es indispensable, lo que estresa tu cuerpo, tu cerebro y tu metabolismo: el azúcar, las harinas refinadas, las frituras, los productos procesados a base de leche, trigo, maíz y azúcar, que son los ingredientes de la mayoría de ellos. Si ya lo has hecho, no te obsesiones más con la comida y sigue trabajando los demás hábitos; seguro que puedes enfocarte, por ejemplo, en activar el nervio vago varias veces al día con gestos sencillos y rápidos, poner el foco en tu respiración o en respetar cada día más los ritmos circadianos, e incluso en consumir menos información y relajar un poco la forma en que te cuidas; será un gesto maravilloso que tu cerebro entenderá como la señal para activar el sistema nervioso parasimpático.

Salir de la zona de riesgo

Para conseguir cambiar nuestros hábitos se requiere salir primero de la zona de riesgo; en este caso, el riesgo es el propio estrés crónico. Si no equilibras primero el cortisol, pasará esto con tu alimentación:

• No planificas tus comidas, improvisas todo el tiempo y no cocinas.

• No tienes hambre al despertar, pero, por la tarde y la noche, comes más de la cuenta.

• Comes sin hambre real, solo por ansiedad o cansancio.

• Necesitas azúcar o varios cafés al día para poder funcionar.

• Te cuesta beber agua, pero estás deshidratado, orinas más de lo normal, no tienes sed y al mismo tiempo tienes la boca seca.

• Te saltas comidas o las haces incompletas, y luego te das atracones.

• Comes rápido, sin disfrutar ni masticar bien.

- Sientes culpa después de comer, aunque no hayas comido mucho.

- Tienes antojos constantes, especialmente de dulces o carbohidratos o de alimentos salados.

- Tu digestión es pesada y lenta. No vas bien al baño o tienes diarrea.

- Todo te sienta mal y ya te da igual comer cualquier cosa.

- No registras saciedad, siempre parece que necesitas un poco más.

- Comes para calmar emociones, no por necesidad física.

- Tu alimentación se ha vuelto caótica: o te lo comes todo o no comes nada.

- Sientes que comer saludable es una carga más, no un acto de autocuidado.

- Te castigas con dietas estrictas para compensar excesos.

- Comes muchos carbohidratos en busca de energía, pero no la logras y sigues agotado.

- Te despiertas con mareos, y te mareas después de comer y al levantarte o moverte.

¿Te identificas con esto? Entonces estás intentando alimentarte bien pero en estado de alerta, con el cortisol elevado y otras hormonas alteradas. ¡Así que lo primero es salir de aquí!

Todo el tiempo estoy hablando de crear las señales que necesita tu cerebro para hacer lo correcto. A veces, nuestros hábitos lanzan mensajes contradictorios al cerebro, y en cuanto a alimentación se refiere, esto es muy frecuente.

Fíjate en cuántos de estos patrones sueles repetir y comprende lo que tu cerebro interpreta cuando lo haces:

- **Si comes muy seguido**, el cuerpo pensará que necesitas reservas de energía para más adelante porque estás en peligro. Esto puede aumentar la resistencia a la insulina y dificultar la quema de grasa.

- **Si comes mucho por la noche**, tu cuerpo pensará que es de día, lo que altera el ritmo circadiano y dificulta la producción de melatonina, impidiendo un descanso profundo.

- **Si comes mucho dulce**, el cuerpo intentará arreglarlo aumentando la producción de insulina, pero con el tiempo se volverá resistente, lo que generará más hambre, fatiga y acumulación de grasa abdominal.

- **Si comes muy salado**, tu cuerpo interpretará que necesitas retener líquidos, lo que a veces causa hinchazón, aumento de la presión arterial y estrés sobre los riñones.

- **Si tomas mucho café o estimulantes**, tu cuerpo creerá que necesitas estar alerta todo el tiempo, incrementando la producción de cortisol y adrenalina, lo que perjudica la relajación y el descanso.

- **Si no te hidratas bien**, el cerebro confundirá la sed con hambre, haciendo que comas más de lo necesario, sobre todo carbohidratos rápidos.

- **Si comes muchos ultraprocesados**, el cuerpo recibirá una sobrecarga de estímulos de sabor y gratificación inmediata, alterando el sistema de recompensa y generando más adicción a estos alimentos.

- **Si comes muy poco durante el día y mucho en la cena**, el cuerpo se preparará para almacenar todo como grasa, pues pensará que estás en escasez de alimentos.

- **Si no ingieres suficientes proteínas y grasas saludables**, el cuerpo tendrá dificultades para regular el apetito y la producción de neurotransmisores como la dopamina y la serotonina, lo que puede generar más ansiedad y antojos.

- **Si cenas carbohidratos de mala calidad**, aumentará tu azúcar en sangre y dificultará la liberación de melatonina, haciendo que duermas peor y te despiertes con hambre.

- **Si haces dietas muy restrictivas**, tu cuerpo detectará una posible amenaza de escasez y disminuirá el metabolismo, activando el hambre y el estrés metabólico para evitar que pierdas peso.

Así que primero hay que equilibrar el cortisol y, progresivamente, hacer cambios en la alimentación. Pero estos cambios no se basan en hacer una dieta, sino en eliminar los estresores de la dieta y en cambiar los retos por rutinas y rituales. Solo así se generarán esas señales contundentes que harán que el cerebro comprenda que ya no estás en peligro y que puede reorganizar todo el metabolismo regulando las hormonas a tu favor.

Eliminar los estresores de la dieta

Me equivocaría si en esta sección te hiciera seguir una dieta para ponerla en marcha ahora, sin pasar primero por los pasos que serán la base para que esa dieta sea sostenible. A mis pacientes les pido que se olviden de pegar otro menú en la nevera solo para martirizarse, porque no lo cumplen ni cinco días seguidos. En cambio, paso horas cada día hablando de limpiar la dieta, de hacer boicot a la industria de alimentos fraudulentos, de lo importante que es para nuestro organismo que le hablen en el idioma que conoce: alimentos naturales o lo menos procesados posible. Y es que no se trata de que comas lo que yo digo: «pechuga de pollo, con verduras y patatas», ¿qué misterio tiene esto? Todo esto ya lo sabes y lo haces bien. El problema es que estamos rodeados de productos tóxicos, inflamatorios y adictivos, y nos encontramos agotados y estresados, así que caemos en esta trampa una y otra vez.

¿Cómo salir de esta trampa? Si fuera fácil, nadie tendría problemas de salud. Salir de la zona de riesgo requiere un esfuerzo, pero después la cosa ya fluye sola. ¿Estás dispuesto a hacer este esfuerzo en lugar de gastar tu energía siguiendo una dieta inútil con «lechuga, piña y pechuga»?

El primer gran estresor de la dieta es el azúcar, así que el gran objetivo es erradicarlo de tu vida… pero ¡no de golpe! Si lo haces desde la rigidez, sobre todo en un momento de estrés, solo lograrás que tu cerebro lo desee más, y acabarás cayendo en atracones o en la culpa. Por eso, el proceso debe ser gradual, amable y sostenido.

Tenemos que reentrenar el paladar porque, después de años de consumo excesivo de azúcar, presente en productos que además contienen potenciadores de sabor y otros compuestos adictivos, los sabores naturales nos parecen menos intensos y sabrosos. Es muy triste e indignante, pero esto ha hecho que muchas personas necesiten acompañar un plátano de algo más, que no puedan comer un yogur sin miel o unas fresas sin azúcar. Al principio, obviamente notarás todo más soso, pero pronto vas a reconocer los sabores reales y te vas a sorprender con la dulzura de las frutas. Con el tiempo, te aseguro que ya no podrás añadir azúcar a nada y que no volverás a comprar comida basura. En cambio, disfrutarás de un pastel de cumpleaños, un helado en verano y de un trozo de turrón en Navidad con placer y sin remordimientos.

Para ayudarte en este proceso, te recomiendo reducir gradualmente la cantidad de azúcar y optar por especias como la canela o la vainilla, pues facilitan la recuperación de la percepción de los sabores naturales y disminuyen la dependencia del dulce. Aquí tienes algunas recomendaciones más para empezar a desengancharte del azúcar sin ansiedad.

HAZ ESTO:

✔ Lee las etiquetas de lo que compras: si lleva azúcar, jarabes, siropes, derivados del maíz, glucosa, maltodextrina u otras formas de azúcar, como sacarosa, fructosa, glucosa, dextrosa, maltosa..., evítalo. Te darás cuenta de que prácticamente todo lo que está envasado lleva azúcar.

✔ Deja de comprar postres, galletas, bollería y cereales «con fibra» o *fit*; en realidad están llenos de azúcar disfrazado.

✔ Cambia los productos dulces por alimentos reales con sabor dulce: frutas, dátiles, yogur natural con canela, chocolate negro o cacao. La naturaleza nos proporciona las frutas como alimentos perfectos para calmar estos deseos de dulce, pero no solo porque contienen azúcar, sino porque son un cóctel brutal de compuestos mágicos —antioxidantes, polifenoles, fibras, antocianidinas, carotenoides, flavonoides y muchos otros compuestos increíbles con propiedades antioxidantes— que alimentan la microbiota intestinal y tienen un impacto positivo en la salud celular, además de vitaminas y minerales indispensables para nuestra salud.

✔ Si tienes antojo de dulce, primero piensa en hidratarte: muchas veces confundes sed con hambre; además, la hidratación, como veremos ahora, evita otro estresor muy importante: la deshidratación. También puedes hidratarte con una infusión y, si lo necesitas, añadir canela, y si aún no es suficiente, una gotita de estevia.

✔ Incrementa la proteína y la grasa saludable en tus comidas; así conseguirás la saciedad real y se reducirán los picos de azúcar en sangre. Se ha demostrado que comenzando el día con proteínas se sostienen mejores hábitos de alimentación, así que ¡cambia tu desayuno!

✔ Anticipa tus momentos de debilidad, evita la improvisación y, sobre todo, salir a la calle en busca de algo que calme tu ansiedad. Ten opciones saludables preparadas para cuando te invada este momento que no puedes evitar. O mejor todavía, intenta observar ese momento, ser consciente de que no es hambre real; respira, muévete y conecta con otra actividad. No compres los productos trampa que mencioné antes, y ten en cuenta opciones saludables como chocolate negro (mínimo con un 85 por ciento de cacao), frutos secos, yogur natural con frutos rojos o batidos de proteína sin azúcar añadido, para salir de ese momento que aún te resulta difícil de gestionar.

✔ No te castigues si un día vuelves a caer. Estás en ello, no eres culpable, eres una víctima del estrés y de un sistema que ha favorecido esta adicción. Estás en el camino de cambiar tu vida, y cada paso que des es sagrado. El camino de cuidarte es el camino de amarte; ¡no es fácil! Queremos amor, no perfección.

✔ Elimina todas las cuentas que sigues en tus redes sociales que no paren de compartir recetas de preparaciones dulces. Sigue otras que compartan recetas prácticas con proteínas, verduras y carbohidratos de calidad.

✔ No compres productos, ve al mercado a adquirir alimentos. A las frutas no se les mira la etiqueta porque son perfectas.

✔ No olvides que en momentos de ansiedad, cuando no tienes hambre real, puedes activar tu nervio vago. También cuentas con tu respiración y con técnicas como la meditación; otra opción es moverte en lugar de comer. ¿Qué tal si subes unas escaleras rápidamente, haces veinte sentadillas y bebes agua después? ¿Y si sales a pasear o lees un libro mientras tomas una infusión? ¿Y si lo hablas con alguien en casa y pides apoyo para que, cuando te sientas así, recibas un abrazo y te ayuden a prepararte un batido proteico? Son algunas ideas y estrategias que contribuyen a regular el sistema nervioso y a reducir los impulsos emocionales por alimentos dulces.

✔ Aumentar la producción natural de serotonina y dopamina a través del ejercicio, la exposición al sol, el contacto social positivo y actividades placenteras como la música o el arte ayuda a reducir la necesidad de buscar satisfacción en el azúcar. Recuerda que la adicción al azúcar está relacionada con la búsqueda del placer (dopamina) y alivio del estrés. Podemos entrenar el cerebro para que consiga otras fuentes de gratificación. A lo mejor te vienen a la mente sensaciones más placenteras que comer…

✔ Entrénate para el ayuno; esta es una estrategia que ayuda a revertir la resistencia a la insulina, en la que puedes estar después de años comiendo un exceso de carbohidratos de mala calidad. Luego te explico cómo hacerlo de forma progresiva.

✔ Mantén una mente flexible, sin castigos, restricciones obligadas y culpa. El día que comas azúcar no cambia nada. Al día siguiente retoma tu plan. Estás en un entrenamiento sin jueces ni castigos. La clave para vencer la adicción al azúcar no es la perfección, sino la constancia. Enfocarse en el progreso, en lugar de en la restricción, permite construir hábitos sostenibles y disfrutar de la alimentación sin remordimientos ni ansiedad.

✔ Finalmente, si la comida natural te sienta mal, sobre todo la fruta y la verdura, si las legumbres te hinchan y te provocan un exceso de gases, si te cuesta digerir las proteínas, si te sientes lleno durante mucho tiempo y prefieres picar pequeños bocados entre horas, lo más seguro es que tengas un problema en el sistema digestivo o un desequilibrio en la microbiota intestinal. En este caso, lo primero es arreglar este problema y después podrás disfrutar de una dieta sana, pero además habrás eliminado otro gran estresor, el de un sistema digestivo que no funciona, no te permite absorber el agua y los nutrientes que necesitas, ni fabricar los nutrientes y neurotransmisores que mejoran el estado de ánimo.

Por otro lado, no podemos ignorar cómo funciona nuestro cerebro a la hora de cambiar un hábito. Nuestro cerebro necesita reemplazar un hábito por otro para poder hacer un cambio real. Por eso, al dejar el azúcar, es normal buscar algo que lo sustituya durante un tiempo. En ese proceso, algunos edulcorantes naturales pueden ayudarte, pero no debes tomarlos de forma indefinida, ya que también tienen efectos adversos si se consumen en exceso.

Los que te recomiendo como apoyo temporal son la estevia pura, el eritritol y el xilitol. También es posible usar de forma puntual opciones como la miel cruda, el sirope de agave o de dátil y el azúcar de coco. Ahora bien, esto no significa que debas empezar a preparar pasteles, galletas o dónuts llenos de estos endulzantes «naturales». Esa es una trampa muy común: cambiar el azúcar por otra forma de azúcar y seguir alimentando la adicción desde el autoengaño. Aunque el envoltorio sea más sano, tu cuerpo sigue atrapado en la misma dependencia.

No caigas tampoco en la trampa de los productos mágicos, polvos con mezclas de alimentos con probióticos y fibras o consumo de *superfoods* de forma compulsiva. Ni comiences a tomar suplementos por recomendación de los *influencers* sin saber si son lo que necesitas. En realidad, el primer paso es quitar más que añadir, restar más que sumar. Así hasta que salgas de la zona de riesgo y del estado de alerta.

Si tu problema es «no tengo tiempo», espero que no sea producto de la autoexigencia y la incapacidad de poner límites, de priorizarte y priorizar tu alimentación. Pero si estás pasando por una época en la que te resulta imposible planificar tus comidas…

HAZ ESTO:

✔ Haz una compra básica con alimentos reales: huevos, aguacates, frascos de legumbres, conservas de pescado, conservas de verduras, verduras congeladas, frutas, frutos secos, hojas verdes, pescado en conserva, humus, arroz, aceite de oliva.
✔ Ten listas tres combinaciones salvavidas que puedas repetir. Por ejemplo:
■ Ensaladilla rusa (solo hervir y añadir huevo duro y atún) y aguacate.

- Ensalada de brotes, remolacha, zanahoria y judías de bote, lentejas y salmón ahumado.
- Crema de verduras de calidad envasada, dos huevos duros, tomates cherry con mozzarella y plátano.

✔ Prepara un caldo para toda la semana en invierno o un buen gazpacho en verano y acompáñalo de tortilla de patatas, yogur griego, frutos secos y frutos rojos.

✔ Cocina en más cantidad cuando sí tengas tiempo (aunque sea una sola vez por semana) y guarda en la nevera porciones listas.

✔ Una gran idea es llenar la bandeja del horno con patatas sin pelar, boniatos, zanahoria y calabaza; en 40 minutos tendrás todas tus guarniciones.

✔ Congela bases: cremas de verduras, arroz integral, legumbres cocidas, salsas caseras, caldo de huesos o de verduras.

✔ Prepara un humus para varios días y deja ya cortada la zanahoria, el apio y el pepino como crudités.

✔ Usa la *airfryer* para preparar en 8 minutos pescado, una hamburguesa o pollo, y acompáñalo de puré, gazpacho o ensalada y una guarnición de carbohidratos saludables hechos al horno.

✔ Por la noche, invierte 10 minutos en decidir qué comerás al día siguiente. Eso evita muchas decisiones bajo estrés.

✔ Compra limpio y fácil de usar: zanahorias *baby*, brotes lavados, filetes de pescado congelado sin empanado, frutas listas para comer...

✔ No te castigues si un día comes mal; vuelve al siguiente con una comida real, sin culpa.

✔ Si vas a pedir comida a domicilio, haz una selección de tres restaurantes que ofrezcan platos con las características que quieres, no decidas qué comer en estado de agotamiento y hambre, porque acabarás pidiendo una pizza.

Cambia los retos por rutinas y rituales

En todos los apartados de recomendaciones te recordaré que lo primero es equilibrar tu sistema nervioso y después irás encontrando los consejos para hacerlo.

Sé que a veces tienes ese momento de ponerte las pilas y, para obtener un poco de motivación, te apetece marcarte retos y cambios radicales. Pero lamento decirte que esto es solo «pan para hoy y hambre para mañana», o en otras palabras: «comida para tu dopamina, pero resultados que no se sostienen».

Nuestro cerebro no pone en marcha la maquinaria metabólica cuando le hablamos en «clave dopamina», es decir, cuando hacemos cosas movidos por el placer y los resultados inmediatos. Nuestro cerebro va a poner en marcha los mecanismos de cambio metabólico cuando le hablemos en el lenguaje de la constancia, la repetición y la seguridad. Si lo que buscas es transformar tu relación con la comida y la energía, no se trata de un reto puntual que puede incluso añadir más estrés a tu vida, sino de prepararte, entrenarte y fortalecerte para un cambio profundo que te llene de gratificaciones constantes durante tu vida.

Cuando actuamos controlados por la dopamina, buscamos soluciones rápidas, cambios drásticos y recompensas inmediatas. Pero el metabolismo, la microbiota y la regulación hormonal no funcionan bien así; ellos responden a la estabilidad, a los hábitos que se mantienen en el tiempo, a la coherencia entre lo que hacemos y lo que realmente necesitamos.

Por todo ello, las dietas extremas, los ayunos prolongados sin adaptación o los entrenamientos extenuantes de la noche a la mañana pueden parecer efectivos al principio, pero con el tiempo se vuelven insostenibles, generando frustración, desregulación y un retorno al punto de partida; además de que son, en sí mismos, factores estresantes que a veces desestabilizan aún más tu sistema nervioso.

Si de verdad quieres un cambio, el camino no es la euforia del «todo o nada», sino adquirir una disciplina amable contigo mismo, dando los pasos que te hagan sentir seguro en todo momento, porque esto se convertirá en una señal muy poderosa para tu sistema nervioso, que dirá: «¡Apaguen las alarmas!, esta persona ya no está huyendo y, como está fuera de peligro, vamos a ordenarlo todo». Así es como las hormonas pueden volver a su lugar y a desempeñar el papel que le corresponde a cada una, devolviéndote el equilibrio que habías perdido.

Se trata de construir hábitos que nutran tu cuerpo y tu mente sin la presión de la inmediatez. La clave está en comprometerte con un proceso donde el bienestar no dependa de la emoción del momento, sino de decisiones que, aunque pequeñas, sean conscientes, firmes, sostenibles y alineadas con tu biología y, obviamente, con tus circunstancias personales.

Te propongo cambiar los retos pasajeros por rutinas diarias, pues son ellas las que realmente sientan las bases de un cambio sostenible. Si eres madre o padre, seguramente te habrás dado cuenta de lo poderosas que son las rutinas en la crianza. Cuanto más ordenados somos con las rutinas de nuestros hijos, con los horarios, las comidas y el descanso, cuanto más respetamos los ritmos naturales, sin importar si es martes o sábado, todo fluye mejor. Y lo mismo ocurre con nosotros.

La salud emocional debe ser una prioridad

Comenzar un trabajo profundo de autoconocimiento es esencial para comprender las raíces del estrés y de esta relación con la comida. Ya sea a través de la psicoterapia, terapias somáticas, hipnosis o prácticas cuerpo-mente como el yoga y la meditación, elegir una buena herramienta terapéutica de la mano de un profesional cualificado te ayudará a encontrar respuestas y romper con el ciclo interminable y frustrante de las dietas restrictivas.

Mientras tanto, puedes trabajar en equilibrar tu sistema nervioso, primero con la sincronización de los ritmos circadianos, comiendo en los horarios correctos, aunque aún no comas del todo bien, y después estimulando el nervio vago (como ya sabes hacerlo), y mejorando tu salud digestiva para que puedas asimilar los nutrientes que tanto te hacen falta para apoyar todo tu proceso.

Imagina poder dejar de castigarte mentalmente por comer dos patatas o por disfrutar de un desayuno con huevos y aguacate un domingo al sol, rodeado de amigos. Es el momento de cambiar la perspectiva, mirar hacia dentro y, con la guía de un profesional, descubrir qué te impide frenar un poco, por qué la autoexigencia y el control dominan tu vida y por qué sueles poner a los demás antes que a ti mismo. La clave reside en comprender por qué si la alimentación es tan importante para ti, y buscas las mejores dietas, a veces terminas comiendo cualquier cosa en cinco minutos. Este proceso de introspección te permitirá construir una relación más saludable y amable contigo mismo.

Cada día compruebo que somos seres humanos heridos, vivimos muchas veces escondiendo nuestros dolores más profundos y nos comportamos y nos cuidamos como podemos desde el dolor y el silencio. Así que no somos auténticos la mayor parte del tiempo, vivimos en la incomodidad, en la incoherencia, y esto nos desconecta de nosotros porque vivimos para hacer y ser para los demás, no para ser fieles a nosotros mismos y a nuestras necesidades.

Este es el verdadero motivo por el que nos cuesta cambiar nuestros hábitos y sostenerlos. La vida no es nada fácil, pero es peor si perdemos la salud, más aún cuando pasan los años y no descubrimos el brillo de nuestra autenticidad. Si consigues ser tú y estar a gusto contigo mismo, no importa lo que comas, estarás realmente sano. Lo dicen los estudios sobre longevidad en las «zonas azules», esas regiones del mundo donde las personas viven más y mejor. En estas zonas no existe una obsesión por las calorías, las restricciones extremas ni las dietas de moda. Allí, las personas comen carbohidratos naturales todos los días: pan de masa madre, legumbres, patatas, arroz, boniato... y aun así alcanzan edades longevas con calidad de vida. ¿La clave? No solo está en lo que comen, sino en cómo viven: con sentido, en comunidad, sin prisas y con una profunda paz interior. La ciencia confirma que una mente en calma y un cuerpo en coherencia emocional digieren mejor, regulan el estrés y favorecen la longevidad. Por eso, no es solo lo que comes, sino quién eres mientras comes. La plenitud personal, la conexión social y el bienestar emocional son nutrientes invisibles que potencian la salud, incluso cuando la dieta no es perfecta. Como afirma Dan Buettner, autor de *El secreto de las zonas azules*, «lo que más influye en tu esperanza de vida no es lo que comes, sino cómo vives tu día a día». Lo cierto es que los habitantes de las zonas azules también tienen en común que se mueven de forma natural, caminan mucho y cuesta arriba, así que ¡deja el ascensor!

Prioriza y ordena tus comidas

Uno de los mayores problemas en nuestra relación con la comida cuando vivimos con estrés es la falta de tiempo, disciplina y constancia. Solemos improvisar, dejando nuestras comidas al azar o en función de las circunstancias externas, sin darnos cuenta de que esto afecta profundamente a nuestra salud en

412 EQUILIBRANDO EL CORTISOL

todos los niveles. Cuando la alimentación es importante para nosotros, pero no la hemos convertido en una prioridad, sucede lo siguiente:

• Comemos de forma irregular, improvisando y desequilibradamente.

• Sufrimos deficiencias nutricionales crónicas (como, por ejemplo, anemia por falta de hierro).

• Seguimos dietas restrictivas o cambiamos constantemente de dieta pensando que así nos vamos a organizar mejor.

• Consumimos productos procesados en exceso.

• Ingerimos bebidas alcohólicas o refrescos porque comemos más fuera de casa.

• Comemos muy rápido, sin apenas masticar.

• Necesitamos más azúcar de lo normal.

• Nos cuesta ayunar y ser constantes y equilibrados en las comidas en general. Tenemos hambre a destiempo, picamos entre horas o comemos en exceso para compensar comidas anteriores incompletas.

Todo esto supone un estrés enorme para el cuerpo y mucha confusión para el cerebro. En realidad, al no tener una rutina, nuestro sistema nervioso solo va a sentir que hay desequilibrio y no podrá gestionar bien el juego hormonal que controla el metabolismo. Cuando la alimentación es así de impredecible y caótica, nuestras hormonas responderán de manera errática y desajustada.

El cortisol se elevará en momentos en los que no debería, la insulina tendrá que compensar picos de glucosa inesperados y la leptina, encargada de regular la saciedad, no podrá hacer su trabajo correctamente. En otras palabras, sin una estructura clara en nuestras comidas, el cuerpo entrará en un estado de estrés constante, interpretando que estamos en un entorno impredecible y amenazante.

Esta es precisamente la señal que queremos evitar, no deseamos sumar estresores, sino reducirlos, así que lo más importante es poner un poco de orden y tomar decisiones según nuestras necesidades respondiendo preguntas como:

- ¿Puedo organizarme para desayunar en casa antes de salir?

- ¿Qué día de la semana puedo dedicar a hacer la compra en el mercado?

- ¿Cuánto puedo adelantar la cena para respetar mis ritmos circadianos?

- ¿Qué tipo de alimentos debo tener en la despensa y cuáles sobran?

- ¿Podría reemplazar el desayuno del bar por una opción más saludable y casera?

- Si como fuera de casa, ¿tengo opciones saludables cerca que me faciliten cuidarme?

Todo lo que mis pacientes plantean en la consulta como problemas tiene que ver con estos detalles que, si se planifican de acuerdo con las necesidades y circunstancias de cada uno, se pueden resolver para conseguir un plan, no perfecto, pero sí mucho más ordenado y coherente.

HAZ ESTO:

✔ Ordena y respeta tus horarios de comidas. Intenta desayunar, comer y cenar a la misma hora cada día.

✔ Toma una decisión sobre si desayunas o no, y hazlo a la misma hora y con alimentos naturales.

✔ Te recomiendo desayunar siempre en casa, o llevarte el desayuno al trabajo; fuera de casa hay muy pocas opciones saludables.

✔ Intenta cocinar el fin de semana, preparar táperes completando con lo que prepares por la noche y evitar la improvisación al máximo.

✔ Comienza por planificar tres comidas diarias completas: con proteínas de calidad, carbohidratos y grasas saludables, y vegetales frescos.

✔ Adelanta el horario de la cena cuanto sea posible.

✔ Opta por las frutas como tu momento dulce; si quieres, combínalas con cacao, chocolate negro, canela, frutos secos o semillas.

✔ Considera ayunar si te entrenas para hacerlo. Así, el día que no tengas tiempo de preparar una cena sencilla, puedes ayunar.

Una vez que decidas cuántas comidas vas a hacer diariamente y programes sus horarios aproximados (intenta, insisto, que sean los mismos cada día), repite esta secuencia durante varias semanas tomando nota de las dificultades que se te presentan.

Entrénate para el ayuno

Te en cuenta que no comer también es una alternativa. No solo busques opciones para comer, piensa que puedes ayunar siempre que lo hagas de forma correcta. No intentes hacerlo cuando aún no has conseguido avanzar en tu plan de dejar el azúcar y los productos procesados porque es posible que tengas bajones de azúcar o hipoglicemias que, en lugar de hacerte fuerte en el proceso, van a añadir más inseguridad.

En estrés crónico, es común sentir mareos y las personas lo suelen asociar con la necesidad de dulce. Si tienes estos síntomas, que son producto de una dieta inadecuada y también de los desequilibrios hormonales producidos por el cortisol, no es recomendable hacer ayunos prolongados.

Tampoco es aconsejable hacer ayuno en épocas de agotamiento o estrés crónico. En este estado, tu cuerpo ya está funcionando con una sobrecarga del eje HHA, y reducir aún más la energía disponible puede agravar el desequilibrio hormonal y metabólico. Si a eso le sumas un entrenamiento de alta intensidad, el riesgo aumenta. En las mujeres, esto es posible que se traduzca en amenorrea hipotalámica (pérdida de la menstruación), disminución de estrógenos y progesterona, y un impacto negativo en la fertilidad, la densidad ósea y el estado anímico. En los hombres, también puede haber consecuencias como reducción de la testosterona, pérdida de masa muscular, disminución de la libido y fatiga persistente.

El ayuno es una excelente estrategia para mejorar la salud metabólica, cognitiva, digestiva e inmunológica, pero no se debería poner en práctica sin antes equilibrar el cortisol. Y si se aplica, hay que hacerlo de manera progresiva.

HAZ ESTO:

✔ Pon en práctica los consejos para reducir el consumo de azúcar.

✔ Disminuye de modo contundente o elimina del todo el consumo de alcohol.

✔ Ordena tus comidas. Realiza dos o tres comidas completas al día con platos completos que aporten los nutrientes que necesitas para estar saciado y con energía.

✔ Haz dos o tres comidas y no picotees entre horas; es una forma de ayuno natural que, sin aportar grandes beneficios, es el punto en el que deberías estar para que tu organismo funcione mucho mejor. Es decir, esto es lo mínimo que deberíamos conseguir antes de pensar en ayunos largos.

✔ Adelanta el horario de la cena al máximo; se trata de lograr espaciar la cena del desayuno un mínimo de entre 12 y 14 horas. Ya conoces los beneficios de hacer esto, pero además es la mejor manera de acercarte al ayuno 16/8.

✔ Ayuno 16/8: consiste en tomar los alimentos en un periodo de 8 horas diurnas y ayunar 16 horas contando las horas de sueño. Esto significa que, por ejemplo, no cenas, haces la última comida del día a las cuatro de la tarde y no vuelves a comer hasta el desayuno del día siguiente.

✔ Los ayunos más prologados se podrán implementar cuando seas capaz de repetir los descritos anteriormente con fluidez, cuando se vuelvan una rutina y parte de tu estilo de vida, no un castigo ni una forma de compensar un atracón.

Los carbohidratos saludables son importantes, el azúcar no

Cuando hablamos de azúcar, no me refiero solamente al que añadimos al café, sino al que encontramos en prácticamente todos los productos procesados, y cuando hablo de carbohidratos, me refiero a los que están presentes en las raíces, los tubérculos, los plátanos, las verduras de raíz y algunos cereales. Estos son importantes y necesarios, y no deben ser eliminados de la dieta en condiciones de estrés agudo o crónico. Si tienes una dieta saludable y, además, practicas actividad física, deberías tomarlos también. A veces solo falta regular el aporte de carbohidratos para resolver la fatiga.

Siempre explico en la consulta que, si retiras los carbohidratos saludables, compensarás con los no saludables y empeorará la adicción al azúcar. Si durante la comida tomas boniatos, es muy probable que no quieras galletas después.

Es importante individualizar, pues cada persona tiene diferentes necesidades de carbohidratos y cada una debe encontrar su propio punto de equilibrio en su consumo. A mis pacientes siempre les explico mi jerarquía de los carbohidratos para que les ayude a elegirlos en cada comida.

- **Carbohidratos base:** Son los que llamo carbohidratos saludables. Deberían estar presentes (uno o más) en todas las comidas. Patata, boniato, yuca, plátano macho, chirivía, calabaza, zanahoria, frutas, especialmente plátanos verdes o poco maduros, kiwis, sandía, melón y cítricos y frutos rojos.

- **Carbohidratos de consumo moderado:** Deberían tomarse puntualmente; por ejemplo, pan solo para desayunar, y no todos los días, arroz blanco o pasta dos veces por semana. Conviene combinarlos y alternarlos con otros cereales más interesantes por su aporte nutricional, como los siguientes: cereales con bajo contenido de gluten (espelta, kamut, avena) o totalmente sin gluten (trigo sarraceno, arroz integral, quinoa, mijo, amaranto, avena integral sin gluten).

* **Carbohidratos de consumo ocasional:** Dulces naturales como dátiles, uvas pasas, batidos o zumos, ensaladas con frutas, bizcocho, galletas o muesli casero endulzado con plátano, dátiles, siropes o miel.

* **Carbohidratos que hay que eliminar:** Cualquier producto industrial con azúcar, grasas vegetales (aceite de girasol o de palma, margarina) y exceso de gluten, así como todo lácteo procesado como postres a base de leche, natillas, bebidas de cacao y leche, cremas de untar, yogures con sabores y edulcorantes...

«¡No consigo organizarme!»

Veamos ahora algunos ejemplos de dificultades comunes que tienen mis pacientes cuando comienzan un plan de organización de sus comidas diarias. Te aseguro que todo lo que suena «imposible de encajar» es posible hacerlo, pero no dentro del molde de lo convencional. A veces tenemos que renunciar a viejos patrones, a ser el diferente o la rara de la oficina, o debemos levantarnos diez minutos antes, comprar en otro lugar que tiene mejor calidad y estar un poco más en la cocina. Pero es que, si no quieres hacer esto, ¿qué es lo que realmente estás dispuesto a hacer para mejorar tu salud?

Completa la siguiente lista o escribe cuáles son tus dificultades a la hora de cumplir este plan. Si es posible, coméntalas con tu nutricionista para que te ayude a resolverlas con ideas, porque cada persona es un mundo. ¡Que nada se interponga en tu nueva rutina saludable!

Si te pasa esto...	Prueba esto
No tengo hambre cuando me levanto, así que desayuno en el bar.	– Llévate un buen desayuno al trabajo y tómatelo, si es posible, en exteriores. – Pide en el bar un pincho de tortilla de patatas sin pan industrial. – No desayunes, mejor come más pronto.
Consigo comer a la misma hora, pero con la cena no hay manera.	– Analiza los motivos por los que esto pasa, a veces son compromisos. Considera que priorizarte es una opción. – Cenar en cuanto llegues a casa, aunque sean las seis de la tarde, es la mejor opción.
Como muchas veces fuera de casa y no puedo combinar bien los alimentos.	– Tu nutricionista te puede dar muchas opciones saludables fuera de casa. Lo más importante es que no falten las proteínas, los carbohidratos, las grasas saludables ni las verduras. Los postres no suelen estar a la altura.
Regreso muy tarde a casa y me es imposible cenar pronto.	– Retrasa la comida todo lo que puedas y acaba el día con una merienda cena.
Por la mañana no tengo tiempo de preparar un buen desayuno.	– Déjalo preparado la noche anterior: huevos duros, aguacate, pan de calidad con salmón o atún, *porridge* proteico con chía, frutas y frutos secos.
Soy incapaz de saltarme la cena, no puedo dormir con hambre.	– Aún no te has adaptado. Ten paciencia, no fuerces el proceso. Estás entrenando para hacerlo mejor.

Resuelve primero tus problemas digestivos

Si tu alimentación está basada en productos ultraprocesados, azúcares refinados y grasas de mala calidad, estarás alimentando a las bacterias que generan inflamación y alteran tu metabolismo, promoviendo antojos descontrolados, resistencia a la insulina y un estado de estrés crónico a nivel celular. En cambio, si eliges alimentos naturales, ricos en fibra, grasas saludables y antioxidantes, estarás nutriendo a las bacterias que trabajan a tu favor, favoreciendo una buena digestión, una mejor regulación del azúcar en sangre y un equilibrio hormonal que te permita sentirte bien física y mentalmente, además de proteger tu sistema inmunitario, que tanto lo necesita porque debe estar deprimido a causa del estrés.

Quiero recordarte que tu sistema digestivo no es solo un tubo por donde pasa la comida, es un ecosistema vivo que debes cuidar y que se puede deteriorar a causa del exceso de alimentos y bebidas tóxicas e inflamatorias. Llevamos años, a veces desde niños, tomando alimentos inflamatorios y después se han ido sumando otros hábitos tóxicos. Con el tiempo, se deterioran las mucosas y la microbiota, y si a esto le sumamos el estrés, acabaremos con problemas digestivos importantes.

Por eso, cada alimento que elijas tomar hoy es una oportunidad para crear un entorno favorable para tus mucosas (la barrera de protección del estómago y el intestino) y tu microbiota, y para reducir la inflamación sistémica. Pero ¿y si quieres comer mejor y ahora todo te sienta mal? ¿Y si después de años de dieta inflamatoria, estrés y desequilibrios digestivos, has desarrollado intolerancia a muchos alimentos?

Numerosas personas quieren comer sano, pero no pueden porque no toleran alimentos naturales tan importantes como la cebolla, el ajo, las legumbres, las alcachofas, las coles o frutas como la manzana, la pera, el melocotón o la sandía, y lo mismo pasa con los cereales con gluten. Estos alimentos contienen compuestos altamente fermentables (a veces producen muchos gases e inflamación) y en ambientes intestinales desequilibrados, no van a ser bien tolerados. El resultado es que se dejan de consumir o se tomen a pesar de producir hinchazón, dolor, diarrea o estreñimiento, y esto no puede ser. Si no resolvemos estos problemas digestivos, es muy difícil conseguir realizar y sostener una alimentación antiinflamatoria. Esto es lo que me sucedió a mí. Aunque llegó un momento en mi vida en que fui consciente de que tenía que hacer cambios en mi alimentación, me encontré con un sistema digestivo alterado que ya no toleraba lo que yo quería comer: verduras, proteínas vegetales y animales, fibra, frutas según la temporada, pan de calidad y grasas saludables. Entonces me di cuenta de que tantos años de dieta inflamatoria y hábitos tóxicos (alcohol y tabaco) no habían sido gratuitos para mi organismo y que, sumados a mi estrés crónico, me llevaron a un cuadro de diarrea, dolor abdominal, malabsorción de nutrientes y, tiempo después, otras complicaciones como diverticulosis, una afección en la que se forman pequeñas bolsas o sacos llamados divertículos en las paredes del intestino, especialmente en el colon. Estas bolsas no suelen causar síntomas, pero en algunos casos pueden inflamarse o infectarse, dando lugar a una complicación denominada diverticulitis aguda. También tuve problemas de pancreatitis.

Primero me enfoqué en resolver mis problemas digestivos y así llegué a la PNIE. Ahora soy experta en disfunciones digestivas y he ayudado a cientos de pacientes de todas las edades a recuperar su salud digestiva de modo natural. A partir de ahí, ellos y yo hemos podido adoptar una alimentación natural y antiinflamatoria, y potenciar los alimentos que necesitemos para estar mejor. Muchas veces es preciso conocer a fondo los desequilibrios de la microbiota que se han producido a lo largo de los años para poder resolverlos de raíz y de forma individualizada. Para esto utilizo un estudio avanzado de biología molecular llamado test de disbiosis intestinal NGS (*Next-Generation Sequencing*), que nos proporciona un informe muy completo y detallado del estado del microbioma intestinal. Este análisis permite identificar tanto la diversidad como el equilibrio de las distintas especies bacterianas y otros microorganismos, así como detectar sobrecrecimientos, carencias y posibles alteraciones (gracias a la información que aportan los marcadores de inflamación, infección, digestión, permeabilidad y equilibrio del sistema nervioso) que puedan estar relacionados con síntomas digestivos, inmunológicos, hormonales o emocionales.

Gracias a esta herramienta, podemos personalizar con mayor precisión el enfoque nutricional y los protocolos de tratamiento para la recuperación intestinal, optimizando así la respuesta al estrés desde la raíz. No obstante, soy consciente de que muchas personas no tienen acceso a este estudio, y no por ello deben renunciar a mejorar su salud digestiva. Próximamente, dedicaré tiempo y esfuerzos para crear algo muy especial para todos ellos, para que con mi guía puedan descubrir sus posibles desequilibrios y comenzar a resolverlos. Pero, en cualquier caso, recomiendo que en este proceso te acompañe un profesional o caerás en la trampa de hacer dietas que no te corresponden, tomar muchos suplementos sin saber si son los correctos y correr el riesgo de empeorar tu condición.

Alimentación antiinflamatoria y antiestrés

Como he dicho, para ayudar a reducir el estrés crónico a través de la alimentación primero se deben eliminar todos los alimentos estresores y reparar el sistema digestivo. Dentro de los alimentos estresores, en primer lugar, está el azúcar, y ya hemos abordado la forma de desengancharnos de esta adicción.

En segundo lugar, se encuentran los productos procesados que no solo contienen azúcar, sino también trigo de mala calidad (con modificaciones genéticas que han añadido exceso de gluten, proteína que puede causar permeabilidad intestinal y neuroinflamación), grasas de mala calidad (aceites de girasol, colza, soja, maíz), aditivos químicos, conservantes, colorantes, potenciadores del sabor como el glutamato monosódico, edulcorantes artificiales, jarabe de maíz y un exceso de sal refinada. Todos estos componentes alteran el equilibrio del sistema nervioso, generan inflamación intestinal, afectan negativamente a la microbiota y favorecen los desequilibrios hormonales. Antes que nada, sin duda, debes eliminar todo esto de tu dieta. Busca un pan de calidad elaborado con masa madre y harinas menos inflamatorias como la de espelta, kamut, centeno o trigo ecológico sin modificar. Si te gusta el pan, al menos sé selectivo, que no te den otra cosa. Compara una barra del súper o el pan de molde empaquetado con pan de masa madre recién hecho. ¡Nada que ver!

Después de conseguir reducir todo esto de tu dieta, es importante consumir todos los días alimentos que contengan ciertos nutrientes, los cuales también requieren un buen funcionamiento del aparato digestivo para que se toleren y se asimilen bien. Si no, es imposible obtener sus beneficios. Te animo a priorizar esto antes de comenzar la dieta antiestrés; verás que recuperar la función digestiva y la microbiota será una buena inversión para toda la vida.

Cuando tenemos un intestino sano, es posible aprovechar todos los nutrientes que consumimos, y cada uno de estos nutrientes tiene muchas funciones beneficiosas para ti. Piensa que nuestro organismo funciona con ellos, son indispensables para fabricar hormonas y neurotransmisores, para que ocurran todas las reacciones químicas que necesitamos para estar en equilibrio. Algunos de ellos han demostrado más beneficios que otros para mejorar nuestra respuesta de relajación y nos sirven de apoyo para combatir el estrés. En el siguiente capítulo veremos cuáles son, qué funciones realizan y en qué alimentos puedes encontrarlos. Así podrás incorporarlos en tus menús y comenzar a sentir sus maravillosos efectos.

No obstante, muchas veces tenemos deficiencia de estos nutrientes debido a que no los hemos aportado a la dieta durante largos periodos y, en cambio, nuestro cuerpo los ha gastado mucho, o debido a que no los hemos podido absorber o asimilar por los problemas digestivos, y en estas condiciones, aunque los aumentemos en la dieta, no vamos a notar sus efectos hasta que no se llenen las reservas de cada uno en nuestro organismo. Y para colmo, los niveles elevados de cortisol pueden incrementar la pérdida urinaria de varias vitaminas y minerales. Por lo tanto, asegurar una ingesta adecuada de estos nutrientes ayuda a mantener el equilibrio metabólico durante el estrés. Muchas veces es necesario suplementarlos con complementos nutricionales naturales durante un tiempo y, una vez que las reservas estén en niveles óptimos, mantenerlos con una buena alimentación.

Todos los nutrientes que verás a continuación se encuentran en alimentos naturales. Cuando comes un plato de pescado, verduras, aguacate y patata servido con semillas y aceite de oliva, y después un vasito de kéfir con fruta, estás incorporando todos ellos. Pero si esto solo lo haces de vez en cuando, puede ser que necesites tomarlos en suplemento durante un tiempo. Todos están disponibles (en cápsulas o formatos líquidos o polvo), y seguro que has tomado algunos de ellos. Pero ten en cuenta que los suplementos nutricionales deben ser pautados por un profesional de acuerdo con tus necesidades, estado de salud y medicamentos que tomas, ya que a veces se producen interacciones entre ellos o con fármacos. También es contraproducente tomarlos por mucho tiempo, elegir marcas de poca calidad y tomar sustancias sintéticas con excipientes nocivos, o tomar un aceite de pescado con omega 3 sin certificaciones que, en lugar de beneficiarte, podría empeorar el estado inflamatorio.

En el siguiente capítulo veremos los alimentos, hierbas y suplementos que, según la evidencia científica, nos ayudan a combatir el estrés. Prepara lápiz y papel.

14

Nutrientes, plantas y suplementos que son antídotos contra el estrés

La naturaleza es sabia y, desde los orígenes, nos ha proporcionado todo lo que necesitamos para evolucionar, adaptarnos y sanar: los nutrientes esenciales presentes en los alimentos reales; las plantas, que hemos utilizado desde siempre por sus grandes propiedades equilibrantes, protectoras y regeneradoras, y también el entorno, el sol, el agua y los retos para garantizar la supervivencia.

Pero la industria alimentaria nos ha hecho creer que si no comemos productos elaborados con ingredientes o nutrientes añadidos, lo estamos haciendo mal. Nos han convencido de que unas galletas con fibra son necesarias y saludables, que unas magdalenas con harina fortificada son una mejor opción, o que los cereales del desayuno con hierro añadido son imprescindibles. También vemos leche enriquecida con omega-3, zumos con vitamina D, pan de molde con calcio, yogures «digestivos» con bifidobacterias añadidas, bebidas vegetales con vitamina B12 y calcio, o barritas de proteínas que parecen de gimnasio pero están repletas de azúcar y aditivos. Es increíble que se le haya permitido llegar a estos límites y que sea normal que, por ejemplo, algunos médicos recomienden un yogur para bajar el colesterol a la vez que prohíben los huevos, o que las sociedades de pediatría avalen productos procesados con cantidades escandalosas de azúcar porque, supuestamente, contienen vitaminas. Podría hacer una lista interminable de despropósitos. Nos ofrecen una versión artificial del alimento real, y ¡la compramos! Esta publicidad engañosa debería estar prohibida y todos estos productos tendrían que eliminarse del mercado y de nuestra despensa. Los niños no deberían ver anuncios en los que, además de venderles esta basura, los seducen con los cromos, las figuritas de plástico y otros elementos adictivos incluidos en el empaquetado.

Soy plenamente consciente de que no es fácil cambiar en medio de este panorama, pero a la vez también confío en que podemos hacerlo porque no tenemos otro camino que el del regreso a nuestra casa, nuestro origen.

También existe una industria alimentaria que promueve el consumo de alimentos reales o que es respetuosa con ellos. Que no crea distorsión, que no miente, que respeta los procesos, que usa la sinergia entre varios ingredientes naturales para convertirlos en un producto que podemos disfrutar sin modificar el idioma en el que queremos hablarle a nuestro cuerpo. Es posible una industria de alimentos respetuosa, pero no interesa, vende poco y resulta cara para la población. Lo mismo ocurre con los fármacos. Se venden más ibuprofeno y omeprazol que vitaminas, por eso las vitaminas son más caras. Al final, se trata del simple juego de mercado con los intereses de siempre.

Pero podemos cambiar esto en nuestro pequeño mundo familiar y ampliarlo a la comunidad. Además, creo que todos los profesionales de la salud, sin excepción, deberíamos tener la intención y la responsabilidad de educar, entrenar e informar correctamente a las personas para que coman más alimentos y menos productos.

La naturaleza ya diseñó los alimentos perfectos, solo necesitamos volver a ellos y dejar de delegar nuestra salud en productos fabricados que crean dependencia. Cada nutriente presente en los alimentos naturales cumple múltiples funciones en tu organismo y, si vamos más allá, para generar cambios como los que producen los medicamentos tenemos a las plantas que, bien utilizadas, son pura medicina.

Nutrientes y plantas para salir del estrés

Veamos cuáles son los nutrientes y las plantas que nos ha regalado la naturaleza para que activemos correctamente nuestra respuesta al estrés. Más adelante te haré un resumen de los suplementos que más empleo y que recomiendo en casos necesarios.

Vitaminas del grupo B (especialmente B1, B6, B9 y B12)

- Participan en la producción de neurotransmisores como la serotonina, la dopamina y el GABA.

- Regulan la función del sistema nervioso y ayudan a reducir la fatiga mental.

- Su deficiencia se ha asociado con síntomas depresivos y mayor percepción del estrés.

- Fuentes alimentarias: Carnes magras, pescado, verduras de hoja verde, legumbres, frutos secos, hígado, huevos, pescado, cereales integrales, levadura nutricional, remolacha, brócoli.

Vitamina C

- Potente antioxidante que protege el cerebro del daño oxidativo inducido por el estrés.

- Regula la producción de cortisol y participa en la síntesis de neurotransmisores.

- Una deficiencia de vitamina C puede causar una elevación del cortisol.

- Mejora el estado de ánimo y reduce la ansiedad.

- Fuentes alimentarias: Kiwi, cítricos, fresas, pimiento rojo, brócoli, acerola.

Magnesio

- Es uno de los minerales más esenciales para la salud física y emocional. Participa en más de trescientas reacciones enzimáticas, incluyendo funciones clave como la producción de energía celular (ATP), la síntesis de neurotransmisores como el GABA y la serotonina, la relajación muscular y nerviosa o la regulación del sueño y el ánimo. Además, modula la actividad del eje HHA y reduce la liberación de cortisol en situaciones de estrés, y apoya la detoxificación hepática, el mantenimiento del ritmo cardiaco y la presión arterial.

- En contextos de estrés crónico, el magnesio se agota fácilmente, lo que puede agravar síntomas como ansiedad, insomnio, contracturas, fatiga o palpitaciones.

- Fuentes alimentarias: Semillas de calabaza, almendras,

espinacas, aguacate, legumbres, cacao puro, nibs de cacao, plátano, cereales integrales, agua mineral.

Ácidos grasos omega-3

- Los omega-3, en especial el DHA y el EPA, presentes sobre todo en el pescado azul, son esenciales para la salud cerebral.

- Estos ácidos grasos modulan la inflamación y contribuyen al equilibrio del sistema nervioso, reduciendo síntomas de ansiedad, depresión y fatiga mental.

- Favorecen la plasticidad neuronal y la regulación del eje HHA, y ayudan a controlar la respuesta al estrés.

- Su consumo regular se ha asociado con una menor reactividad emocional ante situaciones estresantes y una mejora en el estado de ánimo.

- Fuentes alimentarias: Pescados grasos (salmón, sardinas, caballa), algas, nueces, semillas de lino o chía.

Otras grasas saludables

- Las grasas monoinsaturadas, además de ser ácidos grasos protectores, contienen antioxidantes, vitamina E y polifenoles, que refuerzan su capacidad antiinflamatoria y neuroprotectora.

- Estas grasas buenas son fundamentales para la integridad de las membranas neuronales y para modular la inflamación.

- También favorecen la síntesis o producción de hormonas y mejoran la plasticidad cerebral, lo que nos ayuda a adaptarnos a situaciones de estrés.

- Fuentes alimentarias: Aceite de oliva virgen extra, aceitunas, aguacates, frutos secos, semillas.

Carbohidratos saludables (ricos en fibra)

- Como comenté antes, los carbohidratos saludables son fundamentales y deben estar presentes en tu alimentación. Si consumes más cantidad de todos ellos, pero a la vez no has eliminado el azúcar y los productos que la contienen, podrías aumentar de peso. ¡Espero que no culpes a las patatas!

Proteínas de calidad

- Las proteínas aportan aminoácidos esenciales, como el triptófano, necesarios para producir neurotransmisores como la serotonina y la dopamina.

- Ayudan a mantener estables los niveles de glucosa, lo que evita los picos de insulina que pueden agravar la inestabilidad emocional.

- Fuentes alimentarias: Huevos, pescado, marisco, conservas de pescado en envases de cristal, aves de corral, carnes magras o con grasas si son de animales de pasto, jamón serrano, pavo, yogur natural, tofu, legumbres o proteína vegetal combinada con animal.

Triptófano

- Es un aminoácido esencial (tienes que tomarlo porque tu cuerpo no lo fabrica) que el cuerpo utiliza para producir serotonina, el neurotransmisor del bienestar.

- Cuando los niveles de triptófano son bajos, como ocurre en situaciones de estrés crónico, disminuye la producción de serotonina, lo que afecta directamente al estado de ánimo y el sueño.

- Aumentar su ingesta ayuda a mejorar la resiliencia emocional y reducir los niveles de cortisol.

- Fuentes alimentarias: Huevos, plátanos, pavo, semillas de calabaza, yogur natural, chocolate negro y avena.

Teanina (L-teanina)

- Disminuye la ansiedad y mejora la calidad del sueño.

- Incrementa las ondas alfa cerebrales, asociadas a la relajación.

- Mejora funciones cognitivas bajo estrés.

- Fuentes alimentarias: Té verde (*Camellia sinensis*).

GABA (ácido gamma-aminobutírico)

- El GABA es un neurotransmisor inhibidor que actúa como un freno natural del sistema nervioso, reduciendo la excitación cerebral y promoviendo estados de calma y relajación.

- Mantener buenos niveles de GABA puede reducir la ansiedad, mejorar el sueño y calmar la hiperactivación del eje HHA.

- Fuentes alimentarias: Aunque el GABA no se encuentra como tal en muchos alimentos, ciertos compuestos naturales como la teanina del té verde o fermentados como el kimchi y el miso pueden aumentar su actividad en el cerebro. Algunos alimentos ricos en glutamato y vitamina B6 también contribuyen a su síntesis. Esto ocurre gracias a la transformación del glutamato en GABA por parte de la microbiota intestinal. Si tienes disbiosis intestinal será difícil conseguir GABA de forma natural. Alimentos como el yogur natural, el kéfir, el chucrut, el miso o el tempeh ayudan a que crezcan bacterias buenas que fabrican este neurotransmisor de la calma.

- Alimentos como quesos curados, proteínas animales de calidad, frutos secos, tempeh, setas, algas o espinacas a veces contienen glutamato.

- Advertencia: El glutamato natural de los alimentos no es lo mismo que el aditivo glutamato monosódico, usado como potenciador del sabor en productos ultraprocesados y en los restaurantes de comida china y japonesa. El glutamato natural se encuentra equilibrado con otros aminoácidos y nutrientes, y no genera los efectos adversos en personas sensibles como lo hace el monosódico.

Fibra dietética

- Una ingesta adecuada de fibra disminuye la inflamación en el cuerpo, incluido el cerebro, lo cual es relevante, ya que la inflamación se ha relacionado con la ansiedad.

- Mejora la diversidad de la microbiota intestinal y potencia el crecimiento de bacterias que fabrican ácidos grasos de cadena corta que regulan la actividad del sistema nervioso.

- Entre las principales fuentes de fibra fermentable destaca la inulina, presente en alimentos como el ajo, la cebolla, los puerros, los espárragos y la alcachofa.

- El almidón resistente es un tipo especial de carbohidrato que se comporta como fibra, ya que escapa a la digestión en el intestino delgado y llega intacto al colon, donde sirve de prebiótico (alimento para las bacterias beneficiosas de la microbiota). Está presente en alimentos como el plátano verde o poco maduro, la patata o los boniato cocidos y enfriados (veinticuatro horas en la nevera), el arroz integral cocido y enfriado, las legumbres cocidas y frías, como las lentejas, los garbanzos o las alubias, así como la avena cruda o remojada desde el día anterior.

- Otras fuentes alimentarias de fibra son las verduras, las frutas, las legumbres, las nueces, las semillas y los cereales integrales.

Alimentos fermentados

- Son una fuente importante de probióticos que mejoran la salud intestinal al aumentar la diversidad bacteriana, desplazar bacterias y otros microorganismos patógenos, activar genes protectores y reducir la ansiedad.

- Fuentes alimentarias: Yogur, kéfir, kimchi, chucrut, kombucha, miso, tempeh, vinagre de sidra de manzana.

Alimentos antiinflamatorios y antioxidantes

- En personas con estrés crónico, hay más estrés oxidativo (exceso de radicales libres que inflaman y dañan las células) y más inflamación. Por eso, incluir una variedad de colores en el plato asegura el aporte de compuestos bioactivos que protegen al cerebro del desgaste.

- Las frutas y verduras, especialmente los frutos del bosque como frambuesas, arándanos, moras, cerezas o grosellas, y vegetales de hoja verde, brócoli y zanahorias, tomates y pimientos están cargados de polifenoles, flavonoides y vitamina C, que reducen la oxidación y la inflamación.

Cúrcuma y compuestos antiinflamatorios naturales

- La cúrcuma, sobre todo su principio activo llamado curcumina, posee un efecto antiinflamatorio potente. Su biodisponibilidad aumenta cuando se combina con pimienta negra o una fuente de grasa saludable.

- Su consumo regular ha demostrado beneficios en el equilibrio del sistema inmunitario y la salud cerebral.

- Esta especia tiene propiedades que ayudan a disminuir la ansiedad.

Vitamina D

- La vitamina D no solo participa en la salud ósea, sino que regula la expresión de genes asociados a los neurotransmisores y al sistema inmunitario.

- Su deficiencia se ha relacionado con un mayor riesgo de síntomas depresivos, fatiga y disfunción cognitiva.

- Aunque se encuentra en alimentos como pescados grasos, vísceras, mantequilla o yemas de huevo, la fuente más efectiva sigue siendo la exposición al sol.

- Toma el sol cada día durante veinte minutos. Camina en exterior en busca de él, practica deporte al aire libre, trata de exponerte al sol varios ratitos al día y usa protección si lo tomas por periodos más prolongados.

- Desafortunadamente, en muchos casos, puede ser necesaria la suplementación supervisada por un profesional de la salud.

Zinc

- El zinc es un oligoelemento (mineral que el cuerpo necesita en cantidades muy pequeñas, pero que es esencial para el buen funcionamiento del organismo) clave para más de trescientas reacciones enzimáticas, incluyendo funciones inmunológicas, la regeneración celular, el funcionamiento de todas las hormonas o el equilibrio de nuestro sistema antioxidante y de los neurotransmisores.

- Su deficiencia se ha relacionado con estados de fatiga crónica, baja inmunidad, problemas de piel, desequilibrios hormonales, ansiedad y depresión.

- Fuentes alimentarias: Semillas de calabaza, marisco, huevos y legumbres.

Obviamente, para poder aportar todos estos nutrientes a tu organismo, necesitas incorporar menús que incluyan alimentos reales, los mismos que forman parte de la dieta antiinflamatoria y la dieta mediterránea. Ambas tienen una base científica sólida, con una evidencia contrastada sobre sus beneficios para la salud a todos los niveles: metabólico, hormonal, digestivo y neurológico.

¿Te has dado cuenta de que todos los libros, investigaciones y recomendaciones llegan, en esencia, a las mismas conclusiones? No importa cuánto avance la ciencia ni cuántos estudios circulen en redes sociales: los alimentos que nos ofrece la naturaleza siempre serán tendencia. Son los únicos que se comunican con tus células, tus genes, tu microbiota y tu sistema nervioso, hablando el mismo idioma biológico que tú. Por eso, me incomodan los debates inútiles sobre alimentos naturales o sobre si una dieta es mejor que otra, pues nuestro problema es que nos hemos alejado de la naturaleza y que, cada día, se venden más toneladas de productos en los supermercados.

Tanto si eliges una dieta vegana o una dieta carnívora, lo esencial es que al menos entre el 70 y el 80 por ciento de lo que comas sean alimentos que te dé la naturaleza y no la industria alimentaria.

Si ya comes sano, no quieras comer perfecto

Si ya estás en este punto de consumir alimentos naturales entre el 70 y el 80 por ciento de las veces, entonces ya no tienes que estresarte más. No añadas más estresores desde la autoexigencia de hacer la dicta perfecta, de tomar las cantidades exactas ni de querer introducir alimentos que no sabes cómo preparar solo por cumplir los estándares de los demás. Tampoco te dejes confundir por la sobreinformación de las redes sociales. Cada profesional tiene su enfoque, su interés personal y su público objetivo, y te aseguro que no eres una persona que encaja en todas las recomendaciones que escuchas. Confía en ti, en tu proceso, en tu sensación. Y si tienes dudas, consulta con el profesional que más confianza te transmite porque te convencen no solo sus palabras y publicaciones, sino su coherencia y su forma de conectar y transmitir.

Conozco a muchas personas que están obsesionadas con su alimentación, pensando que siempre lo están haciendo mal, que les falta más información para comer mejor, que necesitan más ideas, menús, recursos y asesoría; pero esto es solo parte de su mecanismo de supervivencia por culpa del estrés.

Piensan que si controlan mejor lo que comen, todos sus síntomas digestivos, el cansancio, el sueño y su sistema inmunitario mejorarán, como si la dieta fuera el único factor que promueve el equilibrio. La dieta es un factor que hemos de tener en cuenta, pero no lo es todo, y si tienes el foco solo en ella, te llevarás una gran decepción.

No te dejes confundir

Vivimos una era de saturación informativa. Cada profesional dice lo suyo y, a veces, me doy cuenta de que consumimos información valiosa y actualizada pero poco práctica o aplicable; otras veces solo veo a profesionales que necesitan complacer su ego, tener la razón o desmontar el argumento del otro, de modo que acabamos presenciando discusiones sobre si podemos o no desayunar huevos, o si se debe comer fruta antes de entrenar. No tiene sentido que perdamos el tiempo en esto y que, después, nos cuestionemos algo que puede ser absolutamente intuitivo y natural. Nos falta confianza porque vivimos con miedo y todo esto solo nos asusta más, nos hace pensar que fallamos una y otra vez, y que los demás lo hacen bien y nosotros no. Creo que los esfuerzos de los profesionales de la salud en materia divulgativa deberían estar alineados, dirigidos contra las normativas que permiten que la industria alimentaria siga usando ingredientes que dañan nuestra salud y que se venden en todas las esquinas. Que cada uno comparta lo que desee, pero crear confusión y generar debates sobre, por ejemplo, cuántos huevos hay que comer a la semana es pernicioso. Cuando escucho cosas así, me viene a la mente una reflexión: ¿qué pensará de todo esto la señora Luisa, de sesenta y cinco años, que por fin ha conseguido dejar las galletas María remojadas en leche y desayunar una tortilla francesa? ¿Y Aitana, la chica de dieciocho años que cambió su bocadillo de pan de molde y crema de cacao por una tostada de pan de masa madre con aguacate y huevo duro? Seguramente dudan, y existe el riesgo de que vuelvan a lo que hacían, pero si la sociedad entera desayunara huevos, aguacate o salmón, no tendríamos los problemas de salud que existen en el mundo.

Los procesados estresan, los alimentos relajan

Cuantos más productos ultraprocesados estén presentes en tu día a día, menos espacio existirá para esos alimentos que nutren de verdad, y habrá más toxicidad, más disbiosis y ¡más estrés para ti! ¿Sabes cuánto le cuesta a tu organismo procesarlos, intentar deshacerse de ellos, combatir sus efectos y restaurarse de sus daños? Semanas, días, años, ¿una vida? Y por el camino, enfermamos.

Desplazar un plato de puré de verduras con pollo y boniato por un bocadillo de pan blanco con una loncha de embutido, un ramen, una pizza industrial o unos canelones congelados puede parecer algo inofensivo, pero para tu cuerpo es una forma de estrés porque no le das los nutrientes que necesita para funcionar y repararse, aumentas la inflamación intestinal y sistémica, le das un exceso de sodio, aditivos y grasas inflamatorias, y le obligas a realizar funciones inútiles que desgastan la energía que deberías usar para la actividad física o simplemente para sentirte bien y con fuerzas todo el día.

Lo último que quiero es que te estreses pensando ¿y qué voy a comer? Es verdad que cuantos más productos precocinados y procesados consumas, más te va a costar pasar a una dieta natural. Cuanto menos cocines, más esfuerzo te va a suponer, pero esto, en algún momento de tu vida, tiene que pasar. No se trata de eliminarlo todo para siempre y que no puedas hacer excepciones. Con un 30 por ciento de comida no saludable puedes vivir perfectamente bien. ¡Ánimo! Aquí tienes más ayudas.

Lista de la compra y ¡a la cocina!

Si eres capaz de priorizar tu alimentación y dedicarle unas horas a la semana, hazte con la lista de la compra —o parte de ella— que te muestro más abajo y cocina durante dos horas el fin de semana. Es lo que mejor me ha funcionado a mí, que tampoco tengo el tiempo que me gustaría para cocinar.

Practicar el *batch cooking* o dedicar un rato un día a la semana a cocinar para los próximos días es un gran paso para comenzar a preparar los táperes con anticipación y así iniciar una semana relajada con la mitad de la comida saludable hecha. Hay muchos consejos sobre este tema en internet, pero también puedes simplemente preguntarle a tu abuela una lista de recetas sencillas para hacer táperes y verás qué libro te hace.

Aquí tienes un ejemplo de lista de la compra para un menú antiestrés:

Verduras y hortalizas

- Espinacas
- Acelgas
- Kale
- Puerros
- Cebolla
- Ajo
- Espárragos
- Alcachofa
- Brócoli
- Calabacín
- Zanahoria
- Boniato, patata, plátano, yuca
- Pimiento rojo
- Setas (shiitake, portobello)
- Tomate natural o triturado

Frutas

- Plátano maduro y verde
- Kiwi
- Frutos rojos: arándanos, frambuesas, fresas, moras, cerezas
- Aguacate
- Uvas
- Cítricos (naranja, mandarina, lima, limón)

Frutos secos y semillas

- Almendras
- Anacardos
- Nueces (especialmente nueces de Brasil y nueces comunes)
- Semillas de calabaza
- Semillas de sésamo
- Semillas de girasol
- Semillas de lino y chía

Proteínas animales y pescados

- Huevos
- Pavo
- Pollo
- Salmón
- Caballa
- Atún
- Sardinas
- Anchoas
- Vísceras (como hígado)
- Mejillones y almejas

Proteínas vegetales

- Legumbres
- Tofu
- Tempeh
- Miso
- Setas

Cereales

- Avena integral
- Arroz integral
- Quinoa
- Trigo sarraceno
- Pan integral (idealmente de masa madre)

Otros alimentos funcionales

- Cacao puro (mínimo de un 85 por ciento) o en polvo sin azúcar
- Yogur natural entero (con fermentos vivos)
- Kéfir
- Té verde
- Té blanco
- Cúrcuma
- Canela
- Aceite de oliva virgen extra
- Aceitunas
- Alga kombu (opcional)
- Hierbas secas (albahaca, cilantro, eneldo)
- Agua mineral rica en magnesio (consultar etiqueta)

Importancia de la hidratación

La deshidratación es una forma poco reconocida de estrés fisiológico. Cuando el cuerpo no dispone de suficiente agua para mantener sus funciones básicas, se activa una respuesta de alarma que involucra al sistema nervioso y al eje HHA, elevando la secreción de cortisol. Esto puede manifestarse como fatiga, irritabilidad, dificultad para concentrarse o incluso despertares nocturnos provocados por un aumento temprano del cortisol o por la necesidad de orinar. Esta pérdida de agua se acentúa durante la noche debido a la respiración y la transpiración, por lo que muchas personas se despiertan sedientas o con ganas de ir al baño, señales claras de que llegaron deshidratadas al final del día.

En momentos de estrés emocional, la activación del SNS también envía señales a los riñones y a la vejiga, aumentando la producción de orina o haciendo que esta se vuelva más urgente. Varios estudios han demostrado que incluso estímulos como el miedo, el ruido o los pensamientos pueden alterar la diuresis (necesidad de orinar), sin haber aumentado la ingesta de líquidos. Esta reacción forma parte del sistema de alerta del cuerpo, pero cuando se vuelve crónica o no viene acompañada de una buena hidratación, a menudo altera el sueño, el metabolismo y la salud intestinal.

La buena noticia es que esta respuesta es modulable. Mantener una hidratación adecuada a lo largo del día, especialmente en las horas previas a dormir, ayuda a prevenir el aumento precoz del cortisol y mejorar la calidad del descanso. Además del agua, puedes apoyarte en alimentos ricos en agua como frutas, verduras y legumbres cocidas. Evita los refrescos azucarados o el exceso de sal, y limita el alcohol y la cafeína en la tarde-noche.

Sobre este tema me pareció interesante un estudio realizado por la Universidad de Valladolid (UVa), durante el curso 2022-2023, que exploró la relación entre el estado de hidratación y los niveles de ansiedad en estudiantes universitarias de Enfermería y Biomedicina. A través de un diseño observacional transversal con sesenta y cinco mujeres, los investigadores utilizaron dos herramientas validadas: el HSQ (*Hydration Status Questionnaire*) para estimar el balance hídrico diario y el STAI (*State-Trait Anxiety Inventory*) para medir los niveles de ansiedad. Se obtuvieron los siguientes resultados:

- Más del 90 por ciento de las estudiantes mostraban niveles de ansiedad muy elevados, tanto en ansiedad puntual (estado) como en ansiedad persistente (rasgo).

- El balance hídrico promedio fue negativo, con un déficit diario de líquidos de más de 330 mililitros, lo que indica que la mayoría no bebía suficiente agua.

- Las estudiantes con mayor ansiedad puntual mostraban un balance hídrico aún más negativo, lo que sugiere que, a mayor ansiedad, peor hidratación.

- Además, se observó una mayor ingesta de café entre quienes tenían niveles muy altos de ansiedad puntual, y una menor ingesta de infusiones de hierbas en aquellas con ansiedad persistente elevada.

La combinación de ingesta insuficiente de agua, exceso de cafeína y estrés sostenido puede agravar aún más la ansiedad y generar un círculo vicioso difícil de romper. Por ello, los autores subrayan la importancia de educar sobre hábitos sencillos pero eficaces, como:

- Aumentar la ingesta diaria de agua y líquidos saludables (infusiones, caldos, frutas ricas en agua).

- Reducir el consumo excesivo de café, especialmente en personas con ansiedad activa.

- Incluir el estado de hidratación como un aspecto que revisar en el abordaje de la salud mental.

Comienza el día con una buena hidratación, no con un café, y bebe entre comidas agua mineralizada, no de baja mineralización (a no ser que tengas condiciones especiales de salud que te lo impidan). Si quieres, añade un poco de sal marina o agua de mar para aportar más sales minerales. Además, hidrátate con caldos, frutas y verduras e infusiones no diuréticas.

Menú antiestrés

Veamos un ejemplo de menú antiestrés teniendo en cuenta los nutrientes y alimentos que nos interesan, la hidratación y los ritmos circadianos:

Antes del desayuno (hidratación al despertar):

- Un vaso de agua tibia con zumo de limón + pizca de sal marina.
- Una infusión de rooibos o melisa.

Desayuno:

- 1-2 tostadas de pan de espelta integral (masa madre) con:
  Aguacate + semillas de chía y cáñamo.
  1-2 huevos ecológicos a la plancha o al gusto, o sardinas en conserva.

- Yogur natural o kéfir con:
  Arándanos y frambuesas.
  1 cucharada de lino molido + canela y cúrcuma.

- **Hidratación:** Botella de agua de 750 ml con agua de mar o caldo vegetal frío con limón.

Comida:

- *Bowl* de boniatos asados, legumbres y tartar de salmón; caballa a la plancha, o conserva con verduras al dente, brócoli, calabacín y zanahoria (*batch cooking*) + espinacas frescas.

- Aguacate, pipas de calabaza.

- AOVE, limón, cúrcuma y pimienta.

- Un puñado de arándanos y frambuesas con una onza de chocolate negro.

- **Hidratación:** Taza de té verde o infusión relajante.

Cena

- Crema templada de calabaza y puerro (pipas de girasol o nibs de cacao + AOVE y cúrcuma) o taza de caldo de huesos o verduras.

- Pavo, merluza o tortilla con espinacas.

- Patata cocida y enfriada (almidón resistente).

- Kéfir con nibs de cacao y granada.

- **Hidratación:** Vaso pequeño de agua.

Es suficiente con preparaciones muy sencillas, lo importante es que aporten nutrientes. No importa si repites menú varios días. Es lo que se ha hecho toda la vida en casa cuando no había acceso a tanta comida precocinada.

Como mencioné antes, es común encontrar déficits nutricionales en los pacientes que veo en consulta. Casi todos tienen estrés crónico y consultan por los efectos del cortisol en su organismo durante años. La mayoría acude porque no pueden sobrellevar más sus síntomas digestivos, y otros, porque tienen enfermedades autoinmunes o metabólicas como resistencia a la insulina, hígado graso, sobrepeso y obesidad. Pero, independientemente del diagnóstico, todos tienen cierto grado de inflamación, cansancio y falta de motivación para cambiar de hábitos. Todos estos síntomas y desequilibrios son debidos al estrés, pero también a la falta de nutrientes que tienen a causa de todo lo que hemos comentado antes, y es necesario optimizar el estado nutricional después de resolver los problemas digestivos.

De hecho, nutrientes como el magnesio, las vitaminas del complejo B, el zinc, la vitamina D3, los ácidos grasos omega-3 y las proteínas suelen estar en déficit en personas con estrés crónico, los mismos que se necesitan para una salud óptima del sistema nervioso.

En algunos casos, podemos iniciar una suplementación con nutrientes mientras se van recuperando los ritmos circadianos y se pone en marcha el plan de antídotos contra los estresores de cada uno, como explicaba en el capítulo anterior. Todo depende de cada caso.

Asimismo, contamos con plantas maravillosas llamadas adaptógenos y que podemos utilizar como terapias complementarias para equilibrar los niveles de cortisol.

Recuerda que el estrés puede ser agudo (de corta duración) o crónico (llevar años con él), y en función de cada caso, podemos apoyarnos de diferentes maneras en el abordaje terapéutico. No existe un protocolo único, todos los suplementos nutricionales se deben adaptar a cada individuo, y que sean naturales no significa que se puedan tomar de forma indiscriminada y sin valorar la calidad, las dosis, las interacciones y los posibles efectos adversos, que también los hay, aunque sean pocos y sin riesgo para la vida como sucede con muchos fármacos.

Qué son los adaptógenos y cómo ayudan a combatir el estrés

Los adaptógenos son compuestos naturales, principalmente extractos de plantas u hongos, que aumentan la capacidad del organismo para adaptarse al estrés y restaurar el equilibrio interno. A diferencia de otros suplementos, su acción no es específica: no combaten un solo síntoma, sino que mejoran la resistencia general frente a múltiples tipos de estrés físico, emocional o ambiental.

Actúan principalmente a través de la modulación del eje HHA, ayudando a reducir el cortisol cuando está elevado, pero también estimulando su producción si está demasiado bajo. Además, normalizan funciones fisiológicas sin generar dependencia ni efectos secundarios.

Los adaptógenos son reguladores de la homeostasis (equilibrio). De este modo, si el cortisol está bajo por la mañana, como sucede con el estrés crónico, los adaptógenos pueden generar una leve activación del eje HHA y preparar el organismo para enfrentarse a situaciones más intensas; por el contrario, lo reducen en casos de estrés agudo o nivelan los picos de cortisol fuera de la curva normal circadiana.

Varios estudios clínicos han demostrado que adaptógenos como la ashwagandha, la rodiola o el eleuterococo reducen la ansiedad, mejoran el rendimiento cognitivo, aumentan los niveles de serotonina y disminuyen el agotamiento. Su acción multifactorial se relaciona también con efectos antioxidantes, antiinflamatorios y de protección neuronal. Por su perfil seguro y su capacidad de equilibrar el cuerpo sin forzarlo, los adaptógenos son una gran herramienta para el manejo del estrés crónico.

¿Cómo actúan los adpatógenos?

Los adaptógenos actúan a varios niveles fisiológicos:

- Reducen la inflamación, incluso la intestinal, al modular la producción de citoquinas proinflamatorias.

- Mejoran la producción y el uso de energía a nivel celular, al influir en la función mitocondrial.

- Regulan las hormonas como el cortisol en el caso de la ashwagandha, la rodiola y el reishi, o las hormonas sexuales, como el estrógeno o la testosterona, en el caso de la maca.

- Modulan neurotransmisores, como el GABA (induce relajación) o la serotonina (mejora el bienestar emocional), especialmente con plantas como la gotu kola o la bacopa.

- Su eficacia también depende en gran medida de una microbiota intestinal equilibrada, ya que muchas de sus sustancias activas se transforman gracias a la acción de las bacterias intestinales.

*Ashwagandha (*Withania somnifera*)*

Uno de los adaptógenos más utilizados para equilibrar el cortisol es la ashwagandha, tradicionalmente empleada en la medicina ayurvédica para restaurar la vitalidad. Múltiples estudios clínicos han demostrado su eficacia para reducir el estrés, la ansiedad y los niveles de cortisol, a la vez que aumenta la serotonina. En modelos animales ha mostrado efectos ansiolíticos, antidepresivos e inmunomoduladores y neuroprotectores.

El mecanismo de acción de la ashwagandha para aliviar el estrés y la ansiedad implica diversos mecanismos de acción:

- Varios estudios sugieren que actúa a través del eje HHA para reducir los niveles de cortisol. Uno en concreto halló una reducción en el cortisol matutino en el 64 por ciento de los participantes que consumieron extracto de raíz de ashwagandha.

- Además de reducir el cortisol, el consumo de extracto de raíz de ashwagandha se asocia a un aumento en los niveles de serotonina.

- Como adaptógeno, aumenta la capacidad del organismo para adaptarse a los factores estresantes ambientales y disminuye el daño causado por dichos factores.

- Los efectos antiinflamatorios de la ashwagandha podrían contribuir a su actividad ansiolítica y a aliviar el estrés.

- Está indicada especialmente para personas con ansiedad o agotamiento. Sin embargo, dosis altas por la mañana podrían causar anhedonia (falta de motivación).

Aunque la ashwagandha es uno de los suplementos más populares y que mejores resultados ofrece en diferentes cuadros de estrés (en mi caso, es uno de los que más utilizo), es importante saber que no todos los suplementos de ashwagandha tienen la concentración que es eficaz de acuerdo con la evidencia científica.

La mayoría de los suplementos de ashwagandha están estandarizados al 5 por ciento de withanólidos, que son los compuestos activos responsables de sus efectos adaptógenos. Esto significa que, por cada 100 miligramos de extracto, solo 5 miligramos son principios activos. Por eso, la dosis recomendada suele ser de 300 a 600 miligramos al día, lo que aporta entre 15 y 30 miligramos de withanólidos, que son las dosis efectivas.

Los suplementos de ashwagandha de calidad Shoden® (forma patentada y altamente concentrada de extracto de esta planta) están estandarizados un 35 por ciento de glicósidos withanólidos, es decir, contienen 35 miligramos de withanólidos por cada 100 miligramos de extracto. Esto significa que con solo de 120 a 240 miligramos de Shoden® al día, se alcanzan o incluso superan los mismos niveles de principios activos que con extractos tradicionales en dosis más altas.

La eficacia de la ashwagandha depende tanto de la dosis como del tipo de extracto y su estandarización en withanólidos. La evidencia científica muestra que:

- 21 miligramos de withanólidos al día (por ejemplo, con 120 miligramos de Shoden® al 35 por ciento) han demostrado ser eficaces para mejorar el sueño, regular el cortisol y estimular el sistema inmunitario.

- 12,5-30 miligramos de withanólidos diarios se consideran un rango eficaz para reducir el estrés, la ansiedad y la inflamación, con extractos de entre el 2,5 y el 5 por ciento de concentración.

- Importante: No todos los suplementos indican el porcentaje de withanólidos. Para elegir correctamente, hay que fijarse en el extracto estandarizado y su concentración. Por ejemplo, 150 miligramos de Shoden® (35 por ciento) equivalen a más de 50 miligramos de withanólidos, una dosis potente con buena evidencia clínica. Por este motivo, suelo recomendar este extracto a mis pacientes para así saber la dosis que estamos utilizando y valorar sus efectos.

Dosis recomendada: 150-300 miligramos/día en extracto estandarizado Shoden® con 35 por ciento de withanólidos.

Precauciones y posibles interacciones de la ashwagandha

Aunque la mayoría de las personas toleran bien la ashwagandha, es importante tener en cuenta algunas precauciones:

- Tiene actividad GABA-mimética, lo que significa que podría potenciar los efectos sedantes de los fármacos que actúan sobre el sistema GABA, como las benzodiacepinas, los antiepilépticos o algunos antidepresivos.
- A veces también presenta efectos sinérgicos con medicamentos antihipertensivos, reduciendo aún más la presión arterial.

- En personas sensibles, pueden producirse reacciones alérgicas leves, molestias digestivas o somnolencia.
- No está recomendada su toma durante el embarazo y la lactancia sin supervisión médica.

Por otra parte, la ashwagandha está contraindicada en personas con hipertiroidismo. Por todo ello, se aconseja consultar con un profesional de la salud antes de iniciar su uso, especialmente si se están tomando otros medicamentos o existen condiciones crónicas.

*Rodiola (*Rhodiola rosea*)*

Se ha demostrado que el extracto estandarizado de *Rhodiola rosea* es efectivo para reducir la fatiga y mejorar la concentración y el rendimiento mental, especialmente en situaciones de agotamiento físico y mental. Además, en estudios con animales ha prevenido el aumento de cortisol inducido por estrés.

Contiene polifenoles, que también reducen la inflamación intestinal, lo que a su vez modula la respuesta sistémica al estrés. Es ideal para mejorar la energía, la concentración y la resistencia física y mental, especialmente en fases de fatiga con cortisol bajo.

Dosis recomendada: 200-400 miligramos/día, en extracto con 3 por ciento de rosavinas.

Schisandra chinensis

Planta tónica usada tradicionalmente en la medicina china, conocida por aumentar la resistencia física y mental, reducir el agotamiento y mejorar el enfoque. Sus bayas y semillas han mostrado efectos estimulantes y antifatiga en estudios preclínicos. Dosis recomendada: 500-2.000 miligramos/día, en una o dos tomas, según la concentración del extracto. Se suele usar extracto estandarizado al 1-3 por ciento en schisandrinas, que son sus principales compuestos activos. Evitar por la noche si hay sensibilidad a su efecto ligeramente estimulante.

Ginseng siberiano (Eleutherococcus senticosus)

Este adaptógeno ha demostrado ser útil en personas con fatiga leve y debilidad, pues aumenta su rendimiento físico y mental. Mejora el enfoque y la capacidad de trabajo bajo presión.

A nivel fisiológico, se ha observado que disminuye la hiperactividad del SNS y de las glándulas suprarrenales, al tiempo que estimula el tono parasimpático, lo que favorece una recuperación más eficiente tras el estrés.

Debe estar estandarizado al menos al 0,8 por ciento en eleuterósidos B y E, que son sus compuestos bioactivos más estudiados. Evitar por la noche para no interferir con el sueño. Dosis recomendada: 300-1.200 miligramos/día, repartidos en una o dos dosis.

Reishi (Ganoderma lucidum)

Este hongo medicinal, de uso milenario, tiene efectos inmunomoduladores, ansiolíticos y antiinflamatorios. Se ha observado que regula el cortisol, actuando tanto cuando está elevado (como en fases de ansiedad y nerviosismo) como cuando está demasiado bajo (fatiga crónica o burnout). Además, influ-

ye positivamente sobre el sistema GABA, promoviendo la relajación y mejorando la calidad del sueño.
Dosis recomendada: 500-1.500 miligramos/día en extracto estandarizado con mínimo 30-40 por ciento de polisacáridos.

Brahmi *(Bacopa monnieri)*

Adaptógeno y nootrópico (sustancia que mejora la función cognitiva) que mejora la memoria y la concentración y reduce la ansiedad. Modula la serotonina y apoya el sueño, por lo que es muy útil en contextos de estrés académico o mental sostenido.
Dosis recomendada: 300-600 miligramos/día, en extracto con 50 por ciento de bacósidos.

Gotu kola *(Centella asiatica)*

Planta tónica cerebral que influye sobre el sistema GABA, reduce la ansiedad y mejora la claridad mental. Suele combinarse con bacopa para potenciar sus efectos sobre la función cognitiva y la regulación emocional.
Dosis recomendada: 250-500 miligramos/día en extracto seco o infusión.

Maca *(Lepidium meyenii)*

Raíz andina que actúa suavemente sobre el eje neuroendocrino. Mejora el estado de ánimo, regula el sistema hormonal y puede aumentar la motivación en personas que sufren apatía asociada al estrés. Tiene un ligero efecto sobre la dopamina.
Dosis recomendada: 1-3 gramos/día de raíz en polvo o cápsulas.

Lo que debes saber antes de usar adaptógenos

- **No son una solución mágica:** Funcionan mejor cuando se acompañan de buenos hábitos de vida (alimentación, descanso, ejercicio, conexión emocional).
- **La respuesta es individual:** Cada cuerpo reacciona diferente, por lo que puede ser útil probar adaptógenos de forma individual antes de combinar varios.
- **Son un gran aliado:** Sobre todo en fases de fatiga, ansiedad, desregulación hormonal o dificultades para adaptarse a cambios o situaciones exigentes.

Otros nutrientes y suplementos interesantes

Glicina

Es un aminoácido y neurotransmisor inhibidor que actúa de forma calmante sobre el sistema nervioso central. Varios estudios han demostrado que su suplementación puede reducir los niveles de cortisol tras situaciones de estrés agudo, además de mejorar la calidad del sueño. Estos efectos la convierten en un aliado natural para la recuperación del sistema nervioso tras una jornada exigente o un pico de estrés emocional. Tomada antes de dormir, también favorece el descanso profundo y reparar el eje HHA.

Fosfatidilserina

Es un fosfolípido (grasa protectora) presente en las membranas de las neuronas que juega un papel fundamental en la comunicación celular del cerebro. Su suplementación ha mostrado efectos positivos en la regulación de la respuesta al estrés, sobre todo al reducir los picos de cortisol inducidos por el ejercicio intenso o el estrés físico crónico. Por eso, es especialmente útil en personas deportistas, con sobrecarga laboral o sometidas a altas exigencias cognitivas como, por ejemplo, la preparación de oposiciones o que se hallen en una época de exámenes y de estrés crónico. También protege frente al deterioro cognitivo asociado al estrés crónico en adultos mayores.

Mioinositol

Es un azúcar natural que participa en la señalización de neurotransmisores como la serotonina y la dopamina. Se ha demostrado que ayuda a reducir los picos de cortisol, sobre todo en personas con ansiedad, síndrome premenstrual, trastornos hormonales o síndrome de ovario poliquístico (PCOS). Al mejorar la sensibilidad a la insulina y equilibrar el sistema nervioso, el mioinositol aumenta la resiliencia al estrés y mejora el bienestar emocional en las mujeres con desequilibrios hormonales o trastornos del estado de ánimo.

Como dije antes, no recomiendo tomar ninguno de estos suplementos sin asesoría profesional porque, como has visto, actúan a diferentes niveles, algunos calman, otros activan... y primero necesitas analizar de forma individualizada tu propio contexto y decidir correctamente la mejor suplementación para ti, sobre todo si tienes alguna medicación.

Lo que sí puedes tomar a lo largo del día, y así de paso favorecer la hidratación, es cualquiera de las siguientes infusiones (revisa siempre posibles interacciones si te medicas):

Infusiones calmantes

- Manzanilla
- Pasiflora
- Melisa
- Tila
- Lavanda
- Hinojo (digestiva y relajante)
- Rooibos (rico en antioxidantes, sin excitantes)
- Menta (si hay digestión lenta o ansiedad digestiva)
- Valeriana (solo para casos puntuales de insomnio severo)
- Amapola de California (combinada para insomnio con ansiedad)

Tabla de adaptógenos y suplementos según el tipo de disfunción del cortisol (guía profesional)

De acuerdo con todo lo señalado antes, resumo aquí una guía práctica de suplementación que espero sea utilizada por los profesionales para proporcionarte lo que necesitas según tu caso.

Objetivo	Adaptógenos y suplementos recomendados
Regulación general del cortisol	Ashwagandha, rodiola, fosfatidilserina, cordyceps, schizandra, eleuterococo.
Cortisol alto (estrés, ansiedad, insomnio, inflamación)	Ashwagandha, rodiola, fosfatidilserina, glicina, L-teanina, magnesio, omega-3, vitamina C, holy basil, cordyceps, escutelaria, magnolia, bacopa, *Mimosa pudica*, jujube, amapola de California.

Objetivo	Adaptógenos y suplementos recomendados
Cortisol bajo (fatiga, apatía, hipotensión, niebla mental)	Ginseng coreano, rodiola (en dosis bajas), eleuterococo, cordyceps, schizandra, ashwagandha, regaliz, maca.
Cortisol elevado tras ejercicio o por inflamación	Fosfatidilserina, omega-3 (EPA/DHA), vitamina C, holy basil, glicina, magnesio, curcumina.

Otros suplementos con acción sobre el estrés y el cortisol

Además de los adaptógenos y de los nutrientes que he mencionado anteriormente, existen suplementos clave que, por su composición nutricional o su acción sobre el sistema nervioso, ayudan a regular el cortisol, mejorar el sueño y optimizar la respuesta fisiológica al estrés. Aunque los consumamos en la dieta, pueden agotarse por el estrés crónico y porque muchas veces no podemos asimilarlos por completo. A menudo, para salir de la «zona de riesgo» uso algunos de estos suplementos y los resultados son sorprendentes.

Magnesio
Mineral esencial para más de trescientas reacciones bioquímicas, muchas de ellas relacionadas con el sistema nervioso. Reduce la excitabilidad neurológica, mejora el sueño, modula el GABA y favorece la relajación muscular y mental.

Dosis recomendada: 200-400 miligramos/día (formas biodisponibles como bisglicinato o citrato).

Es importante elegir bien el tipo de magnesio y su formulación según el objetivo terapéutico, ya que no todas las formas se absorben igual ni actúan del mismo modo en el organismo. Cuando el propósito es reducir el estrés, calmar el sistema nervioso y mejorar el descanso, las formas más eficaces son aquellas que se absorben bien y que tienen un efecto más relajante.

Entre las más recomendadas se encuentran el bisglicinato de magnesio (o magnesio bisglicinato), por su excelente biodisponibilidad y su acción combinada con la glicina, un aminoácido calmante; el taurinato de magnesio (o magnesio taurina) que, además de regular el sistema nervioso, protege el corazón, apoya el hígado y modula la respuesta al estrés, y el magnesio malato (o ácido málico con magnesio), ideal si hay fatiga crónica o agotamiento físico, ya que favorece la producción de energía celular.

Existen fórmulas en el mercado que contienen estos compuestos de magnesio de forma aislada o mezcla de algunos de ellos. Una fórmula que tenga magnesio con taurina, magnesio bisglicinato y magnesio malato en la misma cápsula es una excelente alternativa para poder conseguir un efecto relajante físico y mental, aparte de favorecer los síntomas del agotamiento o fatiga.

Otra opción que recomiendo con frecuencia es tomar el magnesio liposomal, ya que es una vía rápida de mejorar la función neuromuscular, reducir el estrés, calmar el sistema nervioso y favorecer el sueño, gracias a su absorción superior y sin producir molestias digestivas.

En personas con problemas digestivos (como inflamación intestinal, disbiosis, permeabilidad, poco ácido gástrico o mala absorción), es frecuente que los suplementos en cápsulas o comprimidos no se absorban bien. Esto se debe a que los nutrientes deben atravesar todo el proceso digestivo: estómago, enzimas, bilis, microbiota intestinal y, finalmente, el hígado, donde gran parte de la sustancia puede degradarse antes siquiera de llegar a la sangre. Este recorrido no solo ralentiza la absorción, sino que reduce de manera considerable la cantidad de nutrientes que realmente llega a las células.

Por eso, a este tipo de pacientes les recomiendo tomar varios nutrientes en forma de liposomas, ya que esta tecnología lleva el nutriente a la célula de un modo muy diferente. Los liposomas están formados por fosfolípidos, compuestos similares a las membranas de nuestras células, que son resistentes a los jugos gástricos y las enzimas digestivas. Esto protege el nutriente encapsulado (como el magnesio, la vitamina C y las vitaminas del complejo B) durante su paso por el sistema digestivo. Una vez en el intestino delgado, los liposomas pueden absorberse directamente a través de varias rutas y, ya dentro del cuerpo, liberan su contenido a nivel intracelular (dentro de nuestras células) de manera inteligente, facilitando que el magnesio llegue justo donde se necesita.

En esta forma liposomal también podemos tomar la cúrcuma sin necesidad de añadir pimienta y otros nutrientes interesantes.

Vitaminas del complejo B

En casos de estrés crónico, recomiendo tomar un complejo B completo, ya que las vitaminas del grupo B actúan sinérgicamente y es más efectivo administrarlas en conjunto. Estas vitaminas participan en numerosas funciones relacionadas con el sistema nervioso, la producción de energía, la síntesis de neurotransmisores y la regulación del estado de ánimo.

- **B1 (tiamina):** Esencial para el metabolismo energético y la función nerviosa.

- **B2 (riboflavina):** Participa en la producción de energía y en la función de las mitocondrias.

- **B3 (niacina):** Importante para la salud cerebral y la síntesis de serotonina.

- **B5 (ácido pantoténico):** Clave en la producción de cortisol en las glándulas suprarrenales.

- **B6 (piridoxina):** Necesaria para la síntesis de GABA, serotonina y dopamina.

- **B7 (biotina):** Importante para el metabolismo de ácidos grasos y aminoácidos.

- **B9 (ácido fólico) y B12 (cobalamina):** Esenciales para la metilación, la síntesis de neurotransmisores y la salud emocional. La metilación es una función fundamental para la regulación de genes, la desintoxicación hepática, la síntesis de neurotransmisores, la producción de energía y el equilibrio hormonal. Una buena metilación es clave para eliminar correctamente el exceso de catecolaminas, como la adrenalina y la noradrenalina. Estas sustancias se producen en mayor cantidad en situaciones de estrés, y si no se degradan adecuadamente, pueden generar efectos como irritabilidad, ansiedad, insomnio o agotamiento.

- Es importante que estas vitaminas se encuentren en su forma activa (metilada) o en forma liposomal, ya que la encapsulación liposomal permite que el torrente sanguíneo las absorba directamente, sin depender de los mecanismos del estómago y de los transportadores intestinales, asegurando una mejor biodisponibilidad y entrega a nivel celular.

Melatonina

Es la hormona que regula el ciclo sueño-vigilia y ya sabes cómo cuidarla. Si vivimos respetando los ritmos circadianos, nos exponemos al sol de día, creamos un ambiente de oscuridad por la noche y tomamos alimentos ricos en triptófano, no tendremos problemas con su producción. No actúa directamente sobre el cortisol, pero mejorar el descanso nocturno es clave para reducir el estrés acumulado.

Además de regular el sueño, la melatonina también es un potente antioxidante con efectos antiinflamatorios y beneficios para el sistema inmunitario. Se forma a partir del triptófano y su producción disminuye con la edad.

Para que sea eficaz, debe tomarse siempre a la misma hora, idealmente por la noche, y nunca como sustituto de buenos hábitos de sueño. Las dosis superiores a 2 miligramos suelen requerir receta en Europa y deben ajustarse al cronotipo individual. Su uso sin control y a horas incorrectas puede alterar más el reloj interno que ayudarlo.

Existen formas de liberación prolongada con cubiertas gastrorresistentes para que se liberen poco a poco durante la noche, ayudando a evitar despertares nocturnos. Pero no olvides que muchos despertares son debidos al cortisol y no a la falta de melatonina.

Dosis recomendada: 0,5-3 miligramos, 30-60 minutos antes de acostarse, cada noche a la misma hora.

GABA (ácido gamma-aminobutírico)

Este neurotransmisor inhibidor induce a la calma y facilita el sueño. Su eficacia como suplemento depende de su capacidad para atravesar la barrera hematoencefálica, pero algunas personas consiguen beneficios en la relajación y el sueño. La mejor forma de obtenerlo es a través de su producción en el intestino por parte de la microbiota.

Otra vía para beneficiarnos del efecto relajante del GABA es la progesterona, una hormona femenina que se fabrica durante la ovulación y que potencia el efecto del GABA, gracias a su metabolito alopregnanolona (sustancia que se produce a partir de la progesterona) que tiene un efecto ansiolítico natural, ya que se une a los receptores GABA en el cerebro.

Cuando disminuyen los niveles de progesterona (como antes de la menstruación o en la menopausia, o en mujeres que tienen problemas con la ovulación), también baja la alopregnanolona, lo que puede generar más estrés, insomnio e irritabilidad. Si este es tu caso, primero resuelve el desequilibrio hormonal para que puedas activar la actividad GABA y relajarte de manera natural.

Algunos suplementos contienen una mezcla de GABA, ashwagandha, magnesio y vitamina B6, una combinación muy interesante para mejorar el descanso nocturno y relajar el sistema nervioso en épocas de estrés aumentado.

Dosis recomendada: 100-300 miligramos/día.

Triptófano

Aminoácido esencial y precursor directo de la serotonina y la melatonina. Mejora el estado de ánimo, regula el apetito y favorece el sueño. Suplementarlo puede interferir positivamente en el estado de ánimo, calmar la ansiedad, regular el hambre emocional y favorecer el descanso. Además, presenta beneficios para la microbiota intestinal, ya que algunas bacterias intestinales lo utilizan para producir indoles, compuestos que refuerzan la barrera intestinal, reducen la inflamación y modulan la inmunidad.

Sin embargo, en personas con inflamación intestinal o sistémica, su metabolismo a veces se desvía hacia otro camino y, en lugar de fabricar serotonina, producen compuestos neurotóxicos como el quinurenato o ácido quinurénico. Esta vía del tiptófano se activa y aumenta en condiciones de estrés, inflamación o disbiosis. Aunque este ácido tiene algunas funciones neuroprotectoras, en exceso a veces altera el equilibrio del sistema nervioso y está implicado en trastornos como la depresión o la niebla mental. Por eso, en estos casos, no se recomienda usar triptófano sin antes tratar la inflamación, ya que podría empeorar los síntomas o tener efectos adversos.

Dosis recomendada: 250-500 miligramos/día, preferiblemente por la noche.

L-teanina

Es un aminoácido presente en el té verde con efectos calmantes y reguladores del sistema nervioso. Su estructura similar al glutamato le permite actuar sobre los receptores de este neurotransmisor, lo que favorece la relajación sin causar somnolencia. Diferentes estudios han demostrado que dosis de 200 miligramos al día pueden reducir el estrés, mejorar la calidad del sueño y potenciar funciones cognitivas como la memoria y la fluidez verbal, especialmente en personas con niveles bajos de rendimiento o alto estrés. Incluso en dosis menores, combinada con magnesio y adaptógenos como la rodiola, ha mostrado beneficios en personas con estrés crónico y alteraciones del sueño. Dosis recomendada: 100-200 miligramos/día, idealmente con una pequeña cantidad de cafeína.

Vitamina C (ácido ascórbico)

La vitamina C no solo es un potente antioxidante, sino que también juega un papel clave en la salud mental y en la respuesta al estrés. Está altamente concentrada en el cerebro, sobre todo en regiones como el hipocampo y la corteza frontal, y participa en la síntesis de neurotransmisores como la dopamina, la serotonina, la noradrenalina y la acetilcolina.

Numerosos estudios han comprobado que la deficiencia de vitamina C se asocia con ansiedad, depresión, alteraciones del sueño y deterioro cognitivo. Su suplementación ha mostrado efectos ansiolíticos y antidepresivos tanto en modelos animales como en humanos, en parte por su acción sobre el eje HHA, donde contribuye a regular el cortisol y la respuesta al estrés.

Además, al proteger al cerebro del daño oxidativo y reducir la inflamación, la vitamina C se considera un nutriente neuroprotector.

Para personas con sensibilidad digestiva o problemas en la mucosa gástrica, es recomendable optar por formas de vitamina C menos irritantes, como las liposomales o las *buffered* (tamponadas, como el ascorbato de calcio). Dado que el ácido ascórbico es, por naturaleza, un compuesto ácido, a veces causa molestias estomacales en algunas personas cuando se toma en dosis altas. Las fórmulas liposomales ofrecen, además, una mayor absorción y biodisponibilidad, mientras que las tamponadas son más suaves para el estómago y mejor toleradas en casos de gastritis o sensibilidad digestiva. Dosis recomendada: 500-2.000 miligramos/día, preferiblemente repartidos en varias tomas.

Probióticos

Los probióticos y los psicobióticos (cepas específicas de probióticos y prebióticos que tienen la capacidad de mejorar la salud mental) ayudan a reducir el estrés gracias a su capacidad para modular el eje intestino-cerebro. Lo hacen actuando sobre el eje HHA, disminuyendo el cortisol, regulando la respuesta inflamatoria y favoreciendo la producción de neurotransmisores clave como el GABA, la serotonina y la acetilcolina. Además, influyen en el sistema inmunitario y promueven la liberación de ácidos grasos de cadena corta, que fortalecen la barrera intestinal y cerebral.

Existen estudios que han identificado cepas con efectos ansiolíticos, antidepresivos y neuroprotectores, que actúan modulando tanto la microbiota intestinal como los niveles de cortisol y neurotransmisores implicados en la respuesta al estrés. Entre las cepas con mayor respaldo en la literatura científica reciente, destacan:

- *Lactiplantibacillus plantarum* **D-9**: Ha demostrado aliviar comportamientos similares a la ansiedad y la depresión en ratones sometidos a estrés crónico, modulando el metabolismo del triptófano y la microbiota intestinal.

- *Lactobacillus helveticus* y *Bifidobacterium longum*: Su uso combinado reduce la hipersensibilidad visceral inducida por el estrés y mejora la respuesta del eje HHA.

- **_Lactobacillus paracasei_ HII01:** En humanos con fatiga, redujo significativamente los niveles de cortisol en saliva, lo que sugiere que calma el eje HHA.

- **_Bifidobacterium longum subsp. infantis_ CCFM687:** En modelos animales, mejoró el estado de ánimo, reguló el eje HHA y favoreció una microbiota más diversa y funcional.

Antes de utilizar cualquier probiótico, es fundamental asegurarse de que se ha abordado previamente la disbiosis intestinal, ya que los beneficios de estas cepas solo se manifiestan cuando existe un cierto equilibrio en el conjunto de la microbiota. En casos de inflamación intestinal, SIBO, infecciones digestivas u otros desequilibrios, el uso indiscriminado de probióticos puede no solo empeorar los síntomas digestivos como hinchazón, gases o molestias abdominales, sino también afectar negativamente al estado de ánimo debido a la estrecha conexión entre intestino y cerebro. Por ello, siempre se recomienda una evaluación profesional antes de iniciar su uso.

Tener un intestino y una microbiota saludables, sumado a una alimentación natural rica en alimentos probióticos (fermentados), prebióticos (fibras, almidón resistente, polifenoles, triptófano, ácidos grasos omega-3), es la clave para que las bacterias intestinales realicen todas sus increíbles funciones, incluido sostener un buen funcionamiento nervioso, ayudarnos a reducir el impacto del estrés, y apoyar nuestra inmunidad y metabolismo.

Espero que, tras conocer esta información, no quieras comenzar a tomar todos estos suplementos. Mi intención es que sepas que el estrés se puede abordar de forma natural, primero cambiando nuestros hábitos de vida y después con el apoyo de lo que la naturaleza nos proporciona a través de los suplementos nutricionales.

Lo último que quiero, después de lo que he intentado transmitirte en este libro sobre la importancia de sanar, de reconectar con nosotros mismos, de priorizarnos y de cuidarnos antes que a cualquier otra criatura, es que intentes solucionarlo todo con pastillas, aunque sean naturales.

Mi intención es mostrarte que existe el camino de la salud natural que comienza contigo, con el autocuidado, y cómo nuestros esfuerzos por cambiar poco a poco nuestros hábitos pueden complementarse con herramientas como los suplementos nutricionales y otras terapias que, bien utilizados y con acompañamiento profesional, te ayudan a evitar el uso de medicamentos o la cronificación de los síntomas del estrés.

Los suplementos nutricionales no son la base, sino un apoyo. Lo esencial sigue siendo tu forma de vivir, respirar, dormir, moverte, nutrirte y hablarte. Desde ahí, todo lo demás puede sumar.

Nos acercamos al final, y siento que he dicho muchas cosas..., pero aún tengo el impulso de seguir hablándote. Quizá porque quiero asegurarme de que este libro no sea uno más, que no quede olvidado en una estantería. Me gustaría haber conseguido que te sientas identificado en uno o varios apartados y que te haya resonado lo suficiente para comenzar un cambio, cualquiera.

Para cerrar, quiero hablarte de otras herramientas, de profesionales y de terapias que me ayudaron a transformar mi estrés crónico desde la raíz, me acompañaron en el viaje a sanar mis heridas más profundas sin juicio y a dar pasos de gigante hacia el reencuentro más importante: el reencuentro conmigo misma. Con la que soy hoy. Con la que siempre fui pero que estoy comenzando a conocer y recuperar.

Lo que vas a leer a continuación es solo mi experiencia personal. No es una recomendación ni un consejo. Es un intento de compartir lo inexplicable y, a la vez, lo que más sentido le ha dado a mi vida.

15
El proceso

Después de este recorrido, espero que sientas que has regresado a tu casa, a tu cuerpo, que te hayas reconciliado con él y confíes más en su poder, que por un momento lo veas absolutamente perfecto, le agradezcas todo lo que hace por ti, le reconozcas sus esfuerzos por estar mejor, afrontando las dificultades que ha tenido, le rindas un homenaje por su resistencia y, por fin, comiences a hablarle bien, sin juzgarlo, amándolo y honrándolo.

Existen muchos tipos de terapias, terapeutas y experiencias que pueden facilitar este reencuentro. En mi caso, para volver a llegar a mí, a reconocerme como un ser precioso y único, válido, merecedor, capaz, vulnerable y fuerte (como eres tú), he necesitado muchas sesiones de psicoterapia, hipnosis y terapia asistida con psicodélicos (nuevas herramientas de la psiquiatría moderna) de la mano de profesionales increíbles que me han acompañado de forma impecable para ayudarme a salir de un lugar oscuro donde me negaba a mí misma. Antes de todo esto, estabilicé mi organismo, salí de la zona de riesgo y, progresivamente, he ido mejorando de un modo increíble a pesar de los diagnósticos que me llevaron a buscar ayuda y que me demostraron que el estrés crónico seguía haciendo estragos en mi vida. Pero cuando caminas hacia tu reencuentro, cuando al fin conectas contigo mismo, entonces, cuidar de ti y poner en práctica todo esto que sabemos es sencillo, pues se hace desde la intuición y sin esfuerzo. Por eso es importante que hablemos del proceso.

Ese proceso, que no es lineal, que sube y baja, que a veces duele y otras te da felicidad, que en ocasiones se frena o bloquea pero inevitablemente avanza, es el proceso de reconectar contigo, con esa luz que permanece intacta dentro de ti pese a todo lo que te haya podido pasar. Esa pureza, esa belleza única y especial, sigue viva en tu interior y es hora de mirarla también, reconocerla y, a partir de ahí, crear una vida que le honre, una vida digna de quien eres. Un rey, una reina, una estrella, una montaña, un río, un amanecer…, conviértete en quien quieras, pero entiende y siente de una vez que mereces lo mejor. Cuando así lo sientas, comenzarás a tratarte como debes y serás capaz de sostener lo que tanto te ha costado: esos cambios, esos hábitos que te devuelven la salud, pero ahora convertidos en rituales sagrados que te llenan de energía y bienestar.

El proceso, ese que puedes hacer tú solo o acompañado. Aquel que se alimenta de lecturas, conversaciones, terapias, viajes, oraciones, ceremonias, rituales o de experiencias que remueven y cambian tu forma de ver la vida y a las personas. El proceso que te obliga a tomar decisiones, a moverte de donde estás, a incomodarte en los lugares inseguros y a buscar seguridad, no desde el miedo, sino desde el merecimiento. El que te impulsa a elegir bien, a apoyarte en quienes te dan amor y seguridad, y a ignorar sin temor a los que solo te alejan y desconectan de ti. El que te enseña a distinguir entre lo que nutre y lo que drena tu energía sagrada es el camino de regreso a ti.

Cómo cambia todo cuando caminamos juntos, de la mano. Qué bonito es vernos con amor, con compasión, con orgullo.

Reconocernos, sentirnos seguros en nuestro cuerpo, relacionarnos sanamente y con quienes nos hacen bien, hablarnos mejor y ser conscientes de los momentos en que volvemos a desconectarnos y regresamos a los hábitos que nos hacen daño. Pero nos damos cuenta y al día siguiente o días más tarde, y reconectamos y retomamos nuestro plan de amor y autocuidado. Así hemos de verlo, como un proceso que no es estable pero que avanza.

Una vez que has llegado hasta aquí, espero que hayas reconocido las diferentes caras que tiene tu estrés, que hayas reparado en todos los desequilibrios y síntomas que puede desencadenar el vivir en estrés crónico y que no te centres solo en los síntomas. Que hayas descubierto que la mente te engaña solo para protegerte y que puedes enseñarle a través de señales y gestos que estás a salvo, que tienes superhéroes como el nervio vago incorporados a tu biología dispuestos a protegerte, que cuentas con tu respiración como un aliado y un antídoto infalible, que puedes regular tu sistema nervioso únicamente viviendo en sincronía con los ritmos circadianos, que puedes mejorar tu salud digestiva y potenciar tu microbiota intestinal para que te proteja y te haga sentir mejor, que tus antojos de azúcar, sal y cafeína tienen una causa raíz que se puede transformar, y que puedes comer, dormir y moverte mucho mejor que ahora pero desde la calma, sin presión, sin buscar la perfección y dejando de lado la autoexigencia. Porque cada paso que das le vale a tu organismo, y con poco que hagas te devolverá con creces tu esfuerzo.

Si estás mal o en zona de riesgo, no olvides que primero debes enfocarte en salir de allí, que existen profesionales de la salud dispuestos a ayudarte con estrategias respetuosas contigo y con tu biología, que es clave apagar las alarmas y recuperar un mínimo equilibrio para que sigas construyendo un estilo de vida acorde con quien eres, un ser humano que necesita lo mismo que los animales: sol, agua, nutrientes, movimiento y descanso, pero que, a diferencia de ellos, además puedes vivir con un propósito y agradecer cada noche esos momentos «de verdad» junto a las personas que amas, que son la magia que te mantiene vivo y con ilusión.

Descanso, descanso, descanso; una palabra que emociona a tantas personas cuando la pronuncio, las mismas que han vivido sin pausa durante demasiado tiempo, que han cuidado de los demás, que han entregado su vida y su salud a cambio de un poco de cariño o de nada. Cuánto deseo que, al leer este libro, se hayan dado cuenta de esto y quieran también cuidar de sí mismas con el mismo amor y la misma intensidad.

Compartir fragmentos de mi historia y de la de algunos de mis pacientes me ha emocionado muchas veces. A lo largo de estos meses, al escribir cada capítulo de esta guía, he sido consciente del proceso que he vivido durante toda mi vida y que sigue y seguirá su curso hasta el final, al igual que el tuyo.

Este libro es el resultado de años anotando ideas, frases y reflexiones surgidas en consultas, terapias, experiencias y conversaciones con otros seres humanos con quienes he conectado. En mi intento de plasmarlo todo, quise que el cortisol, la hormona que lo cambió todo en mi organismo, fuera el protagonista que captara tu atención y te trajera hasta aquí, conectando conmigo.

Mientras escribía estas páginas he pensado en muchísimas personas, en las numerosas historias que he escuchado, en lo que mis pacientes me dicen cada día y en nuestras conversaciones, unas más emotivas que otras. Y me he dado cuenta de que era posible cumplir el sueño de tener una conversación con miles de personas a la vez, contarles parte de mi vida como un ejercicio de sanación, y así ha sido. Ahora, tú que me lees, eres parte de mi proceso, y yo del tuyo.

Ojalá este libro sea un puente entre la ciencia y tu intuición, y que, más que información, sea una vía de conexión.

Bienvenido de vuelta a ti.

Agradecimientos

Quiero agradecer a mi hija Cala, la mejor compañera de vida que he podido tener. Gracias, amor mío, por tu apoyo, tus ideas, tu carita orgullosa, tu sonrisa cómplice y tu lealtad incomparable; guardaste este secreto mejor que nadie. Un día comprenderás cada palabra de este libro y sabrás por qué cada mañana te llevo de la mano al balcón para ver el sol, practicamos kárate o gimnasia y patinamos juntas, te hago esos desayunos, te acuesto a la misma hora y apagamos todas las luces mientras compartimos nuestros agradecimientos del día entre besos y abrazos.

Gracias a Laura, mi editora, gracias por confiar en mí, por saber leerme más allá de las palabras escritas, por comprender mis pensamientos y por creer en quien soy como ser humano primero y como autora de tu casa después. Gracias por dejarme ser yo y hacer este libro con libertad y autenticidad, y por decirme aquella tarde lluviosa de febrero: «Tengo ganas de verte, pero cuando te leo siento que estoy contigo, parece que me hablas»; estas palabras me levantaron del sofá en un momento de ¡no puedo más!

Mi agradecimiento a las personas que, de cerca o en la distancia, me brindaron su apoyo y ánimo, y se alegraron desde el primer momento por verme salir a la luz un poco más, entre ellos, mi hermano José, testigo y compañero de mi vida.

También a quienes durante estos meses de encierro, cansancio, miedos y soledad me invitaron a desconectar con una cena o un café, y a los que estuvieron disponibles en horarios imposibles porque sabían que necesitaba un respiro. A quien cocinaba para mí para que la inspiración fluyera sin interrupciones y estaba veinticuatro horas de guardia en caso de crisis. Gracias a mi psicólogo, Xavi Vicent, y a mi médico del cuerpo y del alma, el doctor Sergio Abanades, quienes han sido testigos de mi transformación personal. Gracias a ellos y a los procesos que me facilitaron he podido confiar en mí y acompañar mejor a mis pacientes. Gracias a Xevi Verdaguer, porque un día vio de lo que yo era capaz y aún seguimos caminando juntos.

Gracias a todas las personas amadas de mi vida que me han ayudado a regular mi sistema nervioso con sus palabras, gestos, abrazos y empatía, y que me demostraron que en este mundo sí había lugares seguros para mí. Ellas saben quiénes son porque soy y siempre seré parte de su vida.

Gracias a la música del mundo, a todos los artistas que crean este fondo que sostiene mis ideas y me enciende la llama interna que me hace sentir y escribir sin parar.

Y un agradecimiento muy especial a mis pacientes, protagonistas de tantas historias que, a pesar de que no todas pudieron ser compartidas en este libro, han dejado una huella imborrable en mí. Gracias por enseñarme, por confiar en mí vuestros secretos y experiencias dolorosas, por abrirme vuestro corazón para que yo pudiera ver lo que reflejo en este libro. Estoy segura de que muchas personas van a estar mejor gracias a todos vosotros, y esto me llena de la más profunda ilusión y el máximo agradecimiento.

Nota de mi psicólogo

Estas palabras van dirigidas a una gran profesional, pero, por encima de todo, a una bellísima persona. Al conocerte en el camino, he descubierto a alguien que ama la vida y que regala su amor a cada ser que aparece en ella. Admiro tu devoción, tu implicación y tu pasión por el trabajo que haces. Y me honra poder escribir unas palabras en tu libro.

He conocido la belleza de trabajar juntos. Son tantísimas las personas a las que has ayudado o seguimos ayudando los dos... La vida me ha enseñado que no son los conocimientos que tenemos lo que realmente ayuda a las personas, sino la pasión y la ilusión que ponemos al hacerlo.

Deseo que las palabras que regalas a la gente en estas páginas se unan a tu dedicación y a esa belleza que tienes por vivir con salud. Es un honor y un placer formar parte de tu proyecto y acompañarte en tu camino. Tu precioso proceso.

Pero lo más importante de ti, Martha, es que tienes el don de conectar con las personas desde tu mundo emocional y desde el corazón. Te admiro por no tratar a tus pacientes como tales, sino como seres humanos.

Xavi Vicent

Bibliografía

«Para viajar lejos no hay mejor nave que un libro».

EMILY DICKINSON

Gracias por tu lectura de este libro.

En **penguinlibros.club** encontrarás las mejores
recomendaciones de lectura.

Únete a nuestra comunidad y viaja con nosotros.

penguinlibros.club